P9-CQD-900

La dieta Keto

MARK SISSON
con BRAD KEARNS

La dieta Keto

Reinicia tu metabolismo en 21 días y quema grasa de forma definitiva

Traducción de
Nieves Calvino Gutiérrez y
Nieves Nuevo Cobas

Grijalbo

Título original: *The Keto Reset Diet*

Primera edición: diciembre de 2018

© 2017, Mark Sisson
Todos los derechos reservados
Publicado en Estados Unidos por Harmony Books,
un sello de Crown Publishing Group,
una división de Penguin Random House LLC, Nueva York
© 2018, Penguin Random House Grupo Editorial, S. A. U.
Travessera de Gràcia, 47-49. 08021 Barcelona
© 2018, de la presente edición en castellano:
Penguin Random House Grupo Editorial USA, LLC.
8950 SW 74th Court, Suite 2010
Miami, FL 33156
© 2018, Nieves Calvino Gutiérrez y Nieves Nuevo Cobas, por la traducción

Diseño de la cubierta: Jenny Carrow
Adaptación de la cubierta: Penguin Random House Grupo Editorial
Imagen de la cubierta: © Andrew Purcell

ISBN: 978-1-949061-52-9

Impreso en Estados Unidos – *Printed in USA*

Penguin
Random House
Grupo Editorial

*Dedicado a mi esposa, Carrie,
que me ofrece perspectivas de la vida que jamás
habría podido descubrir yo solo*

Índice

Introducción

Dieta Keto para una vida larga, feliz y sana

La dieta de reajuste cetogénico, conocida también como dieta Keto, te ayudará a reprogramar tus genes y a devolverles la configuración original adaptada a quemar grasa y cetonas (un concepto que aparece a lo largo de todo el libro, así que vamos a llamarlo keto-adaptación para abreviar). La cetosis es un estado de eficiencia metabólica en el que el cuerpo es capaz de quemar energía en forma de grasa corporal y cuerpos cetónicos y no depende de la ingesta regular de alimentos altos en carbohidratos para conservar la energía, el estado anímico o la concentración cognitiva. Cuando se realiza el reajuste metabólico de 21 días y se pasa de la dependencia de los carbohidratos a la cetosis, se normalizan las hormonas del apetito de manera que casi nunca se tiene hambre. Esto ocurre con mucha rapidez y supone una revelación realmente asombrosa. Es igual que descubrir un superpoder oculto que estabiliza la energía, el estado anímico y las funciones cerebrales durante todo el día porque hay suficiente energía almacenada de fácil acceso que quemar..., aunque te saltes comidas.

Disfrutarás de deliciosas comidas y tentempiés ricos en nutrientes, saciantes como nunca podrían serlo los atracones de carbohidratos. Esto significa que no hay que preocuparse por acumular grasa corporal extra, por saltarse la dieta y perder el control ni ser víctima durante la vejez de enfermedades asociadas a las dietas. El cuerpo se convierte en lo que yo denomino cariñosamente una bestia quemagrasa, y seguirá siéndolo el resto de la vida.

Estoy deseando compartir este recorrido por la cetosis contigo, porque mi propio viaje hacia la dieta cetogénica, la dieta Keto, representa la culminación de una larga carrera en el mundo de la salud y del fitness y una larga cruzada para descubrir la verdad. Si bien es cierto que las preferencias personales y la flexibilidad dietética siempre superarán cualquier protocolo dietético reglamentado, también es importante reconocer que la cetosis es el estado metabólico humano por defecto, porque era la única forma que tuvieron los humanos para sobrevivir a la fulminante presión selectiva de la evolución humana. Con franqueza, creo que el viaje de la dieta de reajuste cetogénico que estamos a punto de emprender podría representar el mayor avance en la historia de la ciencia nutricional, y la historia de la dieta (¡por fin!), para facilitar la pérdida de grasa y el control de peso a largo plazo con éxito.

Mi pasión por la nutrición, el fitness y la vida saludable se remonta a la adolescencia. Sí, yo fui uno de esos chicos que iban y venían de clase corriendo, a veces mientras nevaba (hoy se me conoce como un tipo de Malibú, pero crecí en Maine), con el fin de prepararme como corredor de fondo en el instituto. Devoraba libros sobre nutrición en vez de cómics. Después de la universidad, abandoné los planes de asistir a la facultad de Medicina para entrenar con el equipo olímpico estadounidense de maratón. Durante diez años corrí más de 160 kilómetros a la semana, y en una ocasión logré la quinta posición en el campeonato nacional.

Después de destrozarme todas las articulaciones por culpa del deporte extremo, me pasé al triatlón y quedé cuarto en la famosa Ironman de Hawái. Podía llevar a cabo grandes hazañas de resistencia y era delgado y atlético, pero por dentro estaba en un estado de forma espantoso. Padecía inflamación crónica, tendinitis, osteoartritis y síndrome de colon irritable, y por supuesto tenía lo que ahora se conoce como síndrome del intestino permeable. Cogía seis infecciones de las vías altas cada año, sin embargo podía correr durante horas. Creía que mi estricta dieta baja en grasas y rica en carbohidratos hacía que estuviera sano, pero eso, junto con mi entrenamiento excesivo, aceleraba el proceso de envejecimiento de mi cuerpo. Antes de cumplir los treinta había caído y abandonado el mundo de las carreras de élite y me había centrado en mi carrera como instructor y entrenador personal.

Mis éxitos deportivos fueron gratificantes y enriquecedores, pero mis esfuerzos y mis fracasos dieron forma a la crucial misión de mi carrera: ayudar a los demás a alcanzar una vida sana, activa, feliz y larga, sin dolor, ni sufrimiento ni sacrificios que, erróneamente, hemos acabado creyendo necesarios.

Hoy en día, los avances científicos rompedores en el campo de la epigenética y la biología evolutiva confirman una premisa muy simple: el secreto para gozar de una existencia larga y saludable y un máximo rendimiento radica en inspirarnos en el estilo de vida de nuestros antepasados cazadores y recolectores. Esto fomenta la expresión génica óptima y contrarresta las numerosas fuerzas de la vida moderna acelerada y proclive a la comida rápida, que comprometen la salud. Con el movimiento para la salud primitivo/paleolítico/ ancestral en pleno auge y el constante cuestionamiento y reformulación de la sabiduría convencional, parece que por fin vamos por el buen camino para aprender a manejar los patrones de las enfermedades epidémicas como el síndrome metabólico, la diabetes tipo 2, el cáncer o las cardiopatías, que están relacionadas de forma directa con los hábitos dietéticos y de vida nocivos. Sin embargo, los preceptos básicos de eliminar los cereales, el azúcar y los aceites refinados, y evitar el ejercicio extremo solo arañan la superficie de la potencial transformación que tu vida puede sufrir a través de la dieta ancestral en general y cetogénica, en particular.

La dieta Keto también puede proteger de las diversas afecciones inflamatorias que conducen a la disfunción y a la enfermedad, mejora de forma notable las funciones inmune y cognitiva, reduce al mínimo el riesgo de padecer las actuales patologías epidémicas, como las enfermedades cardíacas, el cáncer y el deterioro cognitivo, y posibilita impresionantes avances en materia de rendimiento y recuperación deportivos, tanto de resistencia como de fuerza y potencia. Estas son importantes afirmaciones, lo sé, pero la investigación y los estudios demuestran que si uno sigue el enfoque correcto para adoptar la dieta cetogénica (como haremos en este libro), los resultados superarán todo lo que hayamos experimentado con anterioridad.

Aunque la dieta cetogénica es la clave para una transformación saludable, la creciente popularidad de la cetosis también la ha convertido en la última dieta de moda, con un enorme bombo publicitario, excesiva simplificación, desinformación y partidarios que interpretan de manera equivocada los fundamentos científicos y los métodos de eficacia demostrada. Me gustaría ayudarte a evitar los peligros de la mayoría de los regímenes de moda; esa es la razón de que comparta mi programa en este libro. La dieta de reajuste cetogénico o dieta Keto te protegerá de los inconvenientes de muchos de estos cuestionables programas. En su lugar, seguirás un método de dos pasos y de eficacia demostrada, que es flexible, se puede personalizar y es efectivo e intuitivo en vez de estricto.

Con el plan que he creado se pueden reprogramar los genes para convertir la grasa y las cetonas en el combustible preferido del organismo, en lugar de los carbohidratos de los que los humanos modernos se han vuelto dependientes debido a elecciones alimentarias desacertadas, junto con el ejercicio agotador y unos hábitos de vida demasiado estresantes. La dieta Keto obrará un cambio al más profundo nivel de reprogramación genético para que perdure el resto de tu vida. Tal como detallaré en breve, supone una agradable diferencia de los típicos programas rápidos de pérdida de peso, que a menudo tienen efectos rebote adversos. La dieta de reajuste cetogénico combina información vanguardista procedente de numerosos expertos en el campo de la investigación y clínicos con evidencias anecdóticas de partidarios de la cetosis, que abarcan desde apasionados de la salud normales y corrientes hasta varios deportistas de élite de talla mundial. También compartiré descubrimientos científicos y recomendaciones expertas para evitar errores comunes y garantizar el éxito.

Los dos pasos para adoptar la dieta Keto

El objetivo final del plan de dos pasos que he desarrollado es construir lo que me gusta llamar «eficiencia o flexibilidad metabólica» o, lo que es lo mismo, ser expertos en almacenar energía en forma de grasa y cetonas en vez de depender principalmente de los carbohidratos que se consumen en comidas a horas determinadas.

El primer paso del proceso es el reajuste metabólico de 21 días para liberarte de la dependencia de los carbohidratos de la dieta (que es la base de la rigidez metabólica) y acelerar tu metabolismo quemagrasa. Durante la primera semana de reajuste aprenderás la mejor manera de deshacerse de los cereales, los azúcares y los aceites vegetales refinados, y también descubrirás los alimentos primitivos/paleolíticos ricos en nutrientes, con un elevado contenido de grasa y bajos en carbohidratos, que los sustituirán.

Durante la segunda semana te centrarás en los hábitos de vida favorables, fundamentales para realizar la transformación dietética con éxito. Esto incluye mejorar los hábitos de ejercicio, ajustar el sueño y aplicar técnicas efectivas para el control del estrés. En el último tramo de la marca de los 21 días, se unirá todo, escapando así de la dependencia de los carbohidratos de una vez por todas y sumergiéndote de lleno en la adaptación a la quema de grasa para obtener energía.

Es muy probable que este reajuste metabólico de tres semanas transforme por sí solo tu salud para el resto de tu vida. Al librarnos de la dependencia de los carbohidratos escaparemos de las patologías del síndrome metabólico (como la obesidad, la diabetes tipo 2 y las cardiopatías) y sentaremos de una vez por todas las bases para reducir el exceso de grasa corporal sin tener que preocuparnos por recuperarla, tal como ocurre cuando se vuelve a la normalidad después de una dieta estricta o se abandona de vez en cuando la práctica de ejercicio. Lo normal es notar una inmediata pérdida de peso, debida en su mayor parte a una reducción de la inflamación y la consiguiente retención de líquidos en las células de todo el cuerpo (causada por los efectos inflamatorios de una dieta rica en carbohidratos) y también a que se libera grasa corporal acumulada que se quemará para conseguir energía las veinticuatro horas del día. No es raro que los devotos entusiastas pierdan de 4 a 7 kilos, incluyendo de un 1,2 a 2,7 kilos de exceso de grasa corporal, durante el reajuste metabólico de 21 días.

El viaje de conversión a la dieta basada en la quema de

grasa y la cetosis continúa en la última parte de este libro. Antes habrá que hacer algunos preparativos finales para dar los toques definitivos al estado metabólico e incluso haremos una especie de examen a mitad de curso para asegurarnos de que estamos listos para iniciar la andadura en la cetosis nutricional. Luego llega el momento de adoptar la dieta cetogénica, nuestra dieta Keto, reduciendo la ingesta de carbohidratos a menos de 50 gramos al día y reduciendo también las proteínas que se suelen consumir, al tiempo que se concede una mayor relevancia a las grasas nutritivas y naturales como fuente principal de calorías.

Tu incursión en la cetosis nutricional debería durar al menos seis semanas. Después, con un flamante título en keto-adaptación, puedes sopesar y probar diversas opciones a largo plazo, incluyendo volver a la cetosis nutricional en cualquier momento futuro para despojarte del exceso de grasa, protegerte de las enfermedades y mejorar el rendimiento cognitivo y atlético.

Estar keto-adaptado significa que puedes saltarte el programa de vez en cuando, dejando de lado los alimentos sanos, y no caer en picado por un atracón de azúcar de un mes. Cuando se posee esta preciada flexibilidad metabólica se puede despertar el día después de comer tarta, o incluso muchas cosas más durante un crucero de una semana de duración, y volver a la rutina, ya sea mediante el ayuno, una serie de alimentos acordes a la dieta cetogénica o incluso el consumo estratégico de suplementos de cetonas.

Por el contrario, piensa en lo que le ocurre a una persona a dieta, dependiente de los carbohidratos y de metabolismo inflexible, que hace una purga feroz basada en la restricción de calorías; se produce un estado de fatiga debido a la carencia del habitual aporte regular de carbohidratos, ya que es incapaz de quemar grasa corporal; ansias de consumir azúcar, imposibles de reprimir a la larga y, por último, agotamiento causado por una estimulación excesiva de la respuesta al estrés agudo que genera la reducción de calorías cuando no se está keto-adaptado.

> Poseer flexibilidad metabólica significa que puedes dejar de lado los alimentos sanos de vez en cuando y volver a la rutina después.

Quienes estéis preocupados por vuestras posibilidades de tener éxito con la cetosis debéis comprender que vuestra dieta es tan buena o tan mala como la última comida que hayáis tomado, o las comidas de la última semana o del último mes. Da igual quién seas y tu punto de partida —aunque estés luchando contra la obesidad o la diabetes tipo 2—, puedes dar pequeños pasos en la dirección correcta todos los días y experimentar beneficios inmediatos y perceptibles. Si completas el reajuste metabólico de 21 días y pierdes el libro después de eso, tu vida se enriquecerá de todas formas. Te sentirás más despierto y tendrás menos hambre en el trabajo, estarás menos agotado después de hacer ejercicio y menos exhausto tras un día frenético. Estos beneficios se dan porque por fin le estás dando a tu cuerpo un descanso de la vida lleno de estrés y altibajos del modelo de alimentación tradicional, rico en carbohidratos y con una alta producción de insulina, que fomenta la inflamación y los daños oxidativos en todo el cuerpo.

¡Dar ese primer paso de expulsar la porquería de la dieta es muy importante! Pero con eso solo se araña la superficie de los beneficios de estar keto-adaptado por completo, capaces de transformar nuestra vida. Este libro trata de eso, de encaminarse hacia nuevos y fabulosos horizontes sin retorno.

Esta vez vas a hacer las cosas bien de una vez por todas. Pero esta nueva mentalidad discrepa del pensamiento de que puedes echar mano de la cetosis como si fuera una pastillita mágica que te hace adelgazar para ponerte el biquini en vacaciones o hacer de dama de honor. En vez de eso, con este planteamiento no tendrás esa irritante subida de peso, aunque reduzcas el ejercicio; eso se debe a que tu cuerpo se ha vuelto excepcional, quemando grasa corporal almacenada para conseguir energía de manera constante.

En *La dieta Keto* te guiaremos en cada paso del camino para que hagas las cosas bien, para que avances a un ritmo sensato y para que no se te haga cuesta arriba, no tengas que pasarlo mal ni recaer, como tantos entusiastas mal preparados y desinformados. Aprenderás qué alimentos eliminar de tu dieta y por qué, tendrás un amplio surtido de deliciosas comidas aptas entre las que elegir y descubrirás de qué forma el ejercicio, el estilo de vida y el control del estrés encajan en todo esto. Te proporciono un plan de comidas para tu reajuste metabólico de 21 días, algunos ejercicios de puesta a punto a fin de prepararte para la cetosis y un plan de comidas cetogénicas para tres semanas que puedes seguir al pie de la letra o escoger a tu antojo durante tu empeño de adoptar la dieta cetogénica. Además, he incluido más de cien recetas para que adoptar la dieta cetogénica no sea solo una transformación metabólica, sino también una fiesta de comida deliciosa.

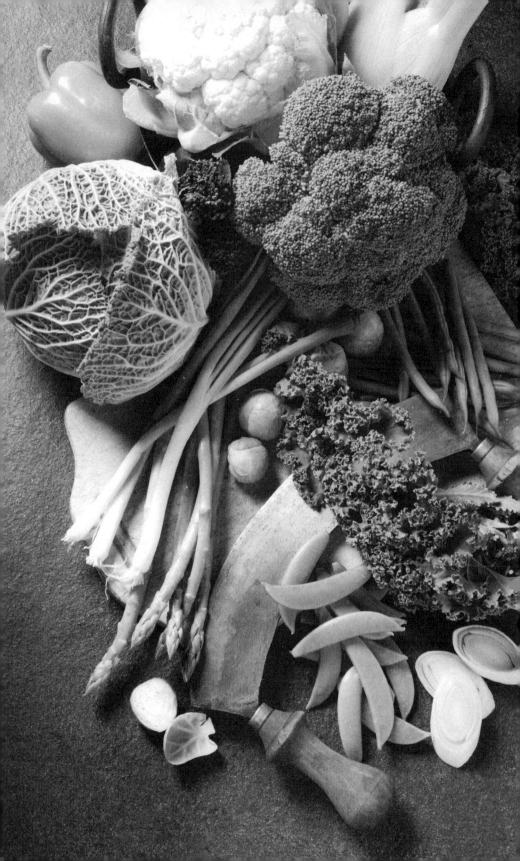

PRIMERA PARTE

Construir la maquinaria metabólica

I

El ABC de la dieta Keto: qué, por qué y cómo

Hace casi dos décadas que conozco la faceta cetogénica de la dieta ancestral, pero siempre había considerado que la cetosis era una práctica extrema y temporal, solo apta durante breves períodos de ayuno con el fin de reducir peso de manera agresiva o como táctica desesperada por parte de personas obesas para enderezar el rumbo y protegerse de un grave problema médico. Pero en los últimos años se ha renovado el interés por la dieta cetogénica, tanto a nivel científico como entre los más intrépidos del movimiento ancestral en pro de la salud, como un método con amplias aplicaciones para fomentar el preciado objetivo de la flexibilidad metabólica.

Inspirado por los intelectuales que irán apareciendo en este libro, empecé a tontear con la dieta Keto hace unos cuantos años y noté algunos beneficios palpables inmediatos, sobre todo una creciente claridad mental y la disminución de la sensación de hambre. Tanto Brad, mi compañero escritor, como yo mantuvimos estados de cetosis nutricional durante largos períodos de tiempo mientras nos documentábamos y escribíamos este libro; durante ese tiempo, ambos experimentamos significativos avances en el rendimiento a nivel de salud y deportivo. De hecho, el libro *La dieta Keto* está impulsado por las cetonas. Tal como detallaré a lo largo de estas páginas, regular el apetito y adquirir la capacidad de sobrevivir y vivir con menos calorías es crucial para gozar de una salud óptima y de la máxima longevidad. Sin embargo, poseer este conocimiento precisa de un cambio enorme de mentalidad, pasar del defectuoso pensamiento de «si haces ejercicio, todo lo quemas», que representa uno de los conceptos más destructivos de la dietética convencional, y aplicar la sabiduría (detalles en el capítulo 2).

¿Qué significa «Keto»?

«Keto» es un apodo multifunción que abarca cualquier cosa relativa al estado metabólico de cetosis, la quema de cetonas, también conocidas como cuerpos cetónicos, o la composición de macronutrientes de la dieta —muy baja en carbohidratos, moderada en proteínas y rica en grasas—, que ayuda a alcanzar este delicado estado metabólico. Las cetonas son una fuente de energía calórica del cuerpo que el cerebro, el corazón y los músculos utilizan del mismo modo que la glucosa (azúcar). Se producen en el hígado como un producto derivado del metabolismo de las grasas cuando, debido a la drástica reducción de los carbohidratos en la dieta, la insulina, el azúcar en sangre y los niveles de glucógeno hepático son muy bajos.

La mayoría de las personas viven sin acercarse siquiera a este estado ni experimentar jamás los efectos casi mágicos de este supercombustible natural. Las cetonas y la grasa, ya que la quema de estas dos fuentes de energía calórica siempre va de la mano, ayudan a reducir al mínimo la inflamación y el daño oxidativo que conlleva seguir la dieta moderna basada en los cereales y rica en carbohidratos. El conocimiento de las cetonas surge a partir del movimiento dietético primitivo/

paleolítico bajo en carbohidratos, que se ha hecho muy popular en la última década, pero es más específico respecto a las proporciones de los macronutrientes de la dieta, y puede ser aún más eficaz para la pérdida de peso, la protección contra las enfermedades y el rendimiento cognitivo y deportivo máximo que una dieta estándar baja en carbohidratos.

> En comparación con la dieta estadounidense estándar, la dieta cetogénica moderna es muy rica en grasas nutritivas naturales, moderada en proteínas y muy baja en carbohidratos.

En la calle —que supongo que hoy en día equivale a decir internet—, términos como «Keto», «quema-cetonas», «cetogénico» y «cetosis» se emplean de manera indiscriminada para describir la quema de cetonas con el fin de obtener energía y la búsqueda o el mantenimiento de un estado de adaptación a la quema de grasas y de cetonas.

A lo largo de este libro aprenderás a distinguirlos, pero es de suma importancia comprender la diferencia entre la cetosis, un estado metabólico que se puede cuantificar mediante los valores en la sangre y en el aliento, y la cetoacidosis, que es un trastorno potencialmente mortal que suele darse en personas con diabetes tipo 1 que no pueden producir insulina, o en alcohólicos cuyo hígado no funciona de manera adecuada (la insulina inhibe de inmediato la producción de cetonas, por eso una comida rica en carbohidratos te saca del estado de cetosis).

Por desgracia, la cetoacidosis se suele confundir con la cetosis, incluso entre profesionales de la nutrición y la medicina, que deberían saber de qué están hablando, pero que solo tienen vagas nociones de los conceptos relativos a la producción de cetonas en el hígado. Debido a esta idea equivocada es fácil encontrar artículos incorrectos en internet, de nutricionistas e incluso médicos, que reaccionan con alarma ante cualquier cosa que empiece por «ceto» a causa de la gravedad de la cetoacidosis.

La definición exacta de «cetosis» es la de estado metabólico en el que el cuerpo acumula cetonas en el torrente sanguíneo más rápido de lo que las quema. Sin embargo, estar en estado de cetosis puede no ser indicativo de ser capaz de quemar cetonas para obtener combustible. Las personas que padecen una enfermedad grave o que siguen una dieta radical baja en calorías mientras son dependientes de los carbohidratos pueden alcanzar un estado de cetosis en cuestión de días, pero tal vez no estén quemando cetonas para conseguir energía. En lugar de eso, excretan esta valiosa fuente de energía a través de la orina y el aliento mientras siguen siendo adictos a los carbohidratos.

Si has realizado el esfuerzo para escapar de la dependencia de los carbohidratos y avanzar hacia la quema de grasa, estar en cetosis puede indicar tu capacidad de fabricar y quemar cetonas a fin de conseguir energía. Por lo tanto, el término «keto-adaptado» es el más adecuado para describir lo que es comer y vivir en un estado en el que gozas de los beneficios de quemar grasa y cetonas como fuentes de energía preferidas. Cuando estás adaptado por completo, tus músculos consiguen energía quemando sobre todo grasa, mientras que el cerebro utiliza de forma prioritaria las cetonas que produce el hígado. El cerebro es un órgano que requiere mucha energía —supone en torno al 2 por ciento del peso corporal total, pero el cerebro quema entre el 20 y el 25 por ciento de las calorías diarias que ingieres— y no puede quemar grasa, así que utiliza glucosa o cetonas.

Los expertos sugieren que mantener un estado de cetosis nutricional requiere de una composición dietética de macronutrientes de entre un 65 y 75 por ciento de grasa, entre un 15 y 25 por ciento de proteínas y entre un 5 y un 10 por ciento de hidratos de carbono. Con la ingesta de carbohidratos, los expertos recomiendan un límite estricto de 50 gramos diarios para las personas activas y de 20 para las que llevan una vida sedentaria. Para cumplir con el estricto límite en la ingesta cetogénica de carbohidratos y obtener los máximos beneficios es necesario eliminar por completo de la dieta todos los tipos de azúcares, bebidas azucaradas y cereales, e incluso olvidar los tubérculos amiláceos, como los boniatos. Comer una barrita energética o disfrutar de un zumo recién exprimido, aunque sea un moderado vaso de 235 mililitros, puede sacarte del estado de cetosis durante veinticuatro horas e incluso más.

Análisis para averiguar si estás en cetosis

El estado metabólico de cetosis se puede medir mediante parámetros establecidos para los análisis de sangre, de aliento o de orina. Las tiras reactivas para la orina son baratas pero muy imprecisas; no te molestes. Es muy probable que alguien que celebra que la tira reactiva se haya oscurecido hasta adquirir el color que indica la cetosis esté excretando montones de cetonas en lugar de quemándolas. La tecnología para realizar pruebas de aliento salió al mercado a principios de 2017 y se cree que proporcionan resultados precisos con un dispositivo portátil y reutilizable bastante caro, en torno a los 255 euros, de la marca Ketonix fabricada en Suecia. Los medidores sanguíneos portátiles también son precisos. Funcionan igual que los de glucosa, de uso generalizado entre los diabéticos: un pequeño pinchazo en el dedo y se coloca una gota de sangre en una tira reactiva. El Precision Xtra es un buen medidor sanguíneo, que se puede pedir por internet por unos 25 euros; las tiras de un solo uso cuestan entre 2 y 4 euros cada una... ¡Realmente caras!

Un nivel de cetonas en sangre de 0,5 milimoles por litro (mmol/l) representa el inicio de un estado leve de cetosis nutricional. Los beneficios terapéuticos de la quema de cetonas mejoran en un nivel de 3,0 mmol/l, aunque los más entusiastas se contentan con encontrarse entre 0,5 y 1,5 mmol/l. Es muy difícil mantener niveles superiores a los 3,0 mmol/l (habría que mantener una rigurosa restricción calórica o inanición a largo plazo o tomar de golpe una cantidad excesiva de cetonas suplementarias externas) y no parece que exista ningún beneficio adicional en niveles más altos. (Nota: la cetoacidosis se produce cuando los niveles en sangre superan los 10 mmol/l, una cifra prácticamente imposible de alcanzar con una función hepática normal.) Hablaremos de los análisis en capítulos posteriores, incluyendo la idea de que las cifras pueden no ser un indicador preciso de tu idoneidad cetogénica. Es probable que resulten más convenientes las valoraciones subjetivas para evaluar lo bien que puedes pensar y rendir cuando te saltas una comida o sigues una dieta cetogénica moderada en proteínas y muy baja en carbohidratos. Sentirte bien sin tomar comidas regulares ricas en carbohidratos es señal de estar keto-adaptado y el objetivo final del viaje de *La dieta Keto*.

A efectos prácticos, 50 gramos diarios de carbohidratos permiten un considerable consumo de verduras, junto con pequeñas cantidades de carbohidratos secundarios procedentes de frutos secos, semillas y sus mantequillas, chocolate negro con un alto porcentaje de cacao y raciones ocasionales de frutas silvestres frescas de temporada. En opinión de los expertos, un deportista que quema muchas calorías o espacia con cuidado la ingesta de carbohidratos para no consumir de una sentada más de 10 o 15 gramos (40-60 calorías), puede consumir un poco más de 50 gramos al día y mantenerse en estado de cetosis metabólica nutricional. Por cierto, hablo de carbohidratos brutos, no netos, sobre todo para simplificar. Hablaremos de la diferencia en el capítulo 6.

Para quien esté familiarizado con las dietas de adelgazamiento bajas en calorías como la Atkins, la dieta Keto ofrece directrices comparables sobre los macronutrientes y el objetivo común de reducir la insulina para movilizar la grasa corporal acumulada a fin de obtener energía. Sin embargo, la dieta Keto hace un mayor hincapié en elegir las fuentes de grasa, proteínas y carbohidratos más ricas en nutrientes, así como en evitar los nocivos alimentos procesados, aunque puedan cumplir con los niveles de macronutrientes cetogénicos.

En cuanto a los carbohidratos, la dieta Keto permite y alienta un consumo variado y abundante de verduras frescas y coloridas incluso durante las fases más estrictas de la cetosis. Por consiguiente, la dieta de reajuste cetogénico debería considerarse un plan de alimentación saludable para toda la vida en vez de un rígido protocolo para perder peso.

¡LA CETOSIS APORTA BENEFICIOS SIMILARES
AL AYUNO SIN TENER QUE MORIR DE HAMBRE!

La dieta Keto permite sacar provecho de los extraordinarios beneficios, validados científicamente hace mucho tiempo, del ayuno en relación con la eficiencia metabólica, la salud general y la longevidad, pero sin tener que morirse de hambre. Cuando se pasa hambre, realizando un ayuno a propósito o ciñéndose a las pautas de alimentación de la cetosis nutricional, las células prefieren quemar grasa y cetonas, que se queman de manera eficaz y rápida en el cuerpo; han sido el combustible humano preferido de nuestro cuerpo durante dos millones y medio de años de nuestra existencia como cazadores y recolectores.

Por otra parte, la dieta estadounidense estándar, rica en carbohidratos y con una elevada producción de insulina, provoca la quema de glucosa, también conocida como «azúcar», el principal combustible humano desde el cultivo de cereales y la consiguiente aparición de la civilización hace alrededor de diez mil años. La glucosa se quema de manera rápida y fácil, pero también contamina por medio de la excesiva producción de radicales libres, que son el motor que impulsa la inflamación, el cáncer y el envejecimiento acelerado. Son un inevitable subproducto de vivir —quemar calorías, respirar aire o absorber la luz del sol—, así que no se pueden evitar, pero la preocupación surge cuando la producción de radicales libres es excesiva. Esto sucede cuando se introducen factores estresantes, como la alimentación rica en carbohidratos, el ejercicio excesivo o hábitos de vida nocivos, tales como el tabaco, el alcohol, el consumo de drogas o tener relaciones personales estresantes.

La razón de que la quema de glucosa genere más radicales

libres es que, a diferencia de la grasa y las cetonas, esta no necesita oxígeno para realizar la combustión. Cuando se quema glucosa sin oxígeno nos saltamos los beneficios protectores de las mitocondrias, los generadores de energía ubicados dentro de cada célula. Cuantas más mitocondrias tengamos y mejor trabajen, más protegidos estaremos contra los radicales libres cuando quemamos calorías.

Puedes imaginarte la grasa y las cetonas como los troncos grandes de una hoguera. Haz que ardan despacio y te mantendrán caliente durante horas, sin provocar demasiado humo. La glucosa es como la yesca, arde rápido y produce mucho humo. Por tanto, si tu maquinaria metabólica es dependiente de los carbohidratos porque consumes demasiados hidratos de carbono y produces demasiada insulina, lo cual mantiene la grasa corporal almacenada, careces de esos grandes troncos que quemar y has de avivar continuamente el fuego con ramitas, es decir, ingerir de manera regular comidas y tentempiés ricos en carbohidratos para mantener los niveles de azúcar en sangre en descenso.

Hoy en día vivimos una época de sobrealimentación y de producción de exceso de insulina, también conocida como «hiperinsulinemia», por eso es crucial tener en cuenta el concepto de que el cuerpo funciona de forma mucho más eficaz cuando tiene hambre, hace ayuno o sigue una dieta cetogénica. Puede resultar satisfactorio hasta cierto punto ser un glotón (no os ofendáis, pero cualquiera que desayune, coma y cene cada día es un glotón desde una perspectiva evolutiva), pero sobrealimentarse produce un envejecimiento acelerado y un aumento del riesgo de padecer enfermedades. Cuando disfrutamos de una abundancia calórica constante, no solo engordamos, algo más que probable, sino que además nuestro cuerpo acelera la división celular en vez de ser ahorrativo y eficiente con las células que tenemos. ¿Para qué molestarse en ser eficiente, reparando y reciclando las células ya existentes, cuando cada pocas horas recibes más calorías que pueden ayudarte a fabricar nuevas células?

La división celular acelerada es estupenda para los bebés que intentar triplicar su peso en un año, los adolescentes que tratan de alcanzar su estatura máxima o los culturistas que quieren conseguir unos enormes bíceps. Para el resto, la división celular acelerada es la base de un envejecimiento veloz. Incluso las personas con una genética agradecida, que carecen de predisposición a acumular un exceso de grasa corporal, es probable que sufran desajustes en su interior si tienen una dependencia de los carbohidratos.

Quienes presumen de una figura delgada y piensan que son inmunes a los estragos del envejecimiento acelerado, puede que les convenga analizar su sangre en busca de señales de alteración de la función metabólica y riesgo elevado de padecer enfermedades, como la relación de triglicéridos y de colesterol (1:1 es lo óptimo; por encima de 3,5 a 1 es peligroso), los marcadores de inflamación como la proteína C reactiva y la Lp-PLA2 y los marcadores metabólicos, como los niveles de glucosa en ayunas y los niveles de insulina en ayunas.

En el mundo del deporte de resistencia es muy frecuente ver a deportistas de élite padecer trastornos y enfermedades del sistema cardiovascular, a pesar de ser unos portentos físicos. Estos son los estragos de la oxidación y la inflamación que conlleva entrenar y consumir carbohidratos de forma excesiva.

A diferencia de lo que sucede al estar sobrealimentado e inflamado, convertirse en alguien eficaz a nivel metabólico —mediante una alimentación baja en carbohidratos en general y el ayuno intermitente y la cetosis nutricional en particular— favorece la autofagia (significa comerse a uno mismo), que es el proceso natural de desintoxicación celular por medio del cual se recicla, repara o destruye el material celular. El doctor Colin Champ, autor de *Misguided Medicine*, explica: «La autofagia nos convierte en máquinas más eficientes para deshacernos de las partes defectuosas, frenar los tumores cancerosos y detener los trastornos metabólicos como la obesidad y la diabetes». Una alimentación basada en el ayuno y en la dieta cetogénica ayuda de forma especial a favorecer la autofagia en el cerebro y, por tanto, protege del deterioro y de las enfermedades cognitivas, cada vez más comunes hoy en día.

> **Sobrealimentarse es la base del envejecimiento acelerado; la eficiencia metabólica es la base de la longevidad.**

Los científicos, los profesionales de la medicina y los deportistas que forman parte del movimiento cetogénico desde el principio apenas pueden contener su entusiasmo; las investigaciones continúan validando la teoría de que la alimentación cetogénica ofrece una gran variedad de beneficios; el modo más fiable para recudir la grasa corporal; la mejora de las funciones neurológicas y la protección contra las enfermedades de deterioro cognitivo; ralentiza el ritmo de inflamación y daño oxidativo que representan la base del proceso de envejecimiento acelerado; ayuda a prevenir crisis convulsivas y detiene el crecimiento de tumores cancerosos; y mejora el rendimiento deportivo en aspectos como la fuerza, la potencia y la resistencia.

LA DIETA KETO NO ES UN MÉTODO RÁPIDO

Si bien se puede lograr una rápida pérdida de peso con un programa extremo y estricto, el objetivo del proceso más pausado que se plantea en *La dieta Keto* es asegurarse de no fracasar ni recaer después de tres días, de treinta, de tres meses ni de treinta. La rapidez de la evolución de cada persona hacia la completa conversión en keto-adaptado depende del estado de salud y de forma de la que parta y de lo bien que responda a las directrices dietéticas y de hábitos de vida. Una cosa es segura; no va a fracasar por falta de preparación. Si no estás preparado sabrás por qué no lo estás y aprenderás qué medidas tomar para prepararte. Estamos juntos en este largo camino y tendrás en todo momento a tu lado un entrenador comprensivo, solidario, paciente y centrado.

Más aún, nada de esto te supondrá un calvario, porque eso te abocaría al fracaso. A diferencia de muchos programas que imponen por la fuerza un rígido plan e ignoran cosas intangibles como «¿Todavía nos estamos divirtiendo?», la dieta de reajuste cetogénico o dieta Keto resultará divertida, sensata y factible en todo momento. Conseguir realizar con éxito una dieta a largo plazo y transformar el estilo de vida es básico para disfrutar cada paso del viaje y para no vivir un calvario en nombre de la salud. Sufrir es tan dañino para la mente como la comida basura lo es para el cuerpo.

Este es un aspecto en el que la dieta Keto difiere del popular y trillado planteamiento en que los resultados se obtienen mediante tentadores atajos en vez de acatando las leyes de la naturaleza, la realidad de la frenética vida moderna y las consecuencias a largo plazo de un método rápido. Mi reajuste metabólico de 21 días te introducirá despacio y con buena letra en un plan eficaz que te ayudará a transformar tu cuerpo de un modo natural. Si consigues perder peso siguiendo una de esas típicas dietas cetogénicas rápidas, mal preparadas y peor diseñadas, se deberá en gran medida a una estimulación excesiva de las hormonas del estrés.

Animado por el reto, impulsado quizá por la ira, la frustración, la desesperación, la vanidad u otros incentivos endebles e innecesarios, se pueden reducir los carbohidratos y las calorías totales a base de fuerza de voluntad, de hacer ejercicio como un loco a las seis de la mañana y de sentirse repleto de entusiasmo y energía extra gracias a un cóctel de poderosas hormonas adaptativas que proporcionan un beneficio para la salud y el metabolismo, semejantes a la adrenalina, sobre todo el cortisol.

Rendirás como un campeón para cumplir con exigencias extremas y «ver la grasa derretirse» durante unas cuantas semanas o unos pocos meses si eres muy cabezota y lo bastante afortunado para no venirte abajo antes. Después, un buen día, el entusiasmo desaparece y al despertarte te das cuenta de que «esto es una mierda, estoy hecho polvo». Los procesos hormonales de la respuesta al estrés agudo de los que has abusado de manera atroz terminan y alcanzas el conocido destino del agotamiento.

A pesar de una impresionante fuerza de voluntad y una personalidad de tipo A, se empiezan a producir niveles básicos inferiores a lo que es saludable de estas importantes hormonas endocrinas y al final te sumerges en una vorágine semejante al estrés postraumático; tu apetito se descontrola y recuperas con rapidez todo el peso que has perdido y más aún. Te despiertas sintiéndote desmotivado, apático y con antojo de azúcar y te acuestas del mismo modo. Son las leyes de la naturaleza, el equilibrio y el karma.

Esta historia tan preocupante y familiar es el sucio secretito de la industria de la dietética y el fitness. Comer sano y llevar una vida activa es más popular que nunca, pero si miramos con más atención veremos elevadísimos índices de abandono y de bajas en los abonos de gimnasio, en la clientela de los entrenadores personales y en las líneas de meta de competiciones de resistencia. El caos, la confusión y los callejones sin salida en el mundo de la alimentación y del fitness llegan a tal punto que las polvorientas estanterías de los apasionados del deporte comunes son un cementerio de esperanzas engañosas y falsas promesas.

No sucede así con la dieta Keto. Lo que buscamos aquí no es una limpieza rápida, sino algo mucho más profundo; reprogramar tus genes y reajustar a largo plazo tus hormonas del apetito y metabólicas a fin de orientarlas hacia la quema de grasa y cetonas y alejarlas de la dependencia de los carbohidratos.

La reconstrucción de tu maquinaria metabólica no es algo banal; requiere un planteamiento mayor, que no se limite solo a modificar el contenido de macronutrientes de tu dieta. Ser una bestia quemagrasa y quemacetonas, que es el objetivo al final de tu viaje, requiere un planteamiento general óptimo en el tema de la alimentación, el ejercicio, la actividad física, el sueño y las prácticas para el control del estrés. Por eso presentaremos elementos favorables para los hábitos de vida en la segunda semana del reajuste metabólico de 21 días (ejercicio, sueño y control del estrés) y los reforzaremos conjuntamente con tu transformación dietética.

Uno de los aspectos fundamentales de este plan que difiere de los programas rápidos es que hay que construir la maquinaria metabólica para convertirse en keto-adaptado. Aunque es posible que otros programas ofrezcan resultados a corto plazo induciendo un estado de cetosis, carecerán de los beneficios a largo plazo que conlleva estar keto-adaptado y pueden llevar aparejados un elevado peligro de agotamiento a causa de la respuesta al estrés agudo. A lo largo del libro hablaremos con frecuencia del cortisol y de la respuesta al estrés agudo en relación con la dieta, el ejercicio y los hábitos de vida, ¡así que asimila el mensaje del recuadro, por favor!

Subida y bajada del cortisol

El cortisol, la hormona más destacada de la respuesta al estrés agudo, la secretan las glándulas suprarrenales en respuesta a los estímulos del entorno (también conocidos como «estrés») que percibe el cerebro. Uno de estos factores estresantes es el bajo nivel de azúcar en sangre, un problema fundamental para la gente que no está keto-adaptada. Cuando se sufre un bajón de azúcar, el cerebro les dice de manera frenética a las glándulas suprarrenales que secreten cortisol, que induce la conversión del tejido muscular magro en glucosa y nos permitirá seguir en marcha hasta que encontremos carbohidratos que consumir.

El papel principal del cortisol a la hora de regular el azúcar en sangre es solo una de sus muchas funciones vitales. Influye en un 20 por ciento del genoma humano, incluyendo una importante incidencia en la función inmunológica, en los procesos inflamatorios, en el metabolismo y en la función cognitiva. La producción óptima de cortisol ayuda a mejorar todos los mecanismos anteriores. Sin embargo, cuando se produce de forma habitual un exceso de cortisol debido a niveles de estrés constantemente elevados, incluyendo ansiedad por bajones de azúcar, hábitos de ejercicio extremo, sueño insuficiente, horarios diarios frenéticos o problemas en las relaciones personales o laborales, la consecuencia directa es un estado de agotamiento, una afección exclusiva de la época moderna. Al haber abusado de los delicados y poderosos mecanismos de la respuesta al estrés, las glándulas suprarrenales ya no son capaces de cumplir con las necesidades energéticas y metabólicas mínimas indispensables.

Cuando la respuesta al estrés agudo se acaba, es normal despertarse agotado y tener dificultades para controlar el azúcar en sangre, el estado anímico y los niveles de energía durante el día; el rendimiento deportivo y la función inmunológica disminuyen de forma drástica; las hormonas del apetito y el almacenamiento de grasa se descontrolan; y se muestra una tolerancia general muy baja a toda forma de estrés de la vida cotidiana. Se pasa de un estado de tensión —con un leve subidón de cortisol durante semanas o meses— a uno de agotamiento, a menudo de una forma preocupantemente repentina. Sufrir agotamiento es una lata cuando intentas librarte de una persistente enfermedad o mejorar tu rendimiento deportivo, pero, además, es uno de los causantes del envejecimiento acelerado en general en la sociedad actual, dependiente de los carbohidratos y presa de un estrés excesivo.

Al volverse keto-adaptado desaparece el estrés de tener que equilibrar de forma constante el nivel de glucosa en la sangre. Entonces se puede aprovechar la producción de cortisol para mantener estables los niveles de energía y tener una reserva de cortisol lista para esos breves y estresantes esfuerzos de máximo rendimiento que los genes están diseñados para realizar.

Adoptar la dieta Keto de manera adecuada

A pesar de lo poco afortunado que sea tu punto de partida, adoptar la dieta cetogénica o dieta Keto está a tu alcance y puede ocurrir con rapidez, siempre que te comprometas con el planteamiento correcto desde el principio. Puedes haber oído algunos rumores sobre lo estricto y difícil que es llevar un estilo de vida cetogénico y cuánta gente lo intenta y fracasa. Yo afirmo que estas quejas y discusiones se deben sobre todo a un planteamiento erróneo por parte de personas mal preparadas. Muchos fracasan porque se precipitan al alejarse de la dependencia de carbohidratos; en realidad, no reducen lo suficiente los carbohidratos como para producir cuerpos cetónicos; hacen ejercicio de forma perseverante cuando aún no están keto-adaptados y se quedan sin energía; o no aumentan de forma adecuada el consumo de agua, sodio y otros minerales y electrolitos importantes (porque, en serio, estás menos hinchado e inflamado cuando te ciñes a la dieta cetogénica; hablaremos de esto más adelante). Con estas insensateces, por desgracia muy comunes, la gente tiene problemas para estabilizar la energía, el estado anímico, la concentración y el apetito, y se echa atrás antes de que empiecen a notarse los auténticos beneficios de la flexibilidad metabólica de la dieta cetogénica.

> Al realizar la transición de la dependencia de los carbohidratos a la keto-adaptación pocas veces se tiene hambre. Este puede ser el beneficio más trascendental de abrazar la dieta Keto.

Si bien los beneficios de estar keto-adaptado pueden cambiarte la vida, es importante respetar la gravedad de las décadas que has vivido siendo dependiente de los carbohidratos. Empieza en el momento en que te retiran la leche materna (el alimento más saludable de la historia de la humanidad... ¡y rico en grasa, por cierto!) y comienza con la dieta estadounidense estándar, rica en carbohidratos y con una alta producción de insulina que inhibe la quema de grasa y crea una dependencia del consumo regular de comidas basadas en los carbohidratos para obtener energía. Antes de que te intereses por la dieta cetogénica o cualquier otra transformación de tus hábitos de alimentación has de eliminar todos los alimentos que contengan cereales (¡sí, incluso los enteros!), azúcares y aceites vegetales refinados.

Eliminar los cereales, los azúcares y los aceites vegetales refinados no es una tarea fácil, porque es probable que el hecho de haber seguido una dieta estadounidense estándar haya ocasionado un daño al organismo entre moderado y grave; sobre todo si se han realizado dietas de efecto rebote, seguidas de actividades deportivas extremas, o los genes familiares nos predisponen a acumular grasa. El daño metabólico se manifiesta en la dificultad para eliminar el exceso de grasa corporal incluso al reducir las calorías; en el síndrome del intestino permeable y/o en enfermedades autoinmunes (que pueden achacarse sin duda al consumo de cereales); en alteraciones tiroideas o suprarrenales; en los marcadores sanguíneos del síndrome metabólico (sobre todo los triglicéridos altos); en otros factores sanguíneos de riesgo de la diabetes o enfermedades cardíacas; o en general con sensación de hambre, cambios de humor, fatiga o agotamiento demasiado a menudo en la vida cotidiana. Si estos síntomas aparecen, el reajuste metabólico de 21 días para abandonar la dependencia de los carbohidratos y convertirte en keto-adaptado podría tardar un poco más de tres semanas y requerir paciencia y prolongar el plazo. Convertirse en keto-adaptado también resulta más difícil cuanto mayor se es, porque los efectos negativos del alto consumo de carbohidratos empeoran con la edad.

> Si has sufrido daños metabólicos a causa de las décadas de alimentación rica en carbohidratos, tu transformación inicial de 21 días para abandonar la dependencia de los carbohidratos y volverte keto-adaptado podría llevar más tiempo.

Si ya estás delgado y en forma y llevas una dieta nutritiva baja en carbohidratos o estás dispuesto a trabajar duro para mejorar la alimentación, el ejercicio, el sueño y el control del estrés durante tu reajuste metabólico de 21 días, cabe esperar que tu transformación al estilo de vida cetogénico sea fácil y sin complicaciones. Lo bueno de la dieta Keto es que el éxito de cada paso radica en el éxito en los pasos anteriores. Sabrás cuándo estás preparado para avanzar y cuándo no (¡sí, tendrás un auténtico examen de mitad de curso sobre la marcha!), y jamás intentarás nada para lo que no estés preparado. Más aún, no tienes que esforzarte ni sufrir para volverte keto-adaptado, no tienes que comer nada que no te guste y puedes dar mayor relevancia a los alimentos que más te gustan dentro de los parámetros de la alimentación keto-adaptada, claro.

Sobre todo, valoro la dinámica de la dieta cetogénica porque soy un hombre al que le encanta comer, me encanta disfrutar de la vida y odio ser esclavo de los alimentos o de las comidas a horas determinadas para obtener energía en los días ajetreados. No quiero molestarme en seguir una dieta estricta y nunca como nada que no me guste, ¡en serio! Si estoy de viaje y me enfrento a las chucherías de aeropuerto o a la comida basura de las estaciones de servicio, prefiero hacer un ayuno intermitente; esto representa una gran oportunidad para ajustar mi maquinaria metabólica keto-adaptada. Por cierto, ayunar y quemar cetonas hace más fácil eliminar por completo el jet lag causado por el viaje; viajo mucho y, no bromeo, funciona de verdad... si tienes la maquinaria metabólica adecuada.

Independientemente de qué obstáculos y desvíos hayas encontrado en tu viaje para adoptar una alimentación y un estilo de vida saludables, puedes dejar tus temores a un lado e involucrarte y comprometerte con entusiasmo con la dieta de reajuste cetogénico; eso se debe a que este es el plan de alimentación original del ser humano. Es tu destino y tu derecho de nacimiento quemar grasa y cetonas y eliminar el azúcar de una vez por todas. Aunque al principio pueda exigir cierta disciplina y malestar desengancharte de los carbohidratos, desarrollarás una dinámica con cada comida cetogénica, con cada comida que te saltes y con los hábitos de vida que demuestres en nombre de la salud y el equilibrio.

Esta dinámica se presentará en forma de beneficios inmediatos y discernibles fruto de convertirte en keto-adaptado. Sobre todo, notarás que tu apetito se regula, de modo que te sientes alerta, bien alimentado y pocas veces tienes hambre, y ni siquiera te preocupan las estrictas normas de la dieta Keto. Este conocimiento puede resultar reconfortante si te preocupa no tener suficiente fuerza de voluntad para mantener la dieta cetogénica. Con franqueza, ¡más vale olvidar semejantes bobadas! La doctora Lindsay Taylor, psicóloga conductista y entusiasta de la dieta cetogénica, que se ha encargado de gran parte de la preparación de recetas y pruebas de este libro, nos recuerda que la fuerza de voluntad es un recurso frágil y que se agota con facilidad. «Cuanto más acopio de fuerza de voluntad hagas para controlar tu conducta, más probable es que vacíes el tanque y sucumbas a la tentación», explica Taylor. Reconocidos estudios en psicología conductista avalan este concepto. Además, un importante cambio dietético es un proceso tan costoso (a menudo repleto de equipaje emocional, como las cicatrices de fracasos pasados, reflexiones negativas sobre ti mismo, presión y juicios de valor de tus iguales, y sabe Dios qué más) que la fuerza de voluntad no es un arma lo bastante poderosa para ganar la batalla.

En cambio, con *La dieta Keto* dejarás que el éxito venga a ti de forma natural, cosechando los beneficios hormonales, cognitivos y metabólicos de los hábitos de alimentación keto-adaptados. Antes de que empieces con que esto suena demasiado bueno para ser verdad, admitamos que nos estamos metiendo en algunos asuntos delicados con todo esto de la dieta cetogénica. Para empezar, la dieta cetogénica ha alcanzado la categoría de moda pasajera demencial y esa distinción lleva aparejado un montón de equipaje y potenciales inconvenientes. Si buscas en Google «dieta cetogénica», te bombardearán con una mareante cantidad de información, alguna excelente (en breve te mostraremos algunos de los expertos más respetados) y otra muy cuestionable.

El simple hecho de exponerte a esta sobrecarga de información puede producir estrés, ansiedad y potenciales trampas para incautos. Por consiguiente, mi objetivo con este libro es procurar ofrecer una orientación como lo hace un entrenador personal. Aunque poseo un gran conocimiento de las ciencias de la salud, he estado en las trincheras del ámbito de la salud evolutiva desde sus comienzos y he consultado a los principales científicos y expertos médicos del mundo para preparar este libro, porque en el fondo soy un competidor y un entrenador. Esto es genial, porque nadie puede olerse las sandeces o los bombos publicitarios mejor que un competidor de alto nivel; los deportistas saben que no hay nada que sustituya al trabajo duro y que tomar atajos es para pretenciosos.

Te apartaré de trucos y vericuetos poco aconsejables, te mostraré posibles peligros antes de que te hagan caer y te animaré a que confíes en ti mismo, a que creas en ti y te trates con amabilidad para que no solo triunfes desde la perspectiva de la composición metabólica y corporal, sino que además aprendas y crezcas como persona gracias a la experiencia de asumir un reto, cumplir con los compromisos necesarios y transformar tu salud.

> **La verdadera satisfacción personal se consigue persiguiendo objetivos vitales que son naturales, placenteros y fáciles de mantener.**

Antes de lanzarte de cabeza al reajuste metabólico de 21 días, quiero explicar por completo los fundamentos científicos y evolutivos de la dieta cetogénica y comparar nuestra configuración genética de fábrica con el desastroso, erróneo y peligroso enfoque que supone la dieta estadounidense estándar. Quiero que te entusiasmes y te comprometas a fondo con este viaje, aprendiendo los diversos e increíbles beneficios que la dieta cetogénica reporta en cuanto a la pérdida de peso, las funciones cerebrales, las funciones inmunológicas, la protección contra las enfermedades y el rendimiento deportivo. Trataremos estos temas en los dos capítulos siguientes y luego empezaremos con ilusión a poner en marcha tu reajuste metabólico de 21 días en los capítulos 4, 5, 6 y 7. Después del reajuste, pasarás página en el libro y en tu vida, y en la parte final del libro adoptarás la dieta Keto.

Un acercamiento más suave y sutil a la transformación de la dieta y los hábitos de vida

Estoy a favor de actuar y obtener resultados tanto si se trata de ponerse en forma como de los negocios o las metas personales de la vida. Sin embargo, cuando pienso en mi periplo vital, solo he sentido verdadera satisfacción personal —el único éxito que importa— cuando mi enfoque ha sido natural, placentero y fácil de mantener (doy las gracias a mi amigo Johnny G, creador del programa de *spinning indoor*, por crear esta definición... ¡y por seguirlo a rajatabla!). Tu viaje al estilo de vida cetogénico no debería convertirse bajo ningún concepto en una chapuza altamente estresante ni entrañar esfuerzo ni sufrimiento.

Si estás impaciente por triunfar y piensas que puedes forzar los progresos mediante la aplicación de un enfoque y disciplina de tipo A, de hecho puedes lograrlo a corto plazo (como millones de desafortunadas personas a dieta), pero es posible que lo pases mal y luches demasiado por culpa de la fluctuación de la energía, del apetito y del estado anímico. Con el tiempo, esto minará tu resolución, por no hablar de tu alegría de vivir. Por consiguiente, correrás un gran peligro de recaer en el futuro. Me es imposible llevar la cuenta de los ambiciosos triunfadores a los que he aconsejado que emprenden con gran energía y entusiasmo un cambio de dieta y que lo mantienen durante un período de días o semanas. Después de un tiempo, disminuye la cantidad y periodicidad de sus correos electrónicos, mensajes y fotos de comidas en Instagram. Al final me siento obligado a contactar con ellos y me entero de que los helados y los burritos con salsa y queso fundido han vuelto a escena.

Prefiero que veas este viaje a la dieta cetogénica como un cambio de estilo de vida y un ejercicio de reprogramación genética para siempre, y que seas amable y paciente contigo mismo a lo largo del trayecto. Si conoces bien tu estado de forma metabólico puedes hacer magníficos progresos durante un reajuste metabólico de 21 días y luego experimentar avances realmente transformadores gracias a la cetosis nutricional, tanto si la empleas como herramienta ocasional para obtener beneficios importantes como si adoptas la dieta cetogénica como tu régimen de referencia a largo plazo.

Si tienes que emplear más de tres semanas para reparar los daños metabólicos y eliminas de verdad la dependencia de los carbohidratos de una vez por todas, alégrate, porque estás haciendo progresos cada día, aunque tardes más de lo que esperabas. Si tienes reveses de menor importancia o incluso graves recaídas, ten un poco de compasión por ti mismo. Hablo de verdadera compasión, que no es ni por asomo lo mismo que tener a mano excusas y maneras de racionalizar las cosas. Acepta tus defectos, olvídate de lo sucedido en el pasado y no te preocupes por el futuro. Tan solo hazlo lo mejor que puedas cada día y disfruta al máximo del viaje.

2

Eficiencia metabólica: el objetivo final para la pérdida de peso, la salud y la longevidad

Antes de abordar los pasos a seguir de forma progresiva para lograr la keto-adaptación, es de vital importancia tener un conocimiento básico de los fundamentos científicos y evolutivos de la quema de cetonas y explorar sus numerosos beneficios específicos, sobre todo en comparación con las consecuencias adversas para la salud que tiene quemar el combustible barato y contaminante que es la glucosa. Antes de adentrarnos en la ciencia y en los beneficios quiero proponer un cambio crucial en las creencias sobre el papel de la comida en la vida de las personas. Estos podrían ser los dos conocimientos más trascendentales de todo el libro:

- **Adoptar una dieta cetogénica eliminará prácticamente el hambre** y las consiguientes fluctuaciones en los niveles de energía, estado anímico y concentración con los que lidiamos en nuestras ajetreadas vidas.
- **Adoptar una dieta cetogénica nos hará eficientes a nivel metabólico, hasta el punto de que podremos sobrevivir y funcionar perfectamente con menos calorías para siempre.** Esto puede aumentar nuestra longevidad más que cualquier otro hábito de vida.

Puede que en estos momentos pienses que pasarte la vida haciendo ayuno, saltándote comidas y renegando de los postres, las bebidas azucaradas e incluso de las reconfortantes comidas basadas en los cereales, que a nivel cultural son los primeros platos por excelencia en todo el mundo, no parece demasiado placentero, o que consumir menos comida no puede hacer que mejore tu salud, ni siquiera que disfrutes más de la comida. A fin de cuentas, estamos programados para creer, de manera errónea, que construir un metabolismo rápido (haciendo ejercicio como locos y procurando tomar comidas regulares y frecuentes tentempiés) es la clave para controlar el peso y gozar de energía a raudales. En realidad es hora de replantearte por completo tus creencias acerca del papel de la comida en tu función metabólica y empezar a considerar una nueva y más estimulante filosofía: disfrutar más (de la energía, la concentración y el alto rendimiento) con menos (calorías totales y, sobre todo, muchas menos calorías procedentes de los carbohidratos).

> Construir un metabolismo rápido como un objetivo de salud es algo completamente erróneo; una función metabólica acelerada acelera el envejecimiento.

Las personas que hacen ejercicio en serio se han guiado desde hace mucho por la filosofía de que: «Si haces ejercicio, todo lo quemas». Si corres muchos kilómetros o le dedicas muchas horas, tienes carta blanca para comer todo lo que quieras. ¡Creedme si os digo que yo adoraba esa afirmación! Décadas después de escribir mi primer libro sobre entrenamiento, sigo recibiendo burlas por mi descripción de la cena que impulsó mi mejor maratón al día siguiente: tres cervezas, una bolsa de guisantes congelados y casi 2 litros de helado de chocolate con nueces y malvaviscos. Ah, y un porro de postre. Eso era todo lo que tenía a mano en mi piso de soltero.

Hoy en día no hemos avanzado mucho con respecto a la mentalidad de «el ejercicio lo quema todo», lo cual es vergonzoso, hasta el punto de que incluso los deportistas serios que entrenan de diez a veinte horas a la semana siguen teniendo un exceso de grasa corporal de entre 4,5 y 9 kilos. Un preocupante estudio revela que el 30 por ciento de los participantes de la maratón de Ciudad del Cabo, en Sudáfrica, padecían sobrepeso o eran obesos. Es casi el mismo porcentaje que la población mundial en general, lo que significa que es imposible diferenciar a los participantes de una maratón de 42 kilómetros de los espectadores por su aspecto físico. ¡Algo no va bien!

La contradictoria idea de que el ejercicio no es directamente responsable de la pérdida de peso se ha confirmado ahora a nivel científico y se conoce como la «teoría de la compensación». Las calorías quemadas durante las sesiones de ejercicio provocan a lo largo del día un necesario aumento del apetito, junto con un incremento general de la pereza y una reducción de la autodisciplina dietética debido al ejercicio realizado.

Si tras una intensa clase de spinning de cuarenta minutos (quema unas 600 calorías) tomamos un smoothie grande de plátano y frutas silvestres y una barrita pequeña de frutos secos y fruta (aporta unas 600 calorías, incluyendo más de 100 gramos de hidratos de carbono), se hace realidad la teoría de la compensación.

La compensación se da a nivel consciente («Esta mañana he corrido 16 kilómetros, así que me merezco un buen helado esta noche») y subconsciente (optando por los ascensores en lugar de las escaleras; echando mano sin cesar del envase del helado hasta que está vacío o pasando las horas muertas en el sillón por culpa de las agotadoras sesiones de ejercicio). Cuanto más extenuante y perseverante sea el entrenamiento, más se come y más pereza se siente cuando no se está haciendo ejercicio.

> Adoptar una dieta cetogénica permite funcionar con menos calorías, lo que puede aumentar la longevidad más que cualquier otra práctica.

NACIDO PARA QUEMAR GRASA

Perder el exceso de peso corporal no es solo cuestión de equilibrar las calorías consumidas con las calorías quemadas, sino más bien de lo que yo describo como eficiencia metabólica, flexibilidad metabólica u optimización hormonal. Todas ellas son solo maneras elegantes de decir que los genes se reprogramarán para quemar grasa y cuerpos cetónicos en vez de azúcar como fuente principal de combustible, y el apetito y las hormonas de la saciedad se optimizarán para no sentir hambre casi nunca y poder subsistir igual de bien al saltarse alguna comida. Es más, al eliminar los cereales, los azúcares y los nocivos aceites desprovistos de nutrientes (algunos sugieren que dos tercios del total de las calorías de la dieta estadounidense estándar provienen de estas «sustancias alimentarias comestibles», como las llama el autor Michael Pollan) en favor de los alimentos primitivos ricos en nutrientes (carne, pescado, aves de corral, verduras, frutas, frutos secos y semillas y cantidades moderadas de productos lácteos ricos en grasas y chocolate negro con alto contenido de cacao), las comidas y los tentempiés proporcionarán satisfacción a un nivel hormonal y celular más profundo. ¡Los alimentos sanos y ricos en nutrientes aportan al centro regulador del apetito del cerebro lo que lleva buscando toda la vida!

La dependencia de los carbohidratos obliga a ingerir bastantes más calorías a lo largo de la vida porque no se puede quemar bien la energía almacenada. También se necesita un horario bastante rígido de comidas externas para mantener la energía, lo cual fomenta la división celular acelerada, la oxidación, la inflamación y una significativa aceleración del proceso de envejecimiento ya mencionados y que por desgracia hoy en día consideramos algo normal; en otras palabras, nuestro organismo está hecho para vivir hasta los ciento veinte años, pero nos conformamos con llegar a los ochenta.

Al reajustar la maquinaria metabólica para alcanzar la keto-adaptación, tal como ocurre durante el reajuste metabólico de 21 días, seguido de una incursión en la cetosis nutricional, seremos capaces de quemar con facilidad energía acumulada siempre que la necesitemos, casi nunca sentiremos hambre y evitaremos las oscilaciones de los niveles de energía y del estado anímico que provocan estar en una montaña rusa de glucosa e insulina. También podremos esquivar los patrones de las enfermedades y del deterioro causados por la sobrealimentación.

La eficiencia a nivel metabólico a través de la keto-adaptación hace que la vida resulte más atractiva, porque la comida se convierte por fin en un gran placer, como tiene que ser. Podrás gozar de un régimen de alimentación en el que comerás cuando tengas hambre de verdad y disfrutarás muchísimo de comidas y tentempiés deliciosos y nutritivos (salta al capítulo 12 para echar un vistazo a más de cien deliciosas recetas cetogénicas). Además, te librarás de las consecuencias psicológicas y emocionales que tiene el que tus niveles de energía y de tu estado anímico dependan de las comidas y los tentempiés de fácil acceso. Esto es muy importante para cualquiera que haya tenido problemas con la obsesión por las calorías, la falta de fuerza de voluntad o la imagen corporal. Aunque tú no te enfrentes a problemas de ese tipo, yo sostengo que casi todo el mundo ha tenido una relación insana con la comida a un nivel u otro. Además, desarrollar la capacidad de generar energía y mantenerla sin comida nos hace sentir poderosos.

Dentro de un cuerpo keto-adaptado suceden más cosas buenas. Se quema combustible con gran eficiencia y una mínima producción de radicales libres; la autofagia mantiene las células a salvo y hace que funcionen bien; y se produce solo la cantidad de insulina mínima necesaria para proporcionar los nutrientes necesarios a los músculos y órganos de todo el cuerpo.

¿De verdad tu fábrica (metabólica) necesita esa tarta de queso?

A diferencia de la intensa y muy satisfactoria nutrición celular que proporcionan los alimentos saludables, los procesados y los dulces producen un potente estallido inicial de agradable sabor... y nada más. La posterior subida de la glucosa, la avalancha de insulina, el estrés oxidativo y las respuestas inflamatorias y autoinmunes nos sacan de golpe y porrazo de la homeostasis. Los sistemas reaccionan alarmados para que todo vuelva a la normalidad, pero gritar que viene el lobo demasiado a menudo conduce de manera inevitable al agotamiento. Con el tiempo, seremos proclives a afecciones epidémicas del síndrome metabólico, diabetes tipo 2, cáncer y a las enfermedades cognitivas que ahora se asocian con más insistencia al consumo de comida basura. Además, cuanto más reincidamos en este tipo de alimentación, menos notaremos la destrucción causada por una mala dieta. Aparece la insensibilidad a los carbohidratos, del mismo modo que un fumador o un alcohólico se vuelven insensibles a la ingestión regular de esas toxinas. El punto de referencia es pésimo, pero es difícil cambiar porque es lo único que hemos conocido.

Créeme si te digo que yo sé tan bien como cualquiera lo riquísimos que están el helado, la tarta de queso, las torrijas u otras delicias del gusto de todo el mundo, y que sirven para liberar el estrés de la vida cotidiana. En mi caso, gracias a que en 2002 depuré mi dieta y reprogramé mis genes para abandonar la dependencia de los carbohidratos, hoy en día mi experiencia con la tarta incluye no solo la reducción de tan deliciosos bocados, sino también la consiguiente «Serie de catastróficas desdichas», como la publicada por Lemony Snicket: gases, sensación de hinchazón, jaqueca, ritmo cardíaco agitado y dificultad para conciliar el sueño.

Aunque pueda parecer aterrador pensar en abandonar para siempre todos tus caprichos, ocurren cosas buenas cuando profundizas en tu compromiso por comer sano. En primer lugar, tu perspectiva va más allá, hasta el futuro de «catastróficas desdichas», aportando algo más de sentido común y reflexión a las decisiones impulsivas que permiten que tu dieta incluya cereales básicos, bebidas azucaradas exóticas y postres. En segundo lugar, cuando el momento es el adecuado y tomas la meditada decisión de darte un capricho, descubres que un poco es más que suficiente. Debido a tus criterios y sensibilidad superiores, el dulce sabe mucho más dulce, de modo que te basta con un par de bocados o sorbos.

La esperanza de vida se representa en una curva

Las cualidades del ayuno y la keto-adaptación en cuanto a la eficiencia metabólica son de suma importancia para la salud y la longevidad, algo que se ha convertido en una cruzada para el doctor en Medicina Peter Attia, que estudia la longevidad, ejerce en San Diego y en Nueva York y es un consumado nadador y ciclista de alta resistencia, conocido por realizar experimentos metabólicos extremos en sí mismo que luego relata con todo detalle en eatingacademy.com. Attia mantuvo un estado de cetosis nutricional estricto durante más de tres años (con un promedio superior a 1,8 mmol/l en sus cientos de mediciones) y demostró el poder de la dieta para transformar la utilización del sustrato energético (media de carbohidratos y grasa quemados) durante el ejercicio de resistencia. El doctor explica que su plan de longevidad ideal sería producir una cantidad de insulina mínima óptima para mantener las células nutridas de energía. De esta forma se evita al organismo la oxidación, la inflamación y la división celular acelerada característica de la hiperinsulinemia (niveles de insulina en sangre constantemente elevados). La debilidad de Attia por los niveles de insulina mínimos óptimos concuerda con la evidencia de que, en todas las especies, los individuos que producen menos cantidad de insulina suelen vivir más.

Si bien es básicamente imposible medir los patrones de secreción de insulina cuando no se está postrado en una cama de hospital a largo plazo, es posible hacerse una idea de la idoneidad de los niveles de insulina realizando una prueba de tolerancia a la glucosa que a menudo se proporciona a quienes padecen diabetes o presentan un elevado riesgo de padecerla. Así se mide el nivel de glucosa en sangre en estado de ayuno, después hay que beber una repugnante y pegajosa sustancia que es glucosa pura y a continuación se realizan nuevas mediciones de la glucosa a intervalos regulares.

En el día a día, lo que se busca es un nivel moderado de glucosa en estado de ayuno y un control estricto después de las comidas. Attia tenía un monitor de glucosa implantado quirúrgicamente en el abdomen que enviaba los valores de la glucosa a su teléfono móvil en tiempo real. Mantiene un valor de glucosa basal en ayunas en torno a 85 y una divergencia normal en torno a 10. A modo de referencia, un nivel de glucemia en ayunas aceptable es de 100 y es poco recomendable que exceda de 125, ni siquiera después de las comidas. A falta de un implante de alta tecnología o de un test prescrito por un médico, se puede conseguir por internet un monitor portátil para medir los niveles de glucosa y cetonas en sangre y empezar con las mediciones a fin de calcular los beneficios que pronto serán evidentes: apenas tener sensación de hambre, saltarse comidas y seguir sintiéndose genial, etc. En el apéndice tratamos el tema del seguimiento y los análisis en detalle.

> **La clave de la longevidad es funcionar a nivel hormonal y metabólico con la menor cantidad de calorías posible sin sentir hambre. La sobrealimentación y la producción excesiva de insulina son la base del envejecimiento acelerado.**

Si quieres tener una vida larga, sana y feliz, tal vez convenga que te replantees tu perspectiva para alejarte del «¿Cuántas calorías puedo zamparme sin engordar demasiado?» y acercarte a «¿Cómo puedo volverme eficiente a nivel metabólico de forma que pueda prosperar y alcanzar una satisfacción dietética plena con una cantidad mínima de calorías?». La dieta cetogénica puede ser muy satisfactoria debido al alto contenido de grasa y a la moderación de las hormonas que regulan el apetito, hasta el punto de que se siente menos hambre y se puede funcionar, hablando desde una óptica hormonal y metabólica, con menos calorías y sintiéndose saciado. Esta es la base para gozar de una buena salud, un nivel de energía estable, baja grasa corporal, disfrutar de la vida al máximo y tener longevidad, sin pasarlo mal ni hacer sacrificios.

Quizá eres de los que piensan que la vida es corta, así que más vale disfrutar todo lo posible de la comida, la diversión y la risa antes de que se acabe el tiempo. Bueno, ¡pues las dos últimas cosas fomentan la longevidad tanto como la dieta cetogénica! Sin embargo, estar siempre bien alimentado o sobrealimentado (porque recuerda que se te da de pena quemar energía almacenada, así que dependes casi por completo de comidas regulares para seguir funcionando) y estimular de forma constante la producción excesiva de insulina (ya que tus comidas son ricas en carbohidratos, por recomendación de la sabiduría popular de llevar una dieta cardiosaludable y que produzca un alto nivel de energía) representa la base de un envejecimiento acelerado y del incremento del riesgo de padecer enfermedades.

Tener un nivel de glucosa y de insulina alto de manera regular propicia una afección conocida como «inflamación sistémica», que los expertos de la salud son cada vez más conscientes de que representa la causa fundamental de casi todos los tipos de enfermedades y trastornos corporales, sobre todo las afecciones autoinmunes, las cardiopatías y el cáncer. Una alimentación alta en glucosa e insulina provoca también que las mitocondrias se atrofien y/o se vuelvan disfuncionales, haciéndonos más vulnerables al daño oxidativo de los radicales libres, y pone en marcha una reacción química conocida como glicosilación, por medio de la cual el excedente de moléculas de glucosa se une a importantes proteínas estructurales del cuerpo y producen daños a largo plazo. Esta es la razón por la que los diabéticos, que tienen dificultades para regular la glucosa, suelen tener problemas visuales y renales, y de que las arrugas sean reflejo del envejecimiento. El endurecimiento de las arterias, las placas seniles y los ovillos neurofibrilares de la enfermedad de Alzheimer son también reflejo del daño causado por la glicosilación.

¡Ayuno de zumo!

Es importante tener presente la eficiencia metabólica de ayunar y de la cetosis en vista de la increíble popularidad que hoy en día tienen los zumos verdes y los smoothies. Al licuar frutas y verduras frescas se obtienen un montón de antioxidantes, fitonutrientes y vitaminas, pero también una auténtica bomba de azúcar y el consiguiente aumento de insulina. Como sabes, la glucosa y la insulina harán que en las horas siguientes se descontrole tu apetito y las hormonas que regulan la acumulación de la grasa. Convertir las bebidas verdes en un hábito diario provocará que los alabados micronutrientes beneficiosos se echen a perder por la glicosilación, la oxidación y la inflamación causadas por meterle demasiada glucosa e insulina al organismo de forma regular.

Ayunar tranquilamente en casa puede no ser tan glamuroso como pasarse por el concurrido bar de zumos para disfrutar de un chute mañanero con fanáticos de la salud afines, pero el ayuno reduce la inflamación, aumenta la producción interna de antioxidantes y en general ayuda a quemar energía calórica con una menor producción de radicales libres. En vez de una bomba verde de azúcar, piensa en obtener tus nutrientes vegetales de fuentes de alimentos integrales. Esto minimizará la subida de glucosa, te permitirá disfrutar de los beneficios de la fibra prebiótica y activará más enzimas digestivas porque masticas la comida. Si de verdad quieres obtener una fuente concentrada de nutrientes verdes, prepara al menos un smoothie mejor equilibrado que los comerciales, tan ricos en carbohidratos. Utiliza leche de coco entera como líquido, pon col rizada (kale), espinacas y otras verduras de hoja verde en la batidora, añade una pizca de proteína en polvo y baraja la posibilidad de incluir aguacate, rico en grasas (después de todo, ¡es verde!). Esto te aportará un equilibrio nutricional mayor y una experiencia culinaria más satisfactoria.

Otra opción es disfrutar de un suplemento de cetonas como sustituto de tu bebida verde rica en nutrientes. Si empiezas el día mezclando uno de esos productos en polvo (en el apéndice te proporcionamos un resumen de los suplementos de cetonas) con agua templada o fría, disfrutarás de un potente efecto antiinflamatorio y de mejora neurológica.

La evolución de la quema de cetonas

Nuestra capacidad para fabricar y quemar sin esfuerzo fuentes internas de energía fue un componente crucial para la supervivencia durante dos millones y medio de años de evolución humana. Cuando nuestros antepasados carecían de un suministro constante de calorías (cosa que sucedía con mucha frecuencia) eran capaces de quemar grasa corporal acumulada sin problemas como fuente principal de energía, mantener las funciones cerebrales con cetonas en vez de glucosa, reciclar los aminoácidos para desarrollar o mantener los músculos e incluso convertir ciertos aminoácidos en glucosa cuando necesitaban una fuente de energía de emergencia con rapidez mediante un proceso llamado «gluconeogénesis».

Del latín «fabricar nuevo azúcar», la gluconeogénesis es un proceso metabólico que tiene lugar principalmente en el hígado y cuyo resultado es generar glucosa a partir de aminoácidos consumidos o almacenados. Es un componente fundamental de la respuesta al estrés agudo (junto con otra serie de hormonas del estrés que de forma temporal incrementan la función de todos los sistemas corporales), que interviene cuando tenemos que correr para salvar la vida, o alguna situación de máximo rendimiento equivalente de hoy en día (una presentación delante del jefe, una pelea con un ser querido, un atasco de tráfico a la hora del partido, el bebé que llora antes de acostarse y el resto de las situaciones habituales de nuestra frenética vida cotidiana).

Además de desencadenar la gluconeogénesis como respuesta a sucesos estresantes de la vida, también fabricamos azúcar con frecuencia porque se nos da de pena quemar grasa. Cuando sufrimos un bajón en el nivel de energía, de concentración y anímico, el apetito aumenta entre comidas (ricas en carbohidratos) y la grasa está almacenada debido a la hiperinsulinemia, buscamos consumir más carbohidratos para conseguir energía rápida o ponemos en marcha la gluconeogénesis para alimentar el cerebro y los músculos que se mueren de hambre, literalmente, debido a que los niveles de insulina son demasiado altos para permitir el acceso a la grasa corporal acumulada o para que el hígado genere cetonas.

Es evidente que la respuesta al estrés agudo está diseñada para ser utilizada solo en caso de emergencia y que la finalidad de la glucosa, como combustible escaso y contaminante, nunca fue la de ser una importante fuente de combustible humano a diario.. Abusar de los delicados mecanismos de supervivencia de la respuesta al estrés agudo y sufrir oscilaciones en el nivel de azúcar en sangre a lo largo del día resulta estresante y destructivo para la salud en muchos aspectos, y da lugar al tan familiar agotamiento. A largo plazo, ser dependiente de los carbohidratos y quemar azúcar tiene graves efectos inflamatorios, oxidativos, catabólicos, inmunosupresores y de envejecimiento acelerado.

> **La glucosa es un combustible escaso y contaminante; su finalidad no fue nunca la de ser la fuente de combustible humana predominante.**

Nuestros antepasados ignoraban por completo todos estos problemas de la dependencia de los carbohidratos porque no habrían sobrevivido a períodos regulares de hambruna leve o severa como quemadores de azúcar. Piensa que la disponibilidad y el consumo de hidratos de carbono en la época primitiva eran solo fracciones de las cantidades de costumbre de hoy en día; solo podemos almacenar entre cuatrocientos y seiscientos gramos de glucógeno (la forma en que se almacena la glucosa) en el hígado y los músculos (en comparación con los kilos de grasa y las decenas de miles de calorías grasas que hasta los humanos más delgados acumulan); y quemar azúcar tiene diversas consecuencias adversas para la salud. Nuestros genes de *Homo sapiens* están programados para utilizar la glucosa derivada de la gluconeogénesis como combustible de emergencia en respuesta al estrés agudo o para que podamos darnos de vez en cuando un atracón de carbohidratos (es decir, fruta de temporada no demasiado madura). Sí, es cierto que nos convertimos en adictos al dulce y en un organismo eficiente para transformar los carbohidratos en grasa y almacenarlos a fin de ayudarnos a engordar de cara a la escasez de calorías del invierno y más tarde acceder y quemar fuentes de energía almacenada (es decir, grasa y cetonas) durante todo el tiempo necesario.

Es un hecho científico que los carbohidratos no son necesarios para la supervivencia humana y que los humanos podemos sobrevivir y hemos sobrevivido durante largos períodos comiendo pocos o ningún carbohidrato. Dicho esto, son muchos y maravillosos los beneficios que reporta comer fuentes nutritivas de carbohidratos, como un consumo abundante de verduras frescas, coloridas y ricas en antioxidantes; una ingesta sensata de frutas de temporada y verduras amiláceas, como los boniatos, y un consumo responsable de carbohidratos secundarios presentes en alimentos nutritivos como los frutos secos y las semillas, los productos lácteos ricos en grasa y el chocolate negro con un alto porcentaje de cacao.

A menudo, nuestros antepasados no eran tan afortunados como para obtener suficientes fuentes de carbohidratos, pero necesitaban un aporte regular de glucosa para preservar una buena función cognitiva, que era cuestión de vida o muerte en la época primitiva. En consecuencia, desarrollamos una fiable y eficaz fuente alternativa de combustible para el cerebro, parecida a la glucosa, en forma de cetonas, que fabricábamos y quemábamos en cualquier momento en el que descendían los niveles de carbohidratos e insulina.

La preferencia por la quema de grasa y cetonas está programada en nuestros genes y disponible para que la utilicemos siempre que queramos acceder a ella, pero de forma inconsciente hemos rechazado el legado de nuestros antepasados en favor de la dependencia de los carbohidratos... y de todos los problemas para la salud y la línea que esto conlleva. Quemar grasa y cetonas fue pasando de moda a medida que se iba implantando la civilización basada en el consumo de cereales, que comenzó en Egipto hace casi siete mil años y se produjo de forma independiente alrededor del mundo, hasta que América del Norte fue por fin civilizada hace casi cuatro mil quinientos años.

Después de un par de millones de años de existencia como cazadores y recolectores nos convertimos de repente en una sociedad basada en el cultivo de cereales y más tarde en la ganadería. La introducción de la agricultura facilitó a los humanos una fuente estable de calorías a largo plazo, por lo que pudimos vivir en asentamientos permanentes, realizar trabajos especializados y progresar de forma inexorable hacia una sociedad más avanzada. Esto representó el cambio de los hábitos de vida más radical de la historia de la humanidad.

Si bien la civilización representaba el progreso en comparación con la primitiva y a menudo dura existencia de los cazadores y recolectores primitivos, ha supuesto un gran precio para la salud humana. Durante los últimos siete mil años, el ser humano ha dependido de los carbohidratos, lo que supone una grave afrenta a nuestra configuración genética original como cazadores y recolectores que queman grasa para obtener energía. Una dieta rica en carbohidratos basada en los cereales básicamente anula la muy eficiente keto-adaptación de nuestros antepasados y nos obliga a depender de fuentes de calorías externas para obtener energía.

Esto se puede reconsiderar, pero tienes que reconocer lo siguiente: la ingesta de carbohidratos, sobre todo los cereales y azúcares refinados, cuyo papel es tan importante en la dieta moderna, provoca una subida del azúcar en sangre y una inyección de energía temporal. Luego, dado que una sobredosis de glucosa en la sangre es tóxica, la insulina inunda el torrente sanguíneo para eliminar la glucosa que no quemas de inmediato y la almacena como glucógeno en el hígado y en el tejido muscular o como triglicéridos en las células adiposas (son la grasa almacenada). Cuando la insulina elimina la glucosa de tu torrente sanguíneo y la transporta para su almacenaje, experimentas el conocido bajón de azúcar y el acuciante deseo de consumir carbohidratos para conseguir energía rápida. Dispones de mucha energía grasa almacenada, pero una dieta con una alta producción de insulina impide que puedas acceder a ella. Por el contrario, te vuelves dependiente de tu próximo tentempié o tu siguiente comida para obtener energía y vives en un estado de dependencia de los carbohidratos.

Una dieta con un elevado aporte de carbohidratos y una alta producción de insulina genera fluctuaciones diarias de la energía, el apetito y el estado anímico; una insidiosa acumulación de grasa corporal excesiva para toda la vida (porque nos cuesta mucho quemar grasa y muy poco acumularla debido a la producción constante de un exceso de insulina); un estado de inflamación corporal permanente y daños celulares generalizados a causa de la glicosilación. La inflamación crónica, la glicosilación y el daño oxidativo son la base de las enfermedades epidémicas y el envejecimiento acelerado de la vida moderna.

> **La inflamación crónica, la glicosilación y el daño oxidativo son la base de las enfermedades epidémicas y del envejecimiento acelerado.**

La buena noticia es que puedes reajustar tu maquinaria metabólica para hacerte keto-adaptado en un período de tiempo relativamente corto, aunque hayas pasado décadas dependiendo de los carbohidratos. Requiere de un cuidadoso y paciente enfoque durante la evolución expuesta en este libro, pero todo se puede personalizar (sobre todo el ritmo al que avances hacia una dieta cetogénica) para garantizar que no solo consigas realizar esta importantísima transformación dietética con éxito, sino que además disfrutes de cada momento.

Cetonas contra carbohidratos... ¡Uau!

Confío plenamente en que cuando leas este libro comprendas bien la información científica y metabólica relevante de la keto-adaptación frente a la dependencia de los carbohidratos. Es de suma importancia entender lo que está ocurriendo en tu hígado, el centro de control para el procesamiento de energía y su distribución por todo tu cuerpo. El hígado segrega bilis para ayudar a descomponer las grasas en el intestino delgado; elimina del torrente sanguíneo las toxinas del alcohol, las drogas y otras sustancias nocivas; convierte el exceso de carbohidratos ingeridos en grasa y procesa el sobrante de proteínas ingeridas para transformarlo en glucosa a fin de obtener energía, o en un producto de desecho llamado «amoníaco» y fabrica cetonas en circunstancias especiales de ayuno o cuando se sigue una dieta cetogénica.

El doctor Peter Attia llama al hígado el «órgano regulador del apetito», lo que significa que el hígado percibe qué nutrientes necesitas en tu sangre en todo momento y suministra solo las cantidades adecuadas. La excelente labor de regulación de la glucosa en sangre en un intervalo tan ajustado en todo momento resulta impresionante. Nuestro nivel de glucosa en sangre es de solo 5 gramos (una cucharadita de café) de un volumen total de 5,5 litros. En caso de que el hígado la fastidiara y liberara poca o demasiada glucosa en la sangre, no tardarías en desplomarte en el suelo y entrar en un coma diabético a causa de la hipoglucemia o la hiperglucemia. Puede que la actuación vital que realiza el hígado haga que te lo pienses dos veces a la hora de consumir excesivos carbohidratos o alcohol, ya que está demostrado que estos agentes ponen a prueba el hígado y lo acaban desgastando con el tiempo.

La alimentación típica de hoy en día, dependiente de los carbohidratos, hace que el hígado luche a brazo partido en circunstancias adversas para mantener el equilibrio de tu energía, hasta que acaba sucumbiendo a la resistencia a la insulina (las células se vuelven resistentes a la señalización de la insulina debido a los niveles excesivos de manera permanente) y se termina desarrollando diabetes tipo 2.

Con unos hábitos de alimentación keto-adaptados se permite que el hígado brille de verdad. El cerebro y el cuerpo tienen fácil acceso a la energía y esta no se desperdicia ni se produce inflamación a causa del consumo de calorías de más ni desequilibrios hormonales. Comparemos y contrastemos lo que sucede en el hígado con una alimentación y un estilo de vida dependientes de los carbohidratos en contraposición a lo que ocurre con una alimentación y un estilo de vida keto-adaptados. Sí, también hacemos hincapié en los hábitos de vida, pues el ejercicio regular, el sueño insuficiente y una rutina diaria estresante pueden empujarnos a la dependencia de los carbohidratos tanto como la comida que consumimos.

La dependencia de los carbohidratos

La excesiva ingestión de glucosa, y a menudo también de proteínas, satura el hígado a diario, provocando una producción excesiva de insulina, que también colma al páncreas. La cadena de sucesos metabólicos es la siguiente:

1. Los depósitos de glucógeno del hígado (alrededor de 100 gramos) y los de los músculos (alrededor de 500 gramos) suelen estar llenos; si no lo están después de una dura sesión de ejercicio, se rellenan con rapidez gracias a los festines y atracones que un adicto a los carbohidratos se da a lo largo del día.

2. El cerebro y los músculos queman de inmediato algunos de los carbohidratos, mientras que el resto se eliminan con celeridad del torrente sanguíneo, convertidos en triglicéridos por el hígado y transportados a las células adiposas para ser almacenados.

3. El exceso de proteínas se convierte en glucosa o se excreta, sometiendo al hígado y a los riñones a un gran esfuerzo y sobreestimulando los factores de crecimiento (más detalles en breve).

4. Un nivel de glucosa en sangre bajo (porque la insulina saca todos esos carbohidratos de la sangre) provoca un intenso deseo por la comida, sobre todo por el azúcar. Entretanto, un alto nivel de insulina impide que los triglicéridos se movilicen y se transformen en energía de ácidos grasos libres.

5. El ciclo se repite tras una parada para repostar glucosa de quema rápida y bajo octanaje mientras el exceso se almacena en las células adiposas y no está disponible para ser usado. ¿Las cetonas? ¿No tuvieron un éxito musical en los años cincuenta?

EFICIENCIA METABÓLICA: EL OBJETIVO FINAL 67

Patrones de la adaptación a la quema de grasa y cetonas

Los hábitos del ayuno o de la alimentación rica en grasas, moderada en proteínas y muy baja en carbohidratos obtienen niveles óptimos de glucosa, insulina y glucógeno hepático. La cadena de sucesos metabólicos es la siguiente:

1. La ingesta de carbohidratos es muy reducida en comparación con los hábitos alimentarios de la dependencia de los carbohidratos. El consumo de proteínas es óptimo, justo el necesario para mantener la homeostasis y la masa corporal magra, sin excesos.
2. Cuando el combustible metabólico principal es la grasa, consumida o almacenada, el hígado fabrica cetonas y una pizca de glucosa como subproducto de la oxidación de las grasas (quemar grasas para obtener energía). Las cetonas y la glucosa cubren las elevadas exigencias calóricas del cerebro. Los músculos queman sobre todo aminoácidos grasos, algunas cetonas y un poco de glucosa, procedente del glucógeno que tienen almacenado.

¿CÓMO SE HA HECHO TAN POPULAR LA DIETA BAJA EN CARBOHIDRATOS Y MÁS TARDE LA DIETA CETOGÉNICA?

Cuando en 2006 empecé a escribir un blog en *MarksDaily Apple*, el concepto de alimentación primitiva/paleolítica/baja en carbohidratos era radical y de locos, rechazado por expertos en medicina y dietética que la tachaban de ser peligrosa. Tras décadas arraigados en la sabiduría popular, todo el mundo, desde estudiantes hasta nutricionistas titulados, pasando por entrenadores personales y médicos de familia, podía recitar los mantras de que la grasa y el colesterol eran nuestros enemigos mortales y que la dieta basada en los cereales y rica en carbohidratos era la clave para gozar de un rendimiento máximo, controlar el peso y disfrutar de una vida larga, saludable y feliz.

Los pioneros de la salud evolutiva como el doctor Boyd Eaton (autor de *The Paleolithic Prescription*, 1988), la doctora Loren Cordain (autora de *La dieta paleolítica*, 2002) y el doctor Art DeVany (bloguero de principios de 2000 y autor de *The New Evolution Diet*, 2011) descubrieron y comunicaron con entusiasmo los secretos de nuestro pasado como cazadores y recolectores y nuestra configuración genética original como bestias quemagrasa, pero solo unos pocos elegidos les prestamos atención. Por suerte, los más abiertos de mente entre nosotros, junto con quizá los más desesperados (aquellos especialmente sensibles a las diversas consecuencias para la salud de la ingesta de gluten, azúcar y aceites vegetales refinados poliinsaturados) empezaron a cosechar un gran éxito rechazando la dieta estadounidense estándar en favor de una alimentación basada en la evolución, en consumir plantas en abundancia (verduras, frutas, frutos secos y semillas) y animales, incluyendo productos animales con un alto contenido de grasa y de colesterol a los que nos habían advertido que no nos acercásemos (carnes grasas, incluyendo los órganos, además de los huevos, la mantequilla y el beicon).

Mientras cobraban gran relevancia las fotos, los vídeos y las redes sociales de los pioneros de la alimentación primitiva/ paleolítica, las evidencias científicas y médicas se acumulaban (*Framtingham Heart Study*, *Nurses Health Study* y muchos más estudios presentaron evidencias masivas irrefutables). Los carbohidratos refinados (cereales y azúcares) y los aceites vegetales refinados poliinsaturados estaban calificados correctamente como los enemigos mortales de la sociedad moderna y causa inmediata de obesidad, enfermedades cardíacas y muchas otras dolencias leves o graves.

El síndrome del intestino permeable, antes no reconocido por la medicina convencional, se ha convertido en un destacado tema de discusión y estudio. En el caso de personas con sensibilidad, la ingesta de gluten y otras lectinas tóxicas pueden dañar los delicados bordes en cepillo (microvellosidades) que recubren nuestro intestino delgado. Esto permite que entren en el torrente sanguíneo moléculas de proteínas más grandes y sin digerir a través del intestino permeable, también conocido como permeabilidad intestinal, y desencadenen una respuesta inflamatoria autoinmune.

Las personas que padecen molestias digestivas como gases, hinchazón y síndrome de colon irritable, colitis, estreñimiento, enfermedad de Crohn y celiaquía, así como trastornos inflamatorios autoinmunes en todo el cuerpo, como artritis, asma, acné, síndrome de ovario poliquístico e incluso autismo y trastorno de déficit de atención, han experimentado una milagrosa cura inmediata de estas enfermedades crónicas al eliminar los cereales, sobre todo los que contienen gluten.

Durante la última década se ha ido destruyendo la credibilidad de la dieta tradicional, basada en los cereales, rica en carbohidratos y con aversión por la grasa, y ha cobrado fuerza un innovador movimiento nuevo. Por lo general, los principios fundamentales de la salud evolutiva han logrado una gran aceptación y reconocimiento, al menos entre los aficionados y profesionales de la salud instruidos y de mentalidad abierta. Cierto es que aún nos queda un largo camino que recorrer para replantear la política dietética del gobierno, cambiar la mentalidad de quienes se ganan la vida gracias a la dependencia de los carbohidratos o ayudar a las personas de a pie que dejan que los mensajes publicitarios de las grandes empresas de comida rápida y alimentos procesados impongan sus productos.

En los próximos años se va a librar una aleccionadora batalla campal. En un rincón tenemos miles de millones de dólares de músculo comercial corporativo, que se aferra a la cada vez más deshilachada cuerda de sus fuentes de ingresos procedentes del azúcar, el pan y la mantequilla. En el otro rincón tenemos a un sector de la población informado y progresista, indignado con los enormes costes económicos y la pérdida de productividad de una población general con sobrepeso, enferma y adicta a los carbohidratos. Únicamente la diabetes afecta a 30 millones de estadounidenses, y hay otros 86 millones más diagnosticados como prediabéticos, que suponen un coste anual de más de 300 millones de dólares a Estados Unidos.

Por fortuna, la era de la información permite que las buenas noticias viajen con rapidez y tengan gran repercusión, y por ello la alimentación y los principios vitales basados en la evolución han desarrollado unos cimientos increíblemente firmes y un creciente entendimiento por parte de la sociedad. Aunque los líderes están teniendo por fin el reconocimiento que merecen, después de llevar años, incluso décadas, nadando contracorriente sin desfallecer, el doctor Phil Maffetone, el primer entrenador de resistencia que utilizó la grasa como combustible y autor de *The Big Book of Endurance Training and Racing*, lleva abogando por el entrenamiento de resistencia keto-adaptado desde los años setenta. Ahora, sus principios dietéticos y deportivos, incluyendo su importante prueba MAF (siglas para función aeróbica máxima, pero también un homenaje a su apellido), han pasado a formar parte del léxico del deporte de resistencia.

El doctor Dominic D'Agostino, investigador, atleta de fuerza y plusmarquista mundial de la Universidad del Sur de Florida (ketonutrition.org), ha promovido una investigación pionera sobre los beneficios terapéuticos de la quema de cuerpos cetónicos, mediante la cetosis nutricional y el uso de suplementos, para los trastornos cognitivos y neurológicos, la protección contra el cáncer y el rendimiento deportivo y sobre las aplicaciones especiales de los beneficios neuroprotectores aplicables a los submarinistas de los Navy Seal y a los astronautas de la NASA que se preparan para una misión en la órbita baja terrestre.

El doctor Peter Attia (eatingacademy.com) es un médico de San Diego que aplica un enfoque polivalente para luchar contra la obesidad y la diabetes en primera línea; es un pionero en la evaluación del rendimiento deportivo máximo y de la longevidad y es célebre por realizar él mismo experimentos extremos en el campo del ciclismo, narrados de manera minuciosa, que han demostrado los enormes beneficios de quemar grasa y cuerpos cetónicos para el rendimiento físico.

La doctora Cate Shanahan, una médica de familia de Connecticut, autora del aclamado *Deep Nutrition* y nutricionista jefa del equipo de Los Angeles Lakers, especializada en la pérdida de peso mediante una alimentación evolutiva con supervisión médica, es famosa por su apasionada cruzada contra los aceites vegetales refinados con un elevado contenido de ácidos grasos poliinsaturados y de azúcar. Sus resultados con pacientes normales, así como con deportistas profesionales de élite, y su capacidad para trabajar en el campo de la medicina tradicional y en el de la salud evolutiva, la han convertido en una respetada autoridad para el gran público.

Luis Villasenor, entrenador personal, culturista y levantador de pesas que reside en México, lleva dieciséis años fiel a la dieta cetogénica... ¡y los que le quedan! Ha competido a un alto nivel en deportes de potencia y ha ayudado a miles de clientes a librarse del exceso de grasa corporal y a estar más sanos y fuertes utilizando un enfoque basado en los alimentos integrales y protocolos de una dieta cetogénica adaptada al contexto. Su próspera comunidad de ketogains.com ofrece una gran mezcolanza de comentarios científicos y experiencias de los usuarios.

Si bien es posible que la cetosis sea el tema dietético más de moda en la actualidad, la dieta cetogénica tiene casi cien años. La desarrolló en 1924 el doctor Russell Wilder en la clínica Mayo, que descubrió que los ataques resistentes a los fármacos se podían controlar con asombrosa eficacia cuando los pacientes llevaban una alimentación muy baja en carbohidratos y moderada en proteínas. En los últimos años, la dieta cetogénica ha cobrado más importancia en general debido a los vastos beneficios que ofrece para la salud, el rendimiento máximo y la protección contra las enfermedades.

Gracias a las circunstancias evolutivas por las que solo sobrevivían los mejores, la configuración genética original del *Homo sapiens* es la flexibilidad metabólica, pero nuestro estilo de vida actual y nuestros hábitos de alimentación nos han hecho dependientes de los carbohidratos, y las consecuencias naturales que hemos provocado son problemas de salud epidémicos, como la obesidad y la diabetes tipo 2. Al adoptar la dieta cetogénica volvemos a nuestra configuración genética original para lograr una salud y una longevidad óptimas, y vamos revirtiendo los daños metabólicos que durante años, puede que décadas, ha causado la alimentación basada en los cereales y rica en carbohidratos.

3

Beneficios de la dieta Keto para la salud, el rendimiento y la protección contra las enfermedades

Desde que hace casi quince años descubrí la base y los principios del estilo de alimentación ancestral, enseguida tuve claro que los humanos no estábamos hechos para llevar una dieta rica en carbohidratos basada en los cereales. Antes incluso de la aparición del masivo movimiento para la salud primitivo/paleolítico/ancestral hace una década, la dieta Atkins cosechaba un espectacular éxito en la pérdida de peso cuando la gente eliminaba los carbohidratos y concedía más importancia a la grasa, hasta el punto de entrar en cetosis. Por desgracia, la dieta Atkins acabó fracasando, al parecer debido a una mezcla de significativos fallos en la planificación, errores en el tema de las relaciones públicas y la naturaleza voluble de la industria de la dietética. Pero la dieta Atkins no solo fue perdiendo fuelle, sino que además la arrojaron a la basura, tildada de muy peligrosa por los profesionales de la medicina, la nutrición y la salud, que se quedaron estancados en el erróneo paradigma de los carbohidratos.

El final de la dieta Atkins —y la correspondiente y demasiado breve aparición del concepto de la cetosis para perder grasa— es un magnífico ejemplo sociológico de cómo las fuerzas culturales como la sabiduría popular pueden hacer pagar a justos por pecadores. El rudimentario planteamiento de la dieta Atkins merecía las críticas porque su poco acertado énfasis en las proporciones de macronutrientes solía hacer que la gente descuidara la calidad nutricional para cumplir con las proporciones determinadas de grasas, proteínas y carbohidratos. Dar el visto bueno a tomar como tentempié cortezas de cerdo altamente procesadas, cargadas de sustancias químicas y aceites vegetales tóxicos podría considerarse, con toda la razón, un desastre en cuanto a relaciones públicas para cualquier dieta o plan de adelgazamiento. Sin embargo, la bioquímica fundamental de la dieta Atkins —reducir la ingesta de carbohidratos, bajar la producción de insulina y eliminar el exceso de grasa corporal— era acertada.

Los pioneros del movimiento ancestral lo sabían y estaban familiarizados con el proceso metabólico de la cetosis, pero el concepto cayó durante años en el olvido como un tesoro perdido. Con franqueza, reconozco que la dieta cetogénica fue una ocurrencia tardía en relación con el atractivo objetivo de combatir la sabiduría tradicional para alejar a la gente de una dieta basada en los cereales. En la publicación original de mi libro *The Primal Blueprint* en 2009 hice referencia de pasada a la cetosis como algo de lo que echar mano en ocasiones para lograr una rápida pérdida de peso.

Después de reflexionar sobre la espantosa tasa actual de obesidad del mundo occidental, una pérdida de peso rápida y garantizada es razón más que suficiente para examinar de cerca la cetosis. Hoy en día, con el respaldo de la ciencia a los efectos epigenéticos de la dieta cetogénica, los resultados antiinflamatorios similares a los de los medicamentos con receta y el extraordinario potencial para los deportistas de evitar un bajón físico y anímico a través de la dieta cetogénica, creo que esta está llamada a convertirse en el plan dietético estándar para cualquier entusiasta de la salud progresista y con una mente abierta.

Con esto no quiero decir ni mucho menos que debas estar de forma permanente en estado de cetosis (aunque para algunos esta podría ser la mejor opción), pero realizar diferentes períodos de cetosis nutricional y llevar una dieta cetogénica es un modo estupendo de reducir la grasa a voluntad, fomentar el rendimiento máximo en la práctica del deporte y disminuir el riesgo de padecer enfermedades.

Mi buen amigo el doctor Doug McGuff, médico de urgencias y autor de *The Primal Prescription* y *Body by Science*, me ha asegurado que algún día todo el mundo abrazará los principios de salud ancestral, aunque es probable que tarde veinte años en ocurrir, debido a que la «bestia» de la salud y la medicina popular se mueve con lentitud. Y a eso, Doug añade: «Personalmente, yo no quiero esperar tanto tiempo». ¿Y tú? ¡Sumerjámonos ya mismo en los numerosos beneficios de la dieta cetogénica!

La dieta Keto y la pérdida de peso

Puede que el beneficio más inmediato y espectacular de la dieta cetogénica o dieta Keto sea la posibilidad de conseguir una rápida y eficiente reducción de la grasa corporal y el fácil mantenimiento a largo plazo de una constitución corporal ideal. La dieta cetogénica estabiliza las hormonas que controlan el apetito, activa los procesos metabólicos que dan prioridad a la quema de la grasa y genera un alto factor saciante debido al elevado aporte de grasa de las comidas y los tentempiés aceptados. Esta dieta puede convertirte en una eficaz máquina de quemar grasa. Cuando estás keto-adaptado disfrutas de una satisfacción dietética completa, casi nunca tienes hambre (¡aunque te saltes comidas!) y no tienes que esforzarte, sufrir, reducir calorías ni realizar extenuantes sesiones de ejercicio para quemar calorías extra. En cambio, haces posible que tu configuración genética como bestia quemagrasa se ajuste de manera natural para conseguir una composición corporal sana. Podrás utilizar de modo adecuado herramientas como el ayuno intermitente, la cetosis nutricional y los suplementos de cetonas para bajar el exceso de grasa corporal siempre que quieras, sin esforzarte, como si nada.

Aunque es una verdad irrefutable —la ley de la termodinámica— que debes quemar más calorías de las que almacenas para perder el exceso de grasa corporal, el secreto no es quemar esas calorías sobrantes a través del ejercicio mientras restringes lo que ingieres de forma rigurosa. Está científicamente demostrado que las calorías que se queman durante el ejercicio generan un aumento del apetito y un descenso general de la actividad física. Esta dinámica es sobre todo cierta cuando se trata de los patrones de ejercicio regular que adoptan las personas desesperadas que hacen dieta.

El secreto para reducir el exceso de grasa corporal radica en la optimización hormonal; quemar grasa y cuerpos cetónicos en vez de carbohidratos o azúcar. Con una alimentación cetogénica se corrige la producción excesiva de insulina que es endémica en la dieta estadounidense estándar, ya que la grasa se convierte en una fuente constante de combustible de fácil acceso.

Por el contrario, unas pautas de alimentación con una alta producción de insulina inhiben la quema de grasa y obligan a depender de la ingesta de calorías como principal fuente de energía. Empieza de forma desastrosa con el desayuno, «la comida más importante del día... que no hay que saltarse», dice la doctora Cate Shanahan. Durante tu lujoso retiro corporativo en el Ritz-Carlton, el bufet del desayuno, que es el «saludable inicio», se compone de frutas silvestres frescas, yogur griego bajo en grasa, muesli casero, pan de plátano y nueces bajo en grasa con mantequilla de manzana, magdalenas de salvado con pasas, avena irlandesa (con azúcar moreno, pasas y nueces pecanas), zumos de naranja y arándanos y café. Si eres concienzudo y te sirves porciones moderadas, consumirás de todos modos al menos 100 gramos de carbohidratos y muy posiblemente hasta 200 gramos, más de lo que nuestros antepasados habrían consumido en siete días. Y te habrás gastado 36 dólares. En serio.

Quemarás parte de esta energía enseguida (produciendo inflamación y radicales libres en el proceso), luego generarás una rápida liberación de insulina en tu torrente sanguíneo para almacenar como grasa (en forma de triglicéridos) el exceso de glucosa que no quemes en el acto. Cuando la insulina elimina la glucosa de tu sangre en las horas posteriores a tu saludable desayuno, te sientes aletargado y se te empiezan a despertar las ganas de comer. Te darás otro atracón de carbohidratos (sí, carbohidratos, porque el bajo nivel de azúcar en sangre desencadena una reacción al estrés agudo que hace que comas de más y que tus hormonas desvíen esas calorías extra para que se almacenen como grasa, y todo para protegerte del bajo nivel de azúcar en sangre, que se percibe como una cuestión de vida o muerte).

Cuando repites estas pautas dietéticas en las que consumes carbohidratos y produces una elevada cantidad de insulina, un día tras otro durante años, contribuyes a la estadística de que el estadounidense medio engorda 680 gramos de grasa corporal y pierde 226 gramos de músculo cada año desde los veinticinco hasta los cincuenta y cinco años.

SALUD GENERAL Y PROTECCIÓN CONTRA LAS ENFERMEDADES

Resulta asombroso lograr y mantener por fin la constitución corporal ideal mediante la dieta cetogénica, pero casi todos los extraordinarios beneficios son fruto de la gran capacidad de las cetonas para influir en la expresión génica y en la función celular de todo el cuerpo. Especial interés reviste la manera en que la dieta Keto podría ayudar a evitar las enfermedades cognitivas y el cáncer, cada vez más extendidos, que se asocian a la dieta.

Antiinflamatorio

Los doctores Steven Phinney y Jeff Volek, los primeros investigadores sobre el entrenamiento de resistencia adaptado a la quema de grasa hace más de treinta años y coautores de *The Art and Science of Low Carbohydrate Living*, citan estudios que sugieren que los cuerpos cetónicos generan un efecto antiinflamatorio más potente que los medicamentos con prescripción médica. Este efecto antiinflamatorio puede resultar especialmente beneficioso cuando se trata de enfermedades habituales relacionadas con la edad, afecciones autoinmunes y el cáncer de colon. Aunque una inflamación aguda sea un elemento deseable de la reacción fisiológica al estrés como exige el ejercicio (los músculos se hinchan para levantar un peso o esprintar hasta la línea de meta), la inflamación crónica descontrolada de todo el organismo es una señal de que el cuerpo está combatiendo unos hábitos de vida nocivos, como la mala nutrición, unos hábitos de ejercicio muy estresantes o la escasez de sueño. Se podría clasificar cada hábito de vida o cada alimento como una causa de inflamación deseable o como una ayuda para el control de la inflamación.

Es probable que hayas oído hablar de los alabados beneficios antiinflamatorios de los ácidos grasos omega 3. El beta hidroxibutirato, uno de los dos cuerpos cetónicos que produce el organismo junto con el acetoacetato (ambos se descomponen en acetona, de modo que técnicamente existen tres tipos de cuerpos cetónicos), interrumpe los procesos inflamatorios dentro de las células. Esto corta la inflamación de raíz antes de que pueda causar estragos en todo el organismo. Las cetonas son especialmente beneficiosas para tu cerebro, que es más vulnerable a los efectos perjudiciales de la inflamación. Las enfermedades como el Alzheimer, la demencia senil, el síndrome de déficit de atención y el autismo, que afectan a la capacidad cognitiva, se caracterizan todas por la inflamación y el escaso suministro de oxígeno al cerebro (detalles en breve).

Función antioxidante e inmune

La quema de cetonas incrementa la producción de enzimas antioxidantes como la catalasa, el glutatión y el superóxido dismutasa (SOD), que tienen efectos muy potentes y de amplio espectro en el cuerpo: ayudan a proteger de la inflamación y el estrés oxidativo causados por el ejercicio intenso, por consumir malos alimentos o simplemente por respirar aire y quemar calorías.

Tener un sistema antioxidante interno fuerte favorecerá la inmunidad, retrasará el envejecimiento y protegerá del cáncer, el deterioro neurológico y otras enfermedades degenerativas. El SOD, muy eficaz para que la piel mantenga un aspecto saludable y joven, está relacionado con el colágeno, preservando su elasticidad y protegiéndolo de los daños causados por los radicales libres que hacen que la piel se arrugue y pierda firmeza. Tener un alto nivel de glutatión está estrechamente relacionado con la longevidad, ya que esta sustancia protege las células del deterioro que producen diversas enfermedades, sobre todo las cognitivas.

La alimentación cetogénica mejora la función inmunológica de diferentes formas, además del ya mencionado impulso de la autofagia (el proceso natural de reparación y desintoxicación celular) y la mejora de la función mitocondrial (que tiene como consecuencia una menor producción de radicales libres al quemar energía calórica). La función inmunológica también mejora al pasar de la dependencia de los carbohidratos a quemar grasa, porque se reduce al mínimo la puesta en marcha de la gluconeogénesis de emergencia como componente de la respuesta al estrés agudo, algo que sucede siempre que alguien dependiente de los carbohidratos y con una alta producción de insulina se queda sin glucosa.

Cuando se desencadena una respuesta al estrés agudo cada vez que aparece una bajada de energía y no se consumen más carbohidratos de inmediato, se pone en grave peligro la función inmunitaria y puede que otros aspectos de la salud en general. El sistema inmunitario funciona mejor durante un período de inactividad, como el ciclo de sueño profundo. Si se escatima el período de descanso mientras se mantienen pautas de alimentación en las que el nivel de azúcar en sangre es como una montaña rusa u otros hábitos de vida estresantes, el sistema inmunológico hace un trabajo chapucero. Por el contrario, al estar keto-adaptado, el cuerpo no tiene que preocuparse por tener que transformar de manera urgente aminoácidos en glucosa, y todos los sistemas de emergencia del organismo son capaces de existir en un equilibrio homeostático.

La función cerebral

Tal como afirma el doctor Dom D'Agostino, «Los cuerpos cetónicos atraviesan sin problemas la barrera hematoencefálica y se convierten en una fuente de energía eficiente para el cerebro. Las cetonas fomentan una elevada función neurotransmisora y enzimática, hasta tal punto que tu capacidad para quemar neuronas cerebrales se incrementa y conservas mejor esa capacidad mediante el incremento del suministro de oxígeno, la reducción de la inflamación y una menor producción de especies reactivas de oxígeno». Sus seguidores aseguran que se produce una mejora en la agudeza mental y una disminución de la fatiga cerebral cuando se adopta una dieta cetogénica a largo plazo.

Aunque el cerebro funciona con más eficacia cuando quema cetonas, también goza de una mayor protección contra el deterioro que caracteriza las enfermedades epidémicas que afectan a la capacidad cognitiva, enfermedades que se asocian cada vez con más frecuencia a los malos hábitos alimentarios. Se ha descubierto que el beta hidroxibutirato proporciona una serie de beneficios neuroprotectores; regula un receptor de la membrana celular llamado «niacina», que controla la inflamación; ayuda a mantener la proporción de GABA (ácido gamma-aminobutírico) y glutamato, que preserva la homeostasis cerebral; e impide la activación del «interruptor de muerte» mitocondrial que causa la muerte de las células cerebrales.

Esta muerte programada se conoce como «apoptosis» y puede ser indeseable, como en este ejemplo de células cerebrales, y deseable, en el caso de extinguir células disfuncionales o cancerosas. El beta hidroxibutirato también tiene un efecto anticonvulsivo porque eleva el umbral en el que las mitocondrias se trastornan por la falta de oxígeno, que es el

detonante de un ataque. Esta es la razón de que la dieta cetogénica haya sido una terapia tan eficaz para los ataques resistentes a los medicamentos durante casi un siglo.

Recuerda que tu cerebro, incapaz de quemar grasa, depende por completo de la contaminante quema de glucosa, a
menos que realices el sincero esfuerzo de utilizar las cetonas
como una opción más limpia y saludable. De hecho, un metabolismo de la glucosa deteriorado es un signo evidente de un
deterioro en las funciones cerebrales. Por este motivo la dieta
cetogénica es tan buena para las funciones cerebrales.

Aunque los beneficios de la dieta cetogénica para el rendimiento deportivo o para perder peso te importaran muy
poco, proteger tu cerebro del riesgo de contraer enfermedades debería ser más que suficiente para ajustar tus hábitos
alimentarios y tus creencias sobre la comida. La desoladora
pérdida de calidad de vida por un deterioro de las facultades
cognitivas, por la demencia senil, el Alzheimer, el Parkinson,
el autismo o el síndrome de déficit de atención se considera
ahora algo normal, además de aleatorio, pero no tiene por
qué serlo. Llevando una dieta cetogénica puedes pensar y
actuar mejor en tiempo real y lograr un efecto neuroprotector
contra las enfermedades similar al obtenido con fármacos.

La próxima vez que tengas jaqueca, en vez de tomarte un
ibuprofeno, prueba con una generosa dosis de suplemento
de cetonas. De acuerdo con el doctor D'Agostino, los efectos
del aumento del suministro de oxígeno producen un alivio
inmediato. Las cetonas atraviesan incluso la placenta para
ayudar a construir las bases de átomos de carbono para el desarrollo cerebral del feto. La conclusión del doctor D'Agostino
es la siguiente: «Cuando quemas cetonas en tu cerebro, la
tubería del gas expulsa menos carbono y el motor produce
más potencia».

Prevención y lucha contra el cáncer

Estar en cetosis ayuda a inhibir el crecimiento de las células cancerosas de varias formas, pero sobre todo porque mata de hambre a las células cancerosas al privarlas de glucosa. Las células cancerosas prosperan y proliferan mediante el consumo de glucosa a una velocidad mayor que las células normales. Esta singular conducta metabólica de las células cancerosas se conoce como «efecto Warburg», algo que el científico Otto Warburg descubrió hace más de cien años.

Hace mucho que se sabe que el ayuno, la restricción de calorías y la alimentación cetogénica son terapias metabólicas eficaces para reducir la glucosa disponible para ciertas células cancerosas y son complementos útiles durante la quimioterapia y la radioterapia tradicional en la lucha contra el cáncer. Estudios recientes sugieren que los beneficios del ayuno y la dieta cetogénica no se deben solo a la reducción de la glucosa, sino también a la producción de cuerpos cetónicos. Por ejemplo, se sabe que el beta hidroxibutirato es un modulador epigenético capaz de influir en la forma en que los genes se expresan en el cuerpo y puede desempeñar un papel importante a la hora de impedir la expresión de los genes que favorecen el cáncer.

Es más, cuando se reduce la producción de insulina mediante la alimentación cetogénica, se producen niveles mínimos óptimos de importantes factores de crecimiento, como el insulínico tipo 1 (IGF-I) y la rapamicina en los mamíferos (mTOR). Reducir al mínimo la estimulación de los factores de crecimiento posibilita un correcto funcionamiento, reparación y motilidad celular del cuerpo, y contribuye a la eficaz síntesis de las proteínas y la transcripción genética.

Por el contrario, cuando los niveles de IGF-I y de mTOR están elevados de forma constante debido a un consumo excesivo de carbohidratos y proteínas, se aceleran de forma innecesaria las funciones celulares rutinarias, lo que provoca inflamación sistémica, glicosilación, daño oxidativo, resistencia insulínica y, por último, un envejecimiento acelerado. Cuando los factores de crecimiento son siempre altos es más probable tener una actividad celular descontrolada que puede provocar cáncer, y lo más seguro es que ese cáncer crezca y se extienda a otras zonas del cuerpo a un ritmo acelerado. Parece que los smoothies cargados de carbohidratos y con un contenido rico en proteína son la mejor estrategia para conseguir unos enormes bíceps en el gimnasio, pero no son tan buenos si lo que se quiere es tener una vida larga y sana, luchar contra el cáncer o no padecerlo. Además, la dieta Keto puede ser incluso más eficaz que el tradicional método de sobrealimentarse para desarrollar musculatura y ganar potencia.

> **El aumento permanente de los factores de crecimiento debido a una alimentación rica en carbohidratos y proteínas acelera el envejecimiento y aumenta el riesgo de padecer cáncer.**

Un enfermo de cáncer que pase de una dieta normal basada en los carbohidratos a una estricta dieta cetogénica generará un cambio fundamental en el entorno metabólico y lo hará muy desfavorable para las células cancerosas dependientes de la glucosa. Como ya sabrás a estas alturas, el corazón, el cerebro y los músculos esqueléticos pueden utilizar las cetonas de forma eficaz, e incluso preferente, para obtener combustible, pero la mayoría de las células cancerosas son incapaces de usar las cetonas para generar combustible. Eso se debe a que las cetonas necesitan las mitocondrias para quemar grasa (de ahí que la combustión sea tan limpia, ya que se emplea abundante oxígeno) y la mayoría de las células cancerosas tienen mitocondrias anormales. ¡Esa es una de las razones de que las células sean cancerosas! Y es el motivo de que la mayoría deban quemar glucosa y no requieran oxígeno.

Además de que las células cancerosas no puedan utilizarlas como combustible, las cetonas ofrecen otra serie de beneficios anticancerígenos. Los cuerpos cetónicos inhiben la glicólisis (quema de glucosa) en las células cancerosas, y las mata básicamente de hambre, ya que tampoco pueden quemar cetonas. Las cetonas ayudan a reducir al mínimo la producción de radicales libres del cuerpo, en tanto que las células cancerosas prosperan en presencia de especies reactivas de oxígeno. Las cetonas favorecen la producción de antioxidantes en las células sanas que rodean los tumores cancerosos, algo que los científicos creen que puede ayudar a impedir que las células malignas crezcan y se extiendan. También se ha descubierto que las cetonas pueden ayudar a mitigar los efectos de los tradicionales tratamientos contra el cáncer de radioterapia y quimioterapia. Estos tratamientos estimulan la producción de radicales libres en los tumores, pero al mismo tiempo dañan los tejidos sanos circundantes. Es muy probable que mantener un estado de quema de cetonas proteja los tejidos sanos de los daños ocasionados por la radioterapia y la quimioterapia, sin poner en peligro los efectos que persiguen estos tratamientos agresivos.

Por desgracia, los pacientes de cáncer han tardado en adoptar el ayuno, la reducción calórica y la alimentación cetogénica para luchar contra la enfermedad a pesar de los extraordinarios resultados vistos en estudios con animales. A un paciente que lucha contra una enfermedad grave mediante tratamientos de radioterapia y quimioterapia recomendados por los médicos le cuesta aceptar la sugerencia de abandonar de forma drástica la dietética que respalda la sabiduría popular.

Una cosa es eliminar los carbohidratos para intentar bajar unos cuantos kilos y otra muy distinta es ir en contra del consejo del oncólogo (que no tiene experiencia ni formación en nutrición, pero que aun así puede que dé consejos sobre esta materia). Los suplementos de cetonas pueden ser una estupenda oportunidad para que la terapia cetogénica arraigue en los tratamientos convencionales contra el cáncer, sobre todo cuando se emplean al mismo tiempo que se siguen unos hábitos de alimentación cetogénicos.

La salud celular y metabólica

El beta hidroxibutirato no es solo una fuente de energía limpia, sino que además es una molécula de señalización que puede regular los procesos celulares e inflamatorios en el cuerpo. El beta hidroxibutirato es lo bastante potente como para ser considerado un interruptor epigénico que puede activar y desactivar una serie de genes, igual que sucede con los potentes medicamentos con prescripción médica. El beta hidroxibutirato provoca una alteración directa de las funciones del ciclo de Krebs, que hace que el organismo genere energía celular con menos radicales libres y una mejor oxigenación celular. Tal como ya hemos mencionado, un mejor suministro de oxígeno al cerebro es de suma importancia. De hecho, las crisis se desencadenan cuando el cerebro llega a un punto crítico debido a un suministro insuficiente de oxígeno.

> **El beta hidroxibutirato es lo bastante potente como para ser considerado un interruptor epigénico que provoca una alteración inmediata de las funciones del ciclo de Krebs.**

El estrés oxidativo reducido es sobre todo relevante para el sistema cardiovascular, porque el corazón y las delicadas paredes arteriales son muy sensibles al daño oxidativo que produce quemar combustible contaminante y a diversas influencias estresantes de la vida moderna, incluyendo el ejercicio regular. Según el doctor Peter Attia y otros expertos, el corazón parece preferir quemar cetonas a cualquier otro combustible. El doctor D'Agostino cita investigaciones que demuestran que las cetonas mejoran la eficacia hidráulica del corazón, lo que le permite generar más trifosfato de adenosina a partir de una cantidad concreta de oxígeno que cuando se quema glucosa, que es un combustible de menor calidad. El cerebro, que no puede quemar ácidos grasos, utilizará cuerpos cetónicos como si fueran glucosa. Curiosamente, en un estado de completa inanición el cerebro extraerá casi un tercio de su energía de la glucosa y dos tercios de las cetonas.

Es buen momento para exponer lo desacertado del popular objetivo de salud de desarrollar un «metabolismo rápido» gracias al ejercicio vigoroso, a unos horarios de comidas regulares o a consumir suplementos de alta tecnología. Una función metabólica acelerada provoca trastornos y enfermedades debido al incremento de la producción de radicales libres del tan apreciado metabolismo rápido. Los culturistas que entrenan como locos y devoran enormes cantidades de proteína en sus seis comidas diarias sí aumentarán su masa muscular, pero su interés por conseguir unos grandes bíceps pone en peligro su longevidad. Entrenar, alimentarse y realizar esfuerzos excesivos (bombeando hormonas reguladoras del estrés y fomentando la gluconeogénesis para impulsar una vida cotidiana frenética y estresante) provoca la falta de eficiencia metabólica.

Aunque tener una función metabólica acelerada no es

aconsejable, tampoco lo es tener una función metabólica mermada en la que las necesidades de las células no se satisfacen de forma adecuada. Esto puede pasar con una dieta que fomenta una elevada producción de insulina, que inhibe la quema de grasa y obliga a depender de frecuentes ingestas de calorías externas. Algo así conduce de nuevo a la falta de eficiencia metabólica, la acumulación de exceso de grasa corporal de por vida y un aumento del riesgo de padecer cáncer, cardiopatías y otros muchos trastornos causados por la oxidación y la inflamación.

La quema de cuerpos cetónicos es, además, muy beneficiosa para la salud de las mitocondrias. Dave Asprey, autor de *Headstrong* y *The Bulletproof Diet*, cita investigaciones que aseguran que el 46 por ciento de las personas de más de cuarenta años tienen la función mitocondrial comprometida, como demuestran sus pobres niveles de consumo de oxígeno. No olvidemos que la glucosa se puede quemar sin emplear oxígeno ni las mitocondrias, por lo que una alimentación basada en los carbohidratos puede tener como consecuencia que las mitocondrias se atrofien. La salud mitocondrial empeora en ausencia de ejercicio, si no nos movemos lo suficiente o si adoptamos patrones de ejercicio regular alternativos.

Por el contrario, la quema de grasa y cetonas hace que las mitocondrias participen de forma activa, igual que el ayuno y las sesiones de ejercicio de alta resistencia o intensidad. Como consecuencia de esta aconsejable estimulación, las células desarrollan mitocondrias con un funcionamiento mayor y más intenso mediante un proceso conocido como «biogénesis mitocondrial».

Tal como se ha descrito con anterioridad, si imaginamos la quema de grasa y cetonas como una hoguera, nos estamos tomando tiempo para construir troncos de combustión limpia y larga duración (troncos quemagrasa y quemacetonas con participación mitocondrial), en lugar de arrojar sin parar más ramitas y papel de periódico al improvisado fuego, que representa una alimentación dependiente de los carbohidratos en la que la energía debe proceder de comidas y tentempiés frecuentes con un elevado contenido de carbohidratos. Aunque pienses que eres capaz de evitar las consecuencias de llevar una dieta como esta última en tu juventud, cuando cumples los cuarenta ha llegado el momento de cuidar de tus mitocondrias con ejercicio, ayuno y una dieta cetogénica.

Una forma de evaluar la salud de la oxigenación celular es conseguir un diminuto oxímetro de pulso portátil (en internet los más baratos cuestan poco más de 20 euros; uno bueno, como el Massimo Mighty Sat, cuesta alrededor de 350 euros) y medir el índice de oxigenación sanguínea. Solo hay que meter el dedo dentro del aparato y se obtiene una lectura al instante. A diferencia de la medición de la glucosa o de las cetonas, aquí no hay sangre de por medio. Se hace con frecuencia en los pacientes hospitalizados y en los deportistas de élite para llevar un seguimiento de su recuperación. Una tasa de oxigenación sanguínea del 97 por ciento o más indica un buen consumo de oxígeno en sangre y probablemente una buena función mitocondrial.

La estabilidad emocional

Ser adicto a los carbohidratos tiene graves consecuencias que van más allá de la deficiencia nutricional y la rigidez metabólica. Cuando no se te da bien quemar grasa y tienes una dependencia de las comidas regulares y los tentempiés ricos en carbohidratos para conseguir energía, revelas una adicción a esa potente droga alimenticia. Al liberarte de esa adicción desatando el poder para fabricar y quemar energía de forma interna estabilizas los niveles anímicos, de concentración y de energía sin necesidad de comidas regulares, y tu estabilidad emocional mejora enormemente. También se ha demostrado que la alimentación cetogénica reduce un 30 por ciento los síntomas de la ansiedad gracias a la mejora de la oxigenación y la activación neuronal.

La biogénesis mitocondrial

Aunque no es una frase con tanto gancho como «pérdida de peso rápida y eficaz», la biogénesis mitocondrial es uno de los beneficios más extraordinarios de la dieta Keto. Las mitocondrias son los generadores de energía ubicados dentro de cada célula. Cuanto mejor es su funcionamiento, más sano está el organismo. Las mitocondrias protegen del daño oxidativo que produce quemar calorías, respirar y vivir una vida moderna cargada de estrés. Cuantas más mitocondrias tengamos y mejor funcionen, más tiempo y más sanos viviremos.

La biogénesis mitocondrial significa literalmente fabricar nuevas mitocondrias. Las células reaccionan al estrés o a las exigencias haciéndose más fuertes y más eficientes a nivel energético, ya sea fabricando nuevas mitocondrias o mejorando la función de las ya existentes. Los estresantes celulares más efectivos para generar nuevas mitocondrias son el ejercicio de resistencia, de alta intensidad o las carreras de gran velocidad (que estimulan las mitocondrias en un camino energético diferente de la resistencia, razón por la cual es bueno hacer distintos tipos de ejercicio), ayunar (las células hambrientas deben ser más eficientes) o la alimentación cetogénica (se reduce al mínimo la glucosa contaminante y recluta más mitocondrias para quemar grasa y cetonas). Cuando combinas una dieta cetogénica, nuestra dieta Keto, con ayunos frecuentes y un programa de ejercicio sensato, haces que tus mitocondrias estén en buena forma y gozas de los máximos beneficios protectores contra el daño oxidativo que causa el ejercicio y otras formas de estrés de la vida moderna.

El rendimiento deportivo mejorado

Si no eres deportista, tal vez quieras serlo cuando conozcas los extraordinarios beneficios que la dieta cetogénica aporta en lo referente al rendimiento. Al haber sido deportista de resistencia durante medio siglo puedo decir que jamás he conocido un plan dietético ni una píldora mágica que se acerque ni remotamente al potencial de la dieta Keto para aumentar el rendimiento y el ritmo de la recuperación.

El hecho de que las cetonas estén ahora disponibles en forma de suplemento es incluso más interesante. Ya hemos hablado de que las cetonas son un supercarburante que ayuda a que los músculos y el cerebro funcionen de manera más eficiente y generan mucha menos inflamación y estrés oxidativo que quemar glucosa. Esto es muy importante para la salud general y la protección contra las enfermedades para quienes trabajan en una oficina o mientras dormimos, pero cuando el sistema nervioso central dispone de un mejor suministro de oxígeno y fabrica compuestos biogenéticos de más calidad —el cerebro funciona a un mayor nivel—, tiene profundas repercusiones en el rendimiento físico máximo.

Para los deportistas de resistencia, la capacidad de quemar grasa de forma eficiente cuando aumenta la intensidad es la clave para mejorar el rendimiento, y es la principal característica que distingue al ganador de los atletas más lentos en la pista. Para los deportistas de fuerza y potencia, las propiedades antiinflamatorias y de ahorro de proteínas de la dieta cetogénica les permiten realizar mayores esfuerzos y recuperarse más rápido, con menos estrés e inflamación general y menos riesgo de sufrir desgarros en el tejido muscular.

Cuando el cerebro consigue más oxígeno y las neuronas se conectan con más eficiencia, las sesiones de ejercicio parecen más fáciles, lo que se manifiesta como una verdad irrefutable en la teoría de Control Central. Esta hipótesis se ha hecho popular gracias al doctor sudafricano Timothy Noakes, destacado fisiólogo del ejercicio y autor del épico *Lore of Running*. Noakes ha acaparado titulares en los últimos años por renegar de gran parte del trabajo de su vida en el campo de la fisiología del ejercicio en relación con el paradigma de los carbohidratos y convertirse en un apasionado adepto de los principios de la dieta cetogénica. ¡La consternación de la comunidad académica fue tal que Noakes fue llevado a juicio en Sudáfrica por su descarado rechazo de las tradiciones!

La teoría del Control Central afirma que el cerebro, y no los músculos, es el que limita el rendimiento físico máximo. Sugiere que, en realidad, los músculos no están agotados en la última serie o en los últimos metros antes de la línea de meta, sino que el cerebro llega a la conclusión de que los músculos están fritos a fin de protegerlos de las lesiones y tal vez de la desagradable sensación de haber agotado por completo las reservas de energía. Esto contradice radicalmente la teoría secundaria, más superficial, simple y con toda seguridad errónea, de que los músculos limitan el rendimiento, que ha predominado desde siempre en la fisiología del ejercicio. La idea de tener un control central podría explicar que a veces consigamos lo imposible con la motivación adecuada o cuando nos encontramos en un estado extremo de estimulación de la respuesta al estrés agudo.

Los datos fisiológicos de laboratorio confirman que cuando tenemos un bajón físico (el repentino y radical descenso del rendimiento provocado por la disminución del glucógeno) durante una larga sesión de ejercicio, en realidad continúa habiendo suficiente glucógeno residual en los músculos como para permitir que sigamos adelante. El responsable del bajón físico es el cerebro, que decide poner fin a las actividades con el propósito de protegernos e impedir que nos quedemos sin energía, lo cual es virtualmente imposible, porque cuando el glucógeno se acabe tiraremos de nuestros abundantes depósitos de grasa y de la producción de cuerpos cetónicos para seguir en marcha. Esto es lo que hizo el campeón mundial de *speedgolf* Robert Hogan en su increíble historia de «reajuste drástico de las hormonas que regulan el apetito y el metabolismo» (como describe la doctora Cate Shanahan) mediante una serie de carreras de entrenamiento de más de 27 kilómetros de agotamiento extremo realizadas sin ingerir líquidos ni calorías. (Hablaremos de esto a fondo en el capítulo 10.)

Aunque el dolor muscular, el agarrotamiento o el daño producto del ejercicio extenuante y agotador son reales, como lo es la sensación de mareo que acarrea una bajada del nivel de azúcar en sangre, el cerebro puede optar por hacer caso omiso de estas señales si estamos muy motivados, asustados o en estado de shock. Puedes confirmar la validez de la teoría del Control Central si imaginas que alguien te pone una pistola en la cabeza en lo que crees que es tu última serie y te exige que completes otras cinco series más o que corras otros 5 kilómetros después de cruzar la línea de meta en una maratón y tu cerebro (y los doloridos y agarrotados músculos) percibe que has llegado al límite de tu rendimiento ese día. ¡Por sorprendente que parezca, tu cerebro recurrirá a la motivación y la inspiración para ordenar a tus músculos que obedezcan!

Sé consciente de que el hecho de que tu control central pueda esforzarse por llevar a cabo una actuación sobrehumana no significa que hacerlo sea una buena idea. Esta teoría es un concepto con el que sorprenderse y del que echar mano de manera ocasional por casualidad (para regresar sanos y salvos si nos perdemos haciendo senderismo en las montañas, por ejemplo) o a propósito (para darlo todo en una competición de máximo rendimiento), pero es mucho mejor estar en forma para que el cuerpo pueda realizar un rendimiento máximo y recuperarse con rapidez. Acudir muy a menudo al pozo y dejarlo bajo mínimos tendrá graves consecuencias. Como explico en mi libro *Primal Endurance*, puedo mencionar un único y catastrófico entrenamiento en pista (16 × 800 metros en 2:24-2:28 para los frikis de las carreras que andáis por ahí) que fue tan agotador que estuve enfermo dos semanas y creo que nunca volví a mostrar la misma agudeza ni intensidad competitiva en el resto de mi carrera como atleta.

> **Un cerebro keto-adaptado hace que el ejercicio parezca más fácil, lo que se convierte en una verdad irrefutable porque el cerebro es el control principal del rendimiento máximo.**

Cuando intentas realizar una actividad física que requiere de gran potencia, como un salto de altura limpio, levantamiento de pesas o hacer una serie más u otro salto al cajón cuando tus músculos están fatigados, debes activar más unidades motoras en las fibras musculares existentes y/o desarrollar más músculo para alcanzar el objetivo. Es más, puedes esprintar con más potencia y durante más tiempo antes de quedarte sin oxígeno. El cerebro percibe la falta de oxígeno como una amenaza de vida o muerte (recordad que los ataques ocurren cuando el cerebro alcanza su límite de oxígeno), impulsándote a respirar cada vez con más fuerza, hasta que al final tienes que aminorar. Un mejor suministro de oxígeno lleva a un rendimiento mejor, si no intervienen otros factores. Esta es posiblemente otra área en la que los suplementos de cetonas previos al ejercicio pueden aumentar la competitividad. Para los deportistas de resistencia es incluso más fácil entender hasta qué punto el reto está en la mente. Mantenerse alerta, motivado y oxigenado ayuda a llegar lejos y permanecer fuerte, sin importar el estado de los músculos.

Por el contrario, cuando realizas múltiples series de ejercicios que requieren de una gran potencia o intentas mantener el ritmo deseado durante largas sesiones de resistencia, el metabolismo inflamatorio de la glucosa produce la familiar sensación de confusión o de que las funciones cerebrales están comprometidas. Un cerebro que no ha aprendido a quemar cetonas pierde la agudeza cuando hay un bajón de azúcar en sangre. Asimismo, cuando te saltas la comida y te entra el bajón por la tarde o te sientes hecho polvo después de un día largo y estresante que exige que tus funciones cognitivas rindan al máximo, es en parte una consecuencia de quemar combustible contaminante. Esta sensación de agotamiento sucede porque cuando se agotan las bombas de sodio-potasio que mejoran los gradientes químicos y eléctricos de los que dependen los neurotransmisores, los circuitos eléctricos se funden de verdad. En momentos como ese hay que recargar y reajustar los circuitos mediante el sueño, la meditación o cualquier otra conducta que reduzca al mínimo la demanda y la actividad del circuito.

Esto suscita una pregunta: ¿hasta qué punto el límite de

tu rendimiento o tu fatiga es consecuencia natural del gasto de energía y cuánto se le puede achacar a la quema de combustible contaminante? Es imposible de calcular, pero es muy importante que decidas si te interesa lograr tu potencial deportivo y de paso minimizar los daños ocasionados a tu cuerpo. Es normal que incluso los atletas altamente entrenados que practican deportes de potencia o resistencia se sientan frescos y cargados de energía al empezar los entrenamientos o las competiciones y tengan que luchar en las últimas etapas hasta rayar en el agotamiento. Tras las sesiones son frecuentes los comentarios sobre calambres musculares, bajones de azúcar y falta de concentración involuntaria —un nada recomendable desentendimiento del rendimiento máximo— durante el evento.

Es hora de prestar atención a los pioneros del mundo del rendimiento deportivo en la alimentación cetogénica y del increíble potencial que liberan al suministrar el combustible más eficiente al cerebro y a los músculos, nutriendo de paso sus centros de control. El doctor Attia narra con detalle en eatingacademy.com (lee «*my personal journey*») que adoptando la dieta Keto mejoró de forma significativa su potencia de salida en vatios en la práctica del ciclismo (la medida de potencia más precisa, que se traduce en un aumento de la velocidad en carretera) a ritmo cardíaco del umbral anaeróbico. El uso del sustrato (mezcla de combustibles quemados) en su umbral anaeróbico (un extenuante ritmo de carrera que un deportista en forma puede mantener durante una hora) pasó de ser un cien por cien de glucosa en el umbral anaeróbico antes de que modificara sus hábitos de alimentación a ser de un 70 por ciento de grasa y un 30 por ciento de glucosa con la dieta cetogénica. Esto significa que cuando estuvo keto-adaptado pudo seguir avanzando durante mucho más tiempo y a un ritmo más veloz antes de quedarse sin glucosa.

Sami Inkinen, un emprendedor de Silicon Valley y campeón mundial amateur de triatlón half-ironman en la distancia de 113 kilómetros, fue capaz de ampliar el tiempo que supuestamente transcurre hasta sufrir un desfallecimiento, con una potencia de pedaleo de baja intensidad, de cinco o seis horas a ochenta y siete horas después de pasar de una dieta tradicional rica en carbohidratos a una alimentación keto-adaptada. Este tiempo de «desfallecimiento» era una estimación del tiempo transcurrido hasta que su cuerpo se quedara sin glucosa si continuaba haciendo ejercicio. Fuera del mundo del deporte, casi todo lo que hacemos con el cerebro o con el cuerpo puede resultar más fácil al quemar grasa y cetonas como combustible en vez de glucosa.

Rendimiento a prueba de desfallecimientos

Convertirse en una persona keto-adaptada puede representar el mayor avance de la historia para el rendimiento físico en el campo de la dietética y de la fisiología del ejercicio. A diferencia de casi cualquier otro tipo de deportista, los atletas cuya resistencia depende de los carbohidratos han de enfrentarse a las consecuencias potencialmente catastróficas de la reducción del glucógeno, algo que sucede después de realizar un ejercicio vigoroso continuado. La clave del éxito en los deportes de resistencia durante las competiciones es la capacidad del deportista de quemar grasa y conservar el glucógeno a medida que aumenta el esfuerzo. La diferencia entre un maratoniano de élite en una carrera de dos horas y un corredor en una carrera de tres o cuatro horas es que el ganador puede mantener un ritmo inferior a cinco minutos cada kilómetro y medio durante más de 40 kilómetros consecutivos sin gastar los depósitos de glucógeno, acumulando residuos de lactato en los músculos o quedándose sin oxígeno y teniendo que reducir la velocidad o detenerse, como haría un simple mortal que intenta rendir al nivel de la élite.

Dado que durante décadas hemos tenido muy arraigado el paradigma de los carbohidratos y hemos sido incapaces de romper la burbuja, nos hemos obsesionado con acumular todo el glucógeno posible en el hígado y en los músculos antes y después de cada sesión de ejercicio (la tradición fundamental de cargar carbohidratos antes de las competiciones importantes en deportes de resistencia), estirar el suministro de glucógeno todo lo posible durante el curso de entrenamientos y carreras (esto ocurre cuando se mejora la forma física mediante un duro entrenamiento) y triunfar en el delicado arte de asimilar durante el ejercicio el combustible adicional procedente de los carbohidratos.

Este reto, según se contemplaba en la comunidad del deporte de resistencia durante las pasadas décadas, generó una multimillonaria industria de nutrición deportiva; barritas, bebidas y gelatinas energéticas se convirtieron en herramientas imprescindibles de la profesión. Y en realidad jamás han funcionado. Un estudio publicado en la revista *Medicine & Science in Sports & Exercise* asegura que el 31 por ciento de los competidores del triatlón Ironman —un grupo de los más fieles y mejor entrenados y preparados deportistas del mundo— siguen sufriendo graves trastornos gastrointestinales durante el evento. No sería exagerado afirmar que todos los atletas de resistencia y larga distancia experimentan al menos problemas digestivos leves al intentar la tarea imposible de procesar las calorías del azúcar mientras la sangre se desvía de los órganos digestivos y se dirige a las extremidades para que continúen moviéndose.

Y casi tres décadas después de la invención de las barritas

energéticas, más de cuatro décadas después de la primera Ironman de Hawái o la Western States 100 Miles Endurance Run, un enorme porcentaje de participantes altamente entrenados sigue fracasando de manera estrepitosa debido a problemas gastrointestinales en vez de al desafío físico que supone terminar la carrera. Los productos alimenticios deportivos, que cuentan con una gran publicidad y un diseño vanguardista, no pueden imponerse a la realidad de que los humanos no estamos hechos para asimilar calorías durante un período prolongado de ejercicio extenuante y que la glucosa es una fuente de combustible muy frágil y precaria. Además, ¿qué pasa con los aspectos negativos para la salud de llevar una dieta alta en carbohidratos, algo que tiene especial relevancia en el caso de los deportistas de resistencia, ya que consumen cantidades muy superiores a la media de las ingeridas por personas con una actividad moderada?

Por último, escapamos de la burbuja y nos damos cuenta de que podemos desengancharnos de la dependencia de la glucosa realizando un cambio en la dieta para abandonar la subordinación de los carbohidratos y encaminarnos a la keto-adaptación. Al hacerlo, es evidente que accedemos a una nueva dimensión del potencial del rendimiento físico. O, para ser más claro, ¿no resulta más fácil mejorar el tiempo en que aparece la fatiga de cinco a ochenta y siete horas reduciendo los carbohidratos y añadiendo grasa a la dieta en vez de entrenar diecisiete veces más tiempo y con más esfuerzo?

La idea de que una alimentación keto-adaptada es beneficiosa para los deportistas de resistencia por fin está consiguiendo una aceptación popular, pero los pioneros como los doctores Phinney y Volek y el doctor Maffetone llevan más de treinta años promoviendo esta teoría sin hacer demasiado ruido. Los descubrimientos de Phinney y Volek de principios de los años ochenta, aunque realizados y documentados según los estrictos protocolos académicos y de laboratorio, eran tan opuestos al paradigma que las comunidades científica y deportiva básicamente los ignoraron hasta hace muy poco tiempo.

> ¿No resulta más fácil mejorar el tiempo en que aparece la fatiga modificando la alimentación en vez de entrenando diecisiete veces más tiempo y con más esfuerzo?

Es muy probable que el dinero invertido en publicitar la nutrición deportiva que fomenta la dependencia de los carbohidratos (y el destinado a investigación que valida ese posicionamiento con el argumento de la dependencia de los carbohidratos) sea un factor decisivo para reprimir estas ideas revolucionarias. Para ser justos, los pilares de la sabiduría popular como el Gatorade Sports Science Institute tenían profesionales competentes entre su personal y realizaban investigaciones meticulosas, pero todo ocurría dentro de un modelo basado en los carbohidratos. La ciencia corrobora la idea de que un deportista que sigue una dieta rica en carbohidratos y con una alta producción de insulina necesita un suministro regular de energía obtenida a partir de la glucosa para poder seguir realizando el ejercicio (sobre todo cuando aumenta el nivel de intensidad) y eso se debe a que no puede acceder a los depósitos de grasa con la rapidez y eficiencia suficientes para mantener unos niveles de producción de energía que superen en intensidad a la que desempeña un peatón (sobre todo quemagrasa).

Tal como explica la doctora Cate Shanahan (para más información, visita DrCate.com o el canal de YouTube FatBurn Factory), la razón de que la grasa sea inaccesible es la hiperinsulinemia causada por las comidas y tentempiés ricos en carbohidratos. En circunstancias metabólicas correctas, cuando necesitas acceder y quemar energía almacenada, un grupo de hormonas similares a la adrenalina se pone en marcha y aumenta la actividad de la lipasa sensible a hormonas (HSL). La lipasa sensible a hormonas libera los triglicéridos almacenados, descompone estas tres moléculas de ácidos grasos en ácidos grasos libres y los libera en el torrente sanguíneo para utilizarlos como energía. El exceso de insulina inhibe esta actividad en vez de estimular la de la lipoproteína lipasa, la LPL, que hace que las células extraigan energía de la sangre y la almacenen.

La doctora Cate llama a este fenómeno propio de los deportistas con alto consumo de carbohidratos «resistencia a la catecolamina», que es un paso previo para convertirse en resistentes a la insulina. Sí, esos kilómetros en carretera les ayudan a que les vaya mejor que a una persona sedentaria con alto consumo de carbohidratos, pero la imagen del deportista dependiente de los carbohidratos no es bonita, y el exceso de grasa corporal es a menudo visible en la imagen. El cuerpo quemará todos los azúcares ingeridos, utilizará con rapidez el glucógeno almacenado en los músculos y en el hígado y después pondrá en marcha la gluconeogénesis para obtener más azúcar del tejido muscular magro. Entretanto, la grasa continúa almacenada mientras el organismo lucha como puede con un bajo nivel de energía cerebral y muscular durante las fases finales de una carrera de dos horas o un paseo en bicicleta de cinco horas.

Las masas nunca tuvieron en consideración una alimentación baja en carbohidratos para acceder a los depósitos de grasa, y en cambio se suscribieron a este programa: cargar carbohidratos como un loco antes de largas sesiones de ejercicio o carreras; consumir bebidas azucaradas y engullir gelatinas azucaradas cada vez que tu reloj suene a intervalos de quince minutos durante el ejercicio y alimentarse de nuevo de carbohidratos con temeraria dejadez justo después del ejercicio durante las vitales ocasiones en que los músculos están más receptivos a la recarga de glucógeno.

Al igual que el profesor Noakes, me avergüenza reconocer que me he ganado la vida en la industria de la nutrición y los suplementos deportivos, contando esta historia a los deportistas y proporcionándoles los productos azucarados que necesitaban para que permanecieran en el programa. Hasta me elogiaron por crear uno de los primeros productos para suministrar carbohidratos de cadena larga concentrados en polvo, permitiendo el aporte de una enorme cantidad de calorías de carbohidratos (¡unas novecientas!) en una sola botella de agua. El producto en cuestión se llamaba Carbo Concentrate. ¡Ay!

En 2013, el doctor Volek y sus colegas llevaron a cabo un experimento de referencia con dos grupos distintos de corredores de resistencia altamente entrenados. Conocido como el estudio FASTER (oxidación del sustrato adaptado a las grasas en los deportistas de élite si traducimos las siglas del inglés), el experimento combinaba corredores con una capacidad similar de un grupo que llevaban una alimentación tradicional, con un alto contenido de carbohidratos (60 por ciento) y reducida en grasas (25 por ciento) con corredores keto-adaptados durante un significativo período de tiempo antes del estudio (con un 60 por ciento de grasa, un 20 por ciento de proteínas y un 12 por ciento de carbohidratos aproximadamente).

Puede que la mayor revelación de los resultados para la comunidad científica y deportiva fuera el alto índice de oxidación de las grasas entre los deportistas con un consumo de carbohidratos bajo y rico en grasas durante una carrera de tres horas a paso cómodo en una cinta de correr. Antes se creía que la capacidad máxima para la oxidación de las grasas en deportistas de resistencia altamente entrenados era de alrededor de 1 gramo de grasa por minuto (540 calorías por hora).

El estudio reveló que los deportistas keto-adaptados eran capaces de metabolizar mucha más grasa de lo que antes se creía que era el límite humano. De hecho, el promedio del grupo con una baja ingesta de carbohidratos era de 1,5 gramos, siendo de 1,8 gramos por minuto la mejor lectura individual (¡972 calorías grasas por hora!). Más aún, el ritmo medio al que quemaba grasa dicho grupo duplicaba el del que seguía la dieta rica en carbohidratos, cuyo promedio fue de solo 0,67 gramos por minuto y logró una máxima oxidación de las grasas en un porcentaje mayor de esfuerzo máximo que el grupo con una baja ingesta de carbohidratos.

En resumen, los deportistas de resistencia con un bajo consumo de carbohidratos acceden y queman más grasa con mayor facilidad durante el ejercicio, sin importar la intensidad del mismo, a diferencia de los deportistas con una elevada ingesta de carbohidratos, cuya energía celular es de difícil acceso. Los deportistas keto-adaptados con un bajo consumo de carbohidratos gozan de importantes beneficios para el rendimiento y la recuperación. En primer lugar, la dependencia de las fuentes externas de carbohidratos durante el ejercicio es menor, lo cual tiene como consecuencia un riesgo inferior de sufrir trastornos digestivos o desfallecimiento. En segundo lugar, la quema de grasa genera menos inflamación y menos especies reactivas de oxígeno que la quema de glucosa. Aunque saber esto es importante a nivel general, cobra especial relevancia durante el ejercicio, pues la tasa metabólica en reposo se eleva en un factor de diez al correr a paso lento, de veinte en una carrera de 5 kilómetros o de treinta al esprintar. Estos valores se conocen como «equivalente metabólico de tarea» (MET por sus siglas en inglés), de modo que un entrenamiento de esprint genera un resultado de treinta MET.

Por último, la keto-adaptación tiene como consecuencia una menor reducción del glucógeno tras el ejercicio para que no sea necesario consumir una enorme cantidad de carbohidratos para recuperarse, como necesita un deportista dependiente de los carbohidratos. Cuando te pegas un atracón de comida después de hacer ejercicio, aumenta el estrés oxidativo del sistema gastrointestinal, retrasando al mismo tiempo la recuperación e incrementando el efecto general del esfuerzo del ejercicio y el atracón. No debemos olvidar que el hígado es el centro que procesa y distribuye todos los nutrientes que absorbe el intestino delgado, incluyendo no solo el glucógeno, sino también los ácidos grasos, los aminoácidos y diversas vitaminas, minerales y micronutrientes. El hígado es también una primera línea de defensa importante para depurar el torrente sanguíneo de alcohol y otras toxinas. Si lo inundamos de glucosa procedente de las frecuentes avalanchas de carbohidratos, podemos poner en peligro nuestra capacidad para recuperarnos del ejercicio y otro tipo de esfuerzos.

Aumento de fuerza y potencia explosiva

Cuando la dieta cetogénica empezó a hacerse popular se consideraba que era de dominio exclusivo de los deportistas de resistencia, que podían conseguir la evidente ventaja de dejar de lado la necesidad de glucosa durante la realización de un esfuerzo mantenido. Los deportes que requieren mucha fuerza y potencia son glucolíticos; la intensidad es extremadamente alta y la duración bastante corta. Incluso muchos llegaron a afirmar que perderían potencia de gran calidad si adoptaban una dieta cetogénica. La ciencia ha refutado estas primeras especulaciones e incluso los atletas que practican los deportes que más potencia requieren pueden beneficiarse de los efectos de la dieta Keto relativos al ahorro de proteínas, la reducción de la inflamación y la mejora neuronal.

La quema de cuerpos cetónicos permite una mayor capacidad para conectar las neuronas cerebrales y activar más unidades motoras a fin de cumplir con el cometido deseado. Los deportistas de fuerza saben que reclutar unidades motoras es la clave para hacerse más fuerte; el cerebro pone a trabajar más fibras musculares y envía mensajes al sistema nervioso para que obtenga el rendimiento máximo de cada una de ellas. Esprintar o hacer levantamiento de peso parece más fácil porque el cerebro funciona mejor, por lo que las actividades son más sencillas.

Otro importante beneficio de la dieta cetogénica para los deportistas de potencia o fuerza es la probabilidad de que esta dieta produzca una reducción del exceso de grasa corporal (si se desea, porque a algunos deportistas de fuerza les gusta ser corpulentos), que se traduce en una significativa mejora del rendimiento y la potencia, si no intervienen otros factores. Al igual que Brad y yo, pasarás de rozar el aro a duras penas a realizar mates impresionantes gracias solo a la reducción del exceso de grasa.

> Es muy probable que los deportistas de potencia y de fuerza reduzcan el exceso de grasa corporal, obteniendo una significativa mejora del rendimiento y la potencia.

Con una dieta cetogénica, nuestra dieta Keto, se pueden realizar esfuerzos que requieren gran potencia y no desfallecer después tanto como si quemáramos azúcar; eso se debe a que generamos menos inflamación con la quema limpia de grasa y cetonas en comparación con la contaminante quema de glucosa. Y como no necesitamos quemar tanta glucosa como el resto al estar keto-adaptados, dispondremos de mucho glucógeno almacenado en los músculos para realizar ejercicio de alta intensidad, aunque la sesión dure una hora más de lo habitual.

Cuando te encuentras en un estado de ayuno o de cetosis, disfrutas de una mayor síntesis de las proteínas en los músculos debido al aumento de los factores conocidos como células miogénicas en el torrente sanguíneo (un aumento que se atribuye de forma directa a la presencia de acetoacetato). Esto tiene sentido desde una perspectiva evolutiva. Si te mueres de hambre y te das un festín, tu cuerpo querrá emplear esas calorías para lograr la máxima eficiencia. Aunque esta doctrina científica es tan novedosa que debemos andarnos con cuidado para no ser tajantes, parece que la cetosis puede ser anabólica, no solo como una fuente de combustible práctica que evita el desgarro muscular, sino también por el efecto epigénico: las cetonas activan los genes que crean o preservan el tejido muscular.

Jacob Wilson, doctor en filosofía, fisiólogo del músculo esquelético y director del Applied Science and Performance Institute de Tampa, Florida, ha publicado un estudio que resulta especialmente interesante porque los sujetos son deportistas con un entrenamiento intensivo. Igual que con el trabajo de Phinney y Volek, utilizar especímenes cualificados es de vital importancia en el mundo cetogénico, porque los sujetos normales con metabolismo inflexible podrían ofrecer resultados adversos a consecuencia de un período de estudio más corto que el tiempo que les lleva convertirse en keto-adaptados.

Los niveles en sangre de aminoácidos de cadena ramificada de los deportistas de Wilson aumentaron mientras siguie-

BENEFICIOS DE LA DIETA KETO PARA LA SALUD

ron una dieta cetogénica, y parece que estar en cetosis también puede bajar el umbral para estimular la síntesis de las proteínas en comparación con cuando son dependientes de los carbohidratos.

Una recuperación más rápida

Si todavía te preocupa si puedes reponer glucógeno y recuperarte del ejercicio cuando consumes tan pocos carbohidratos dietéticos, has de entender que cuando te vuelves keto-adaptado tu índice de oxidación de la grasa mejora no solo en las bajas intensidades medidas por el estudio FASTER, sino en todos los niveles, hasta alcanzar el umbral anaeróbico. Los experimentos en bicicleta estática realizados por el doctor Peter Attia, y narrados con todo detalle en eatingacademy. com, son una gran prueba de esto.

Aunque estés realizando entrenamientos de fuerza, clases de crossfit o sesiones de esprint en las que no dejas de hacer esfuerzos que rozan la intensidad máxima, una importante parte de estas sesiones se dedica siempre a realizar ejercicios cardiovasculares de baja intensidad preparatorios y de calentamiento (en los que quemas sobre todo grasa, porque todavía dispones de una gran cantidad de oxígeno) antes de ponerte de lleno con el productivo ejercicio aeróbico altamente glucolítico. Por el contrario, incluso una persona que quema azúcar y que goce de muy buena forma física empieza a consumir su reserva de glucógeno durante el calentamiento cardiovascular sencillo, y para cuando termina el verdadero esfuerzo ansía un chute de azúcar para evitar los temblores.

Incluso un deportista que realiza entrenamientos de larga distancia o ultradistancia y sigue una dieta cetogénica, puede ahorrar glucógeno gracias a la quema optimizada de grasa y cetonas. El corredor de ultradistancia de élite Zach Bitter, campeón de Estados Unidos de los 100 kilómetros y parte del grupo con baja ingesta de carbohidratos del estudio FAS-TER, declaró que fue capaz de completar una carrera de resistencia nocturna de 61 kilómetros en ocho horas y media a través de los cañones de las montañas de Sierra Nevada, tirando de un compañero de equipo en el tramo final de las cien millas de la Western States, consumiendo solo agua y aminoácidos líquidos.

Cuando estás keto-adaptado, además de ahorrar glucógeno durante los entrenamientos, es fácil reabastecer el glucógeno gastado (no importa cómo lo gastes, ya sea en entrenamientos de resistencia o de intensidad). Aunque solo ingieras una pequeña cantidad de comida cetogénica, o incluso si decides ayunar durante un tiempo después de los entrenamientos para acelerar la pérdida de peso y los avances cetogénicos, tu cuerpo sigue encontrando la forma de reabastecerse de manera eficiente. En primer lugar, dirigirás los carbohidratos que ingieras directamente a los músculos, porque, como dice la doctora Cate, «cuando las maletas de glucógeno están abiertas (los músculos agotados), estas son la prioridad». Es más, como tu cerebro está quemando cetonas, no acaparará esa glucosa ingerida.

En segundo lugar, recurrirás a la gluconeogénesis a voluntad para fabricar la glucosa necesaria a fin de reabastecer los músculos y nada más. Es un enorme contraste con el abuso de la gluconeogénesis ante la respuesta al estrés agudo que experimenta el quemador de azúcar, que dejará seca la masa muscular magra para mantener encendida la pequeña fogata todo el día. Cuando sigues una dieta cetogénica, la gluconeogénesis leve a demanda puede proceder de las proteínas ingeridas o incluso de la masa muscular magra de vez en cuando, pero todo ocurre a un nivel relajado en vez de darse en condiciones de emergencia como la respuesta al estrés agudo que experimenta el quemador de azúcar.

En tercer lugar, la doctora Cate especula que, durante el ejercicio, los deportistas adaptados a la quema de grasa pueden devolver la glucosa que no se ha utilizado a su forma previa de glucógeno almacenado porque están quemando sobre todo grasa y al final no necesitan demasiada glucosa. Aunque esto son especulaciones a la vanguardia del nuevo paradigma keto-adaptado de la fisiología del ejercicio, el estudio FASTER confirmó que ocurre algo muy interesante dentro del cuerpo de los deportistas adaptados a quemar grasa. Tanto los que consumen gran cantidad de carbohidratos como los que no, vacían de manera significativa sus reservas de glucógeno después de tres horas corriendo en la cinta, pero los deportistas con una dieta baja en carbohidratos fueron capaces de reabastecerse de glucógeno de forma aún más eficiente que los que siguen una dieta rica en carbohidratos, ¡a pesar de consumir una cantidad muy reducida de carbohidratos después del ejercicio!

> Los deportistas con una dieta baja en carbohidratos fueron capaces de reabastecerse de glucógeno de forma más eficiente que los que siguen una dieta rica en carbohidratos, ¡a pesar de consumir una cantidad muy reducida de estos!

Por asombroso que parezca, reabastecerse de glucógeno mediante el consumo de carbohidratos tras el ejercicio no es el objetivo final, que es lo que los deportistas han creído durante tanto tiempo. Por el contrario, un deportista dependiente de los carbohidratos también quema sobre todo grasa en reposo en general, pero en las horas posteriores a un entrenamiento alto en consumo de glucógeno, la quema de glucosa predomina por encima de la quema de grasa, como con frecuencia señalaba el doctor Phil Maffetone. Esta es la razón por la que los deportistas dependientes de los carbohidratos que realizan ejercicio vigoroso no pueden perder grasa; acaban quemando más glucosa en las horas posteriores al ejercicio, lo que abre el apetito de más carbohidratos.

Los diversos beneficios que la dieta cetogénica aporta a la salud, como la protección contra las enfermedades y el rendimiento máximo, casi parecen demasiado buenos para ser ciertos. Con la atención de la sociedad moderna puesta en los adelantos tecnológicos y farmacéuticos para solucionar las enfermedades provocadas por la dieta estadounidense estándar y la frenética y estresante vida cotidiana, la idea de que una terapia metabólica (una intervención sanitaria basada en la dieta) pueda superar a los fármacos más potentes —o mejor aún, impedir que las enfermedades arraiguen— es, sin duda, alucinante.

En este contexto, debemos crear una definición más amplia para «cetosis» que exprese el estado metabólico que se da con un bajo consumo de carbohidratos (quemando grasa, que es un combustible más limpio, menos oxidativo e inflamatorio), un consumo moderado de proteínas (evitando estimular en exceso los factores de crecimiento IGF-I y mTOR que causan el cáncer) y un consumo rico en grasa, que favorece unos niveles de producción de insulina adecuadamente bajos.

> El doctor Peter Attia especula que los efectos de la reducción de insulina de una dieta cetogénica pueden ser incluso más beneficiosos para la salud que la quema de cetonas propiamente dicha.

Sin olvidar el énfasis que pone el doctor Peter Attia en que un nivel óptimo de insulina es la señal definitiva de la longevidad, continúa especulando con que quizá los alabados beneficios neuroprotectores de la dieta cetogénica podrían atribuirse a un bajo nivel de insulina y que, además, una baja producción de insulina muy bien podría ser más importante para la salud que la producción de cetonas.

La importancia de esta conjetura quedará clara en el capítulo 11, cuando resumamos las innegables y cruciales suposiciones sobre la dieta cetogénica y discutamos las opciones para una alimentación a largo plazo. Aunque puede que algunos se adapten mejor que otros y obtengan más beneficios de la cetosis nutricional, un verdadero compromiso para completar el viaje descrito en el libro —un reajuste metabólico de 21 días, un período de ajuste con ayuno y continuar después con la dieta Keto durante un mínimo de seis semanas— es un objetivo recomendado para todos nosotros. A fin de cuentas, de todas las dietas y los planes con que nos han bombardeado toda la vida, lo más probable es que la configuración original de nuestros antepasados anteriores a la civilización se asemejara a la dieta cetogénica y que por lo tanto siga teniendo aún los máximos beneficios para la salud para las personas de hoy en día.

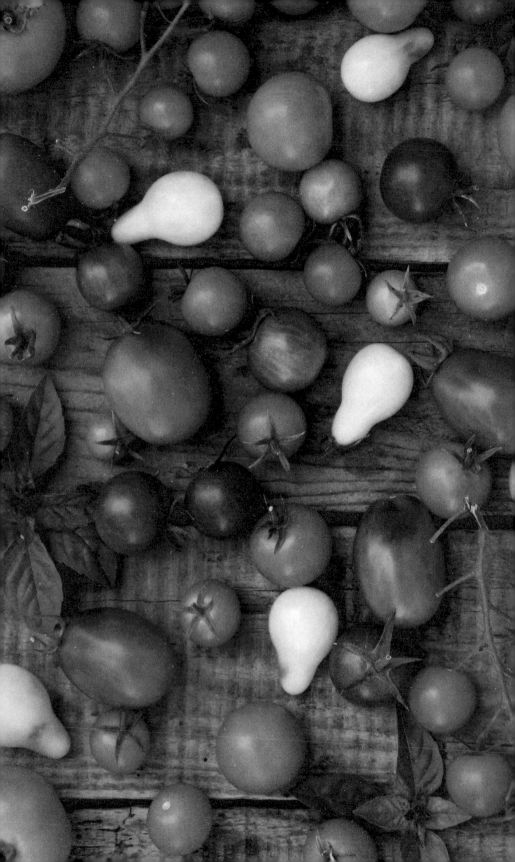

SEGUNDA PARTE

Reajuste metabólico de 21 días

4

Resumen del reajuste metabólico de 21 días

Ahora que has asimilado, o eso espero, parte de la extensa introducción para convencerte de los beneficios de suprimir la dependencia de los carbohidratos, convertirte en keto-adaptado y hacerlo todo bien desde el principio, vamos a ver hacia dónde nos dirigimos en este viaje. En primer lugar, tal como promete la portada del libro, vas a reajustar tu metabolismo en 21 días, regulando a la baja tus genes quemaazúcar a fin de prepararte para tu incursión inicial en el maravilloso mundo de la alimentación cetogénica.

Este período representa un importante hito en el esfuerzo por reprogramar tus genes; además, muchos expertos de la conducta creen que supone un lapso de tiempo adecuado para establecer e inculcar nuevos hábitos. Sin embargo, te ruego que no malinterpretes el mensaje y pienses que este reajuste metabólico de 21 días es un milagro, una cura por sí misma para vivir feliz para siempre. Debemos evitar a toda costa la mentalidad de las soluciones rápidas, tan característica y definitoria de la industria de la dietética y el fitness, e imaginar en su lugar el reajuste como lo que es: una oportunidad para poner tu contador de nuevo a cero a fin de que tengas la ocasión de trabajar para convertirte en keto-adaptado de por vida.

Antes de empezar, vamos a comprometernos de verdad a

dejarnos la piel durante las primeras tres semanas. Un firme compromiso que recorrerá un largo camino para reducir tus niveles de insulina y optimizar tu apetito y tus hormonas, clave para ayudarte a conseguirlo.

> El reajuste metabólico de 21 días es justo eso: una oportunidad para poner tu marcador de nuevo a cero a fin de que puedas tener ocasión de trabajar para convertirte en keto-adaptado de por vida.

Vamos a empezar por el principio; resetear ese marcador significa tolerancia cero por todo tipo de azúcares, cereales o aceites vegetales refinados durante veintiún días. Esto es así porque durante este período estarás depurándote literalmente de las propiedades adictivas del azúcar y del trigo. Para hacer más fácil tu viaje a la alimentación cetogénica, esto es lo que no te conviene hacer durante tu reajuste de 21 días: no dejes que los carbohidratos se cuelen de vez en cuando, hasta el punto de que sigas produciendo una cantidad de insulina significativa, almacenes grasa y estimules el apetito de más carbohidratos.

En vez de eso, durante tu reajuste de tres semanas contarás con deliciosas comidas en las que destacarán las grasas naturales con un alto poder saciante. Esto garantiza que jamás sentirás hambre ni tendrás que recurrir a la frágil fuerza de voluntad para no caer en la tentación. La fuerza de voluntad, por grande que sea, no es rival para el poder del reajuste de las hormonas reguladoras del apetito y los receptores opioides del hambre de tu cerebro. La optimización hormonal (es decir, una óptima producción de insulina mínima) y la flexibilidad metabólica han de darse de forma natural, como consecuencia de la elección de la dieta, el ejercicio, los hábitos de sueño y el control del estrés que fomentan una expresión génica adecuada.

> Estrés es igual a antojo de azúcar e igual a acumulación de grasa. Relájate, disfruta de la vida y quema grasa y cetonas.

Además de la dieta, hay otros tres aspectos que debes organizar durante el reajuste de 21 días: el ejercicio, el sueño y el control del estrés. Cualquier atajo en estas vertientes saboteará sin duda tu éxito, aunque logres a la perfección tus objetivos dietéticos. En cuanto al ejercicio, tu objetivo principal es incrementar todas las formas de actividad física general y cotidiana. Esto se aplica a todos, aunque ya seas un obseso del gimnasio o una máquina de hacer kilómetros. Ni siquiera unos comprometidos hábitos de ejercicio diario bastan para fomentar la adaptación a quemar grasa si realizas prolongados períodos sedentarios, como ir al trabajo, trabajar en un despacho y/o disfrutar de entretenimientos digitales en tu tiempo de ocio. Si no realizas ejercicios cardiovasculares o vas al gimnasio, embarcarte aunque solo sea en realizar un programa de ejercicio moderado ayudará mucho a que avances hacia la eficiencia metabólica.

Por otro lado, si eres un comprometido entusiasta del deporte debes asegurarte de evitar a toda costa el ejercicio rutinario, que pondrá en peligro tus progresos para alcanzar la keto-adaptación, además de tu capacidad para respetar la restricción de carbohidratos dietéticos.

Dormir bien es también de vital importancia para conseguir reprogramar tus genes y alejarlos de la dependencia de los carbohidratos y encaminarnos a la adaptación a la quema de grasa y cuerpos cetónicos. Si en vez de eso introduces luz artificial y estimulación digital después de que anochezca, fomentas el antojo de azúcar, alteras las hormonas que regulan el apetito y el almacenaje de las grasas y haces que se cumpla esa desagradable ocurrencia de que estar en vela hasta tarde te hace engordar.

Por último, el ritmo frenético de la vida moderna fomenta la estimulación constante de la respuesta al estrés agudo, que hace peligrar el metabolismo de las grasas y te arrastra de nuevo a la dependencia de los carbohidratos, haciendo que se cumpla otra broma de mal gusto: «Estrés igual a antojo de azúcar, igual a acumulación de grasa». Abordaremos diversas formas de contrarrestar estas locas dinámicas con descanso, recuperación y el fomento de una mentalidad relajada e intuitiva, más centrada en el proceso hacia los objetivos de tu dieta, el ejercicio y tus hábitos de vida.

Todo con moderación, incluida la moderación

La gente suele arquear una ceja cuando me echo un sobrecito de azúcar en el café, alargo la mano para coger unas pocas patatas fritas, me bebo un chupito de tequila o incluso cojo una rebanada de pan y lo mojo en aceite y vinagre en un restaurante elegante. Yo aguanto la obligada bromita sobre mi sorprendente imperfección como representante de la salud, bromas tras las que suelen racionalizar el asunto como comentarios como: «Bueno, si Mark come pan o patatas fritas, creo que todos podemos».

Puedes hacer lo que te apetezca en mi presencia y seguiremos siendo amigos (o seguiré siendo tu marido, tu padre, tu jefe o tu socio). Recuerda que soy una persona que intenta disfrutar al máximo de la vida, lo que incluye no estresarme por la comida. Sí, y esa misma persona que se mide con frecuencia los niveles de cetonas y glucosa, come menos cantidad de carbohidratos en una semana de los que solía cenar cuando competía en maratones (de verdad) y expresa un sincero compromiso general con la salud y el deporte; pero de vez en cuando también me digo «¡Qué narices!» y me zampo un trozo de pan, un poco de tarta de queso, unas natillas o cualquier otra delicia que me ofrezcan en el momento y el lugar oportunos.

Soy flexible en lo referente a estas cosas de la dieta, pero no quiero que te hagas una idea equivocada. Debo destacar que he pasado casi quince años limitando mi ingesta diaria de carbohidratos a menos de 150 gramos. Calculo que durante los últimos cinco años mi promedio ha sido de 50 a 70 gramos al día. La base keto-adaptada que he construido con duro trabajo hace que goce de más libertad que alguien que intenta recuperarse de los daños metabólicos y de la dependencia de los carbohidratos. Aunque estés en una situación apurada, los caprichos dietéticos y su racionalización pueden ser terreno resbaladizo para mucha gente, debido no solo a las consecuencias fisiológicas de estimular la montaña rusa del ansia de glucosa y la producción de insulina, sino también a las diversas pautas de conducta psicoemocionales de fondo que actúan tanto a nivel consciente como subconsciente.

Yo prefiero un enfoque audaz y consciente a la transformación del estilo de vida que te permita ser por completo responsable de tus decisiones y comprender las repercusiones de tus elecciones. Nos enfrentamos a una mareante serie de tentaciones y distracciones que ponen en riesgo la salud. Si supeditas tu destino a un régimen de medicación, puedes acabar sumido en el arrepentimiento y el sufrimiento. Aunque des un paso al frente y realices un gran esfuerzo en favor de tu salud, si adaptas el popular lema de «Oye, todo con moderación», es muy probable que acabes con un estado de salud moderado. No sé tú, pero yo prefiero lo excepcional a lo moderado. Me gusta la versión de Mark Twain del lema: «Todo con moderación, incluida la moderación».

Más aún, no debemos olvidar lo patéticos que son nuestros promedios hoy en día. Tal como nos recuerda el popular comediante y presentador estadounidense Jay Leno, «hoy hay más gente con sobrepeso en Estados Unidos que personas con un peso normal. Así que ahora lo normal es tener sobrepeso. Lo que significa que has cumplido tu propósito de Año Nuevo». Yo voy a llevar esto un paso más allá y a cuestionar las tan aplaudidas estadísticas sobre la longevidad actual en países en desarrollo.

Genial, ahora se prevé que los estadounidenses vivan hasta una edad de en torno a los ochenta años (aunque a menudo conectados a máquinas o incapaces de recordar la cara de nuestros seres queridos) y eso es sin duda mejor que la esperanza de vida de los cincuenta años del siglo pasado. Sin embargo, los órganos se desgastan por el uso natural después de unos ciento veinte años; es una preocupante brecha entre la esperanza de vida y el potencial de vida útil.

En vez de establecer un dogma severo y perderte en un acalorado debate sobre lo que está bien y lo que está mal en relación con la alimentación, prefiero pensar en todo como en una sucesión de elecciones. La decisión de eliminar de tu dieta el azúcar refinado, los cereales y los aceites perjudiciales de forma radical podría ser una de las más vitales que jamás hayas tomado. Hazlo bien la primera vez y te abrirás a un mundo nuevo de salud. En cuanto experimentes aunque solo sea una pizca de los beneficios de estar keto-adaptado, jamás volverás a las molestias y al sufrimiento asociado a los hábitos de alimentación con dependencia de los carbohidratos.

Elementos de acción del reajuste metabólico de 21 días

El reajuste va a requerir compromiso y disciplina, pero ni debe ni conllevará nunca lucha ni sufrimiento. Vas a hacer las cosas bien, de modo que el éxito que tengas reprogramando tus genes y ajustando tu metabolismo para que prefiera la grasa como combustible se pueda utilizar para que las cosas sean más fáciles cuanto más te adentres en este camino. Hay cientos de miles de personas que se han convertido a los principios de la dieta ancestral tras pasarse la vida luchando por la salud y contra el exceso de grasa corporal, y han cosechado un éxito rápido e impresionante. Ahora te ha llegado el turno a ti; así es como vamos a llegar a la meta: cada semana volcarás tu energía en elementos de acción concretos. En la primera semana, la atención se centra en la dieta. En la segunda, el objetivo será el ejercicio, los hábitos de vida y el control del estrés. Durante la última semana es cuando se une todo para completar el ajuste. A continuación se incluye un resumen de cada semana para que sepas qué esperar en cada momento, y en los próximos capítulos detallaremos los objetivos, así que permitamos por ahora que todo esto cale.

Primera semana: adiós a lo viejo y hola a lo nuevo

Tu viaje de 21 días empieza con un portazo, ya que vas a eliminar de la despensa y la nevera (y del cajón de la mesa de la oficina...) todos los azúcares, los cereales y aceites vegetales refinados. Por desgracia, estos alimentos inflamatorios, carentes de nutrientes y con gran capacidad de estimulación de la insulina constituyen casi dos tercios de las calorías de la dieta estadounidense estándar y solo causan problemas. Esta purga se debe llevar a cabo con suma disciplina y es el primer paso obligatorio hacia la dieta cetogénica. Aunque puede ser un poco impactante desechar los prácticos alimentos básicos, llenarás de inmediato el vacío de tus armarios, y puede que de tu mente, reaprovisionándolos con alimentos aprobados en la dieta primitiva/paleolítica/evolutiva de elevado poder saciante y alto contenido en grasa y nutrientes.

En el capítulo 6 detallo qué artículos eliminar de las numerosas categorías de alimentos (ejemplo: bebidas, productos lácteos, grasas y aceites y muchos más) y te sugiero los sustitutos indicados en el momento oportuno. En el capítulo 7 presento las razones y los beneficios de la alimentación al estilo primitivo y trato el papel de cada micronutriente en tu dieta. Podrás entender mejor la transición de la dependencia de los carbohidratos provocada por la dieta estadounidense estándar a los extensos beneficios de llevar una dieta rica en nutrientes y alimentos saludables, que fomenta la adaptación a la quema de grasa y coloca los cimientos para adoptar una alimentación cetogénica en la parte final del libro. Tendrás un resumen rápido de las pautas del desayuno, la comida, la cena y los tentempiés al estilo primitivo, además de un detallado plan de comidas que te guiará en todo el proceso de reajuste metabólico de 21 días.

Abandonar los alimentos básicos de toda la vida por una alimentación de estilo ancestral puede ser una transición estresante, así que la clave está en rodearte de deliciosos alimentos aceptados en la dieta primitiva y disfrutarlos con generosidad para que en ningún momento tengas que luchar ni sufrir por culpa del hambre o de los altibajos en tus niveles de energía. Muchos entusiastas de la alimentación baja en carbohidratos cometen el error de eliminar estos alimentos de manera diligente, pero albergan una aversión latente hacia las comidas ricas en grasa, un vestigio de las décadas en que la sabiduría popular nos ha convencido erróneamente de que las grasas engordan y taponan las arterias. Si reduces los carbohidratos, convendrá que añadas más grasas saludables a tu dieta para garantizar una sensación de saciedad y que no vuelvas a atracarte de carbohidratos por culpa del hambre. Esto es algo que se puede lograr con mucha facilidad al tomar comidas y tentempiés con un elevado aporte de nutrientes y grasa que te dejan saciado. Ingerir comidas que son realmente nutritivas en vez de solo muy sabrosas, aunque carentes de nutrientes, supone que las hormonas que controlan el apetito y el metabolismo se estabilizan y no deberás preocuparte por tener antojos.

*Segunda semana: ajusta el ejercicio, el sueño
y el control del estrés*

Con los cambios en tu dieta en marcha tras el duro trabajo de la primera semana, en la segunda volcarás tu atención en las prácticas de apoyo para el estilo de vida. En el capítulo 6 detallo los aspectos en los que centrarte: el ejercicio, el sueño y el control del estrés. Tus objetivos para hacer ejercicio serán multifacéticos. Es de vital importancia encontrar maneras de moverte más en tu vida cotidiana: dar tranquilos paseos por la mañana o por la tarde, subir por las escaleras en vez de en el ascensor, realizar frecuentes descansos durante prolongados períodos sedentarios en el trabajo y sacar tiempo, aunque sea poco, para prácticas como el yoga y los estiramientos, ejercicios de agilidad, fuerza y movilidad, e incluso practicar técnicas de autoliberación miofascial.

Tu siguiente objetivo es completar un número decente de ejercicios cardiovasculares a un ritmo cómodo por nivel de pulsaciones cardíacas, ayudando a tu cuerpo a convertirse en un experto quemagrasa no solo durante el ejercicio, sino en todo momento. Después te centrarás en la forma adecuada de incorporar el entrenamiento de fuerza de alta intensidad y breve duración y carreras cortas de velocidad, actividades que acelerarán la reducción de grasa y el progreso hacia la keto-adaptación. También aprenderás la gran importancia de evitar los hábitos de ejercicio rutinario, que conllevan una frecuente y prolongada sobreestimulación de las hormonas que controlan la respuesta al estrés agudo que puede sabotear tus esfuerzos para convertirte en keto-adaptado y arrastrarte de nuevo a la dependencia de los carbohidratos y al agotamiento.

Con el sueño, lo más urgente es reducir al mínimo la luz artificial y la estimulación digital por la noche, cuya combinación es un desastroso atentado a nuestra expectativa genética programada para alinear los ciclos de sueño y vigilia con la salida y la puesta del sol. Crear una rutina nocturna apacible, relajante y a oscuras ayudará a recalibrar tus hormonas para que se alineen mejor a tu ritmo circadiano natural, que entraña despertar al amanecer lleno de energía y bajar el ritmo y dormir poco después de que anochezca. Esto es importante no solo para garantizar un sueño óptimo, sino también para librarte de las tan comunes ansias nocturnas de azúcar y hábitos hormonales de almacenar grasa.

Por último, dirigirás tu atención al control del estrés, perfeccionando tu capacidad de relajarte ante la aplastante presión de no parar en nuestra vida superacelerada en la que siempre estás conectado. Estarás inspirado para cultivar relaciones sociales y vitales significativas, restando de paso importancia al uso excesivo de la tecnología y las redes sociales. Aprenderás a utilizar la tecnología para hacer tu vida más fácil y menos estresante en vez de ser víctima de los destructivos efectos de estar conectado en todo momento. Adquirirás otros hábitos saludables, como pasear para relajarte y resolver problemas, encontrar nuevas formas de divertirte y mantener íntegras tus motivaciones sobre tus objetivos de transformar tu vida, llevar un diario y sacar tiempo para ti, disfrutando de aficiones o relajándote simplemente con algunos inestimables momentos en la naturaleza.

Tercera semana: completar el ajuste

Los objetivos de la primera y la segunda semana son muy ambiciosos y exigen mucho tiempo, energía y concentración. Por eso, en la tercera semana del reajuste metabólico de 21 días recobrarás el aliento y te acostumbrarás a una rutina con la que disfrutarás y valorarás tus elecciones alimentarias, hábitos de ejercicio, de sueño y prácticas para el control del estrés. Esta es una buena ocasión para examinar con más atención cualquier necesidad que persista para mejorar ciertos aspectos, ya sea dañarte los ojos con la luz de la pantalla hasta tarde por la noche o continuar añadiendo unas cuantas gotas más de edulcorante con sabor a melocotón a tu té helado.

Cuando hayas terminado los 21 días, te conviene tener tu operación bien atada, porque cuando llegues a la parte final del libro, ¡no hay vuelta atrás! En cuanto completes el reajuste pasarás directamente a algunos ejercicios que garantizarán tu preparación para realizar el primer intento de cetosis nutricional de seis semanas. Esto incluye algunos ayunos matutinos prolongados, además del examen de mitad de curso de *La dieta Keto*. Si consigues aprobar el 75 por ciento de las pruebas, estás listo para entrar en la cetosis nutricional. Si aún no estás a ese nivel, pasarás un poco más de tiempo en «modo semana tres» para perfeccionar tus hábitos de conducta y estar más adaptado a los objetivos dietéticos, de ejercicio, de sueño y del control del estrés resumidos en el reajuste de 21 días.

Si no tienes experiencia en ninguno de los campos del ajuste, como monitorizar tu ritmo cardíaco durante el ejercicio cardiovascular, o no tienes ni la más mínima idea de cuánto son 50 gramos de carbohidratos o 75 gramos de proteína, te conviene empezar a hacer algunos cálculos en la semana tres. Aunque yo prefiero insistir en el cambio de conducta en general desde el principio y no atascarme en los detalles, puede resultar muy revelador empezar a calcular los parámetros más importantes de tu viaje hacia la dieta cetogénica.

Puede que las cosas más importantes que debas calcular sean tu ritmo cardíaco durante el ejercicio cardiovascular y los gramos diarios de carbohidratos y proteínas. En pocas palabras, los mejores resultados cardiovasculares se dan cuando te ejercitas a tu ritmo cardíaco máximo de entrenamiento aeróbico o por debajo de este. Es el punto en que quemas sobre todo grasa y una mínima cantidad de glucosa, cuantificado por la fórmula del doctor Phil Maffetone de «ciento ochenta menos tu edad» en pulsaciones por minuto durante el ejercicio. Trataremos este tema más en profundidad en el capítulo 7.

En cuanto a tu ingesta diaria de carbohidratos, te conviene mantenerla por debajo de los 150 gramos al día durante el reajuste y bajar a 50 gramos o menos al adoptar la dieta cetogénica. En lo que a las proteínas se refiere, la ingesta media diaria debería rondar los 1,5 gramos por kilo de masa corporal magra. Trataremos esto más a fondo en el capítulo 9 con los «Cálculos cetogénicos» y las secciones «Llevar un diario» y «Calculadoras de macronutrientes online». Si saltas ahí ahora, obtendrás consejos básicos respecto a anotar todo lo que comes durante un par de días o una semana entera, que sería lo ideal, y a meter los resultados en una calculadora de alimentos online para ver en qué punto te encuentras y dónde realizar los ajustes necesarios.

Aunque muchos consideran una lata hacer algo tan tedioso como registrar cada caloría que ingieren, favorece el estar concienciado de tu alimentación, y llevar un diario de comidas puede activar señales de alerta mejor que cualquier otra cosa. Dicho esto, si te mantienes debidamente concentrado en el panorama general (abandonar lo malo y hacer hincapié en alimentos ricos en nutrientes y en grasas, practicar ejercicio con sensatez y controlar de manera adecuada el sueño y el estrés), tras los 21 días habrás tomado un gran impulso para pasar a la siguiente fase de tu viaje hacia la vida cetogénica. Por ahora, vamos con los capítulos 5, 6 y 7, concentrándonos y comprometiéndonos a abandonar la dependencia de los carbohidratos; jamás volverás a depender de ellos, pues te incorporas a la vía rápida de la carretera que lleva a la keto-adaptación.

5

Abandonar los alimentos tóxicos y sustituirlos por alimentos ricos en nutrientes

Tal como se mencionaba en el capítulo 4, la dieta Keto no es una cura milagrosa, sino más bien una oportunidad de reajustar el metabolismo y tener la posibilidad de adaptarse a quemar grasa. Cuando estés listo para empezar, asegúrate de que la vida te va bien, que el estrés es moderado y dispones de tiempo y energías para dedicarte a afrontar el reto de la salud. Si estás pensando en realizar un reajuste en un mes durante el que tienes programados varios viajes de trabajo o tu hijo pequeño sufre una infección de oído, espera hasta que todo en tu vida haya vuelto a la normalidad.

Elegir el momento adecuado es de vital importancia, porque el trabajo va a ser duro; el primer día hay que coger el cubo de la basura y comenzar a eliminar de la despensa y de la nevera todas las clases de azúcares, dulces, bebidas azucaradas, cereales refinados e integrales, aceites vegetales refinados poliinsaturados y todo tipo de alimentos procesados, envasados o congelados que contengan cualquiera de esas tres sustancias nocivas, por mínima que sea.

Los azúcares y los cereales carecen de valor nutricional y son los catalizadores de la producción excesiva de insulina, que muchos expertos coinciden en que es el problema de salud pública más importante al que se enfrenta la sociedad moderna. Los aceites vegetales refinados comparten los primeros puestos con los carbohidratos refinados porque han sufrido un deterioro importante producido por los radicales libres durante su procesamiento a altas temperaturas, y los daños aumentan con la exposición al calor, la luz y al aire, como al calentar estos aceites inestables durante el cocinado.

Al ingerir estos agentes tóxicos se integran en las membranas de las células adiposas sanas y provocan un trastorno en el metabolismo de las grasas. Cuando trabajamos duro para perder peso, pero vemos que es imposible perder algunos kilos, es posible que se deba a que nos estamos aferrando a las células adiposas disfuncionales que han sido contaminadas por ciertos aceites vegetales que se sabe que son tóxicos.

Dado que la ingesta de estos aceites tóxicos provoca una alteración inmediata de la función celular sana a nivel del ADN, la doctora Cate Shanahan afirma que «consumir estos aceites no difiere mucho de comer radiación». Por desgracia, estos aceites tan calóricos constituyen una parte importante de la dieta estadounidense estándar. El conocido escritor y médico naturista Andrew Weil sugiere que solo el aceite de soja representa el 20 por ciento de las calorías de nuestra dieta. La doctora Cate añade que aproximadamente el 40 por ciento de todas las calorías en los restaurantes, ya sea en los de comida rápida o en los más elegantes, proviene de los aceites vegetales (ya que la mayoría de las comidas se cocinan con grandes cantidades de aceite; ¡pídele a tu camarero que utilicen mantequilla en su lugar!).

Los cereales, los azúcares y los aceites perjudiciales provocan oxidación, inflamación, acumulación de grasa, trastorno del metabolismo de las grasas, aumento del riesgo de padecer cáncer y enfermedades cardíacas y envejecimiento acelerado. La eliminación completa de estos alimentos procesados, que estimulan una alta producción de insulina, es la única forma de reducir la actividad de los genes de la respuesta inflamatoria y de los que fomentan la quema de azúcar y de abrir el canal entre los fabulosos depósitos de grasa, que esperan para entrar en acción, y la energía que necesita el cerebro y los músculos.

Si no puedes abarcar tanto el primer día, podemos separarnos ahora mismo y seguir siendo amigos. Sin embargo, tu entorno familiar tiene que ser el adecuado para que puedas tener la oportunidad de cumplir por completo con el plan, ya que hay muchas tentaciones y desvíos en el mundo exterior. No te preocupes si te sientes un poco horrorizado al mirar tu despensa vacía. Irás a la tienda para abastecerte de alimentos aceptados por las dietas primitiva/paleolítica/ancestral antes de que el camión de la basura haya llegado siquiera a tu puerta. Eso es importante: no cometas el error de deshacerte de los carbohidratos y aceites refinados para después quedarte sentado sin tener alimentos o tentempiés alternativos adecuados, sufriendo por culpa de la obsesión que produce la privación. ¡Tu transición de la avena a la tortilla ha de ser gradual y natural!

GRUPOS DE ALIMENTOS: ELIMINAR Y SUSTITUIR

Aunque las instrucciones de que prescindas de los azúcares, cereales y aceites vegetales refinados son claras y concisas, muchos entusiastas han tenido problemas para reconocer las diversas formas y combinaciones de estos ofensivos alimentos, sobre todo aquellos que exceden sus evidentes naturalezas y se cuelan incluso en los restaurantes más elegantes y las tiendas de alimentación más lujosas. Revisa con atención estas categorías y este tipo de productos a fin de asegurarte de que rompes todos los lazos con estas sustancias nocivas. Por cada grupo de alimentos se proporcionan opciones con el fin de que puedas amoldarte con rapidez a la nueva situación.

El alcohol

ELIMINAR: Las calorías del alcohol tienen nulo valor nutricional y ponen en peligro el objetivo de reducir la grasa corporal. Son conocidas como calorías «que arden rápido» (en forma de etanol) y se queman de inmediato porque son tóxicas en la sangre. Esto hace que el resto de las calorías tengan que esperar, provocando de forma indirecta a que se almacene grasa (hay que guardar la glucosa en alguna parte cuando estás quemando la cerveza), e incluso a tener ansias por consumir azúcar (ya que no tienes otra fuente de energía en la sangre después de quemar el alcohol).

SUSTITUTOS: Si te empeñas en consumir alcohol durante tu reajuste de 21 días o mientras intentas adoptar una dieta cetogénica, es mejor que lo consumas solo. Si tomas una bebida combinada o acompañas la pizza con una cerveza, los carbohidratos se almacenarán en forma de grasa. El vino tinto etiquetado como «ecológico», «seco» o «sin aditivos» (sí, hay vinos aceptados en el movimiento paleolítico; busca en internet «vinos de secano» si quieres saber más) o los licores fuertes como el tequila son bebidas alcohólicas menos perjudiciales, mientras que la cerveza podría ser la más cuestionable porque también contiene carbohidratos (¡por algo la llaman «barriga cervecera»!).

Bebidas

ELIMINAR: Ahorrarás suficiente dinero al año como para disfrutar de unas vacaciones en Hawái cuando elimines los cafés de diseño (cargados de saborizantes, siropes y leche en polvo; aceptamos el café normal con nata de verdad). Deshazte además de lo siguiente:

- Refrescos y gaseosas: como es evidente, su sitio es el cubo de la basura.
- Bebidas energéticas como el Red Bull, el Gatorade o el agua vitaminada, tanto en botella como en polvo (lee las etiquetas y fíjate en el alto contenido en carbohidratos).
- Zumos embotellados, recién exprimidos y refrigerados (zumos de frutas, zumos exóticos como el de acai y granada, e incluso los preparados antioxidantes recién exprimidos de los bares de zumos que tan de moda están).
- Smoothies o los preparados en casa con frutas y zumos de frutas, leches alternativas edulcoradas (de almendras, de arroz, de soja, de coco, etc.; las variedades no edulcoradas sí valen).
- Tés edulcorados (los no edulcorados valen).
- Bebidas en polvo (mejunjes con sabor a té chai, a café o a chocolate caliente que, además de montones de azúcar, suelen contener aceites nocivos).
- Todos los refrescos dietéticos, bebidas con cero calorías y otros brebajes con edulcorantes artificiales (fomentan el ansia de azúcar).
- Casi todas las bebidas de kombucha y otras bebidas probióticas fermentadas (algunas son muy bajas en calorías, comprueba las etiquetas).

- Los cócteles edulcorados (daiquiri, margarita y ponche de huevo).

Las bebidas edulcoradas son las peores, porque proporcionan una dosis concentrada de carbohidratos sin llenar el estómago. Como no sacian, pero provocan un salvaje paseo en la montaña rusa del azúcar y la insulina en sangre, tenderemos a consumir más carbohidratos y más calorías totales por culpa de nuestra debilidad por las bebidas azucaradas. Los adictos a Starbucks deben ser conscientes de hasta qué punto la costumbre de buscar un chute diario es solo un ritual: salir de la oficina y subir al coche, conducir hasta el establecimiento, saludar al personal y volver al trabajo con un *frappuccino* es un modo genial de romper una tarde monótona y aburrida, pero se puede cambiar esa bomba de azúcar con caramelo y leche desnatada por un té verde helado de tamaño gigante (vale, no pasa nada por añadir un par de chorros de edulcorante con sabor a melocotón... ¡hasta que adoptes la dieta cetogénica!).

Sustitutos: El agua es la bebida de los campeones y debería ser la base de nuestro consumo de líquidos. Los amantes de los refrescos pueden prepararse una bebida con dos tercios de agua con gas, un tercio de kombucha y unos generosos chorros de lima y limón. ¡Está delicioso! El café con leche y un poquito de azúcar es una bebida aceptable, igual que las infusiones, los tés con cafeína o tés sin edulcorar, disponibles en la mayoría de las cafeterías. La kombucha, la bebida de té fermentada con gas que se ha hecho muy popular en los últimos tiempos, aporta una buena dosis de probióticos y otros beneficios para la salud. Al comprar estos productos hay que fijarse en que tengan un contenido mínimo de carbohidratos.

Ciertos sabores contienen cantidades moderadas de carbohidratos (5-20 gramos/20-80 calorías en una botella de casi
medio litro; muy aceptable cuando lo rebajas con agua como
se indica), mientras que otros pueden superar los 40 gramos/
160 calorías en una botella de casi medio litro; ¡no se diferencia mucho de los refrescos o los zumos de frutas! También
puede ser divertido prepararlo uno mismo a partir de un cultivo simbiótico de bacterias vivas conocido como SCOBY (*Sym-
biotic colony of Bacteria and Yeast*).

Harinas y edulcorantes

ELIMINAR: Debemos deshacernos de todas esas viejas bolsas
de polvos (harinas, almidones y edulcorantes en polvo como
la fructosa o la dextrosa) y de los siropes de maíz, de arce, las
melazas e incluso la miel.

SUSTITUTOS: La harina de almendra y la de coco valen como
sustitutos aceptables de la harina de trigo, y muchos libros de
recetas de las dietas primitiva/paleolítica las utilizan para
ayudarte a dar de nuevo la bienvenida a tu mundo a las tortitas si no puedes vivir sin ellas. La estevia es un edulcorante aceptable para usar de vez en cuando y en pequeñas cantidades.

Condimentos

ELIMINAR: Casi todos los condimentos, la mahonesa y los
aliños para ensalada contienen agentes edulcorantes cuestionables (tanto naturales como artificiales) y grandes dosis de
aceites vegetales refinados (más detalles en breve). Mermela-
das, gelatinas, el ketchup y similares son fuentes significativas

de azúcar oculto. Está todo en esta categoría salvo la salsa barbacoa para cocinar. Se pueden utilizar agentes saborizantes aunque tengan azúcar y aceites nocivos porque las cantidades son insignificantes.

SUSTITUTOS: Las tiendas saludables y las de internet ofrecen ahora mahonesa y aliños para ensalada elaborados con una base de aceite de aguacate (Aviso: mi empresa Primal Kitchen elabora productos de estas categorías. Segundo aviso: ¡Son deliciosos!). Los productos elaborados con aceite de oliva virgen extra también están aceptados. Examina las etiquetas; hasta los aliños con marcas de famosos con «aceite de oliva» en el título contienen más aceite vegetal refinado poliinsaturado que aceite de oliva.

Lácteos

ELIMINAR: Debemos descartar la leche desnatada o semidesnatada, el queso procesado y los quesos de untar, el helado y otros dulces de crema y yogures de frutas. Cualquier producto lácteo calificado como desnatado o semidesnatado es una bomba de azúcar. Además, muchos consumidores de productos sanos están preocupados por los posibles efectos alergénicos, autoinmunes y estimulantes del factor de crecimiento de la lactosa (carbohidrato) y la caseína (proteína) presentes en los lácteos. Los productos lácteos con un alto contenido graso tienen pocos o ninguno de estos agentes.

SUSTITUTOS: Las mejores opciones para sustituir a los lácteos son los productos enteros, fermentados, sin pasteurizar, no edulcorados y con el mayor contenido graso posible: mantequilla, queso curado, requesón, queso cremoso, nada que sea

mitad leche, mitad crema, kéfir, yogur natural (entero) y leche
entera (preferiblemente cruda).

Grasas y aceites

ELIMINAR: Los aceites vegetales y de semillas poliinsaturados
(colza, maíz, soja, girasol, cártamo, etc.) son sometidos a destructivos métodos de procesamiento a altas temperaturas, y
después se les añaden disolventes químicos. La mayoría de
estos aceites sufren un considerable daño oxidativo durante
su tratamiento y las cosas empeoran todavía más cuando se
exponen a la luz, al aire o se calientan al ser utilizados para
cocinar. Estos agentes infligen un daño celular a nivel del ADN
inmediatamente después de su ingestión. La doctora Shanahan menciona un estudio con sujetos jóvenes y sanos que
demuestra que comer una sola ración de patatas fritas provoca un trastorno inmediato en la función arterial sana (rigidez,
menor capacidad para dilatarse de forma eficaz) que puede
durar veinticuatro horas. Los aceites vegetales no estimulan
la producción de insulina, contribuyen a la resistencia a la
insulina creando estrés oxidativo en el hígado.

Descartaremos de inmediato todos los productos elaborados con estos aceites, incluyendo los envasados (colza, semilla de algodón, maíz, soja, cártamo, girasol), mantequillas
y aceites en aerosol y todos los productos que contengan estos aceites (hay que leer las etiquetas, están por todas partes,
incluyendo los condimentos ya mencionados, y en muchos de
los tentempiés envasados y congelados que hay en el supermercado). Por supuesto, evitaremos los aperitivos y las chucherías que contengan grasas saturadas parcialmente hidro-
genadas. Cuando comamos fuera, debemos insistir en que
nuestra comida se cocine con grasa a temperatura estable,

como las grasas animales (mantequilla, mantequilla clarificada y manteca), aceite de oliva o de aguacate, o nos iremos a otro restaurante. Lo más prudente es evitar por completo la comida rápida de poca calidad, repleta de grandes dosis de radicales libres en sus propuestas producidas en cadena.

SUSTITUTOS: Los aceites elaborados a partir de vegetales con un alto contenido graso como el aguacate, el coco o la aceituna están aceptados. Se requiere un procesamiento mínimo para consumir un producto muy próximo a su estado natural. Hasta nueva orden, solo se aceptan los aceites de aguacate y de oliva virgen extra para comer. Para cocinar, los aceites de aguacate, coco y nueces de macadamia son de origen vegetal de temperatura estable. El aceite de sésamo tostado es también aceptable para el cocinado a baja temperatura, como los salteados. También se puede cocinar con grasas animales saturadas, como la mantequilla o la manteca. Aunque parezca increíble, ¡hasta la grasa de beicon reciclada es mucho más saludable para cocinar que el aceite orgánico de colza!

Comida rápida

ELIMINAR: Las populares cadenas internacionales sirven sobre todo azúcares, cereales, aceite vegetal tóxico y carnes muy procesadas de calidad inferior de animales procedentes de granjas de engorde. Hoy en día se pueden encontrar propuestas menos repulsivas en la carta, pero yo suelo considerar el viaje como una magnífica oportunidad para saltarme una comida o dos y disfrutar de los beneficios del ayuno intermitente.

SUSTITUTOS: Numerosos restaurantes locales e incluso cadenas de comida de ámbito nacional tienen el compromiso sincero de ofrecer los ingredientes más saludables y preparar comida fresca y nutritiva para los consumidores que buscan un servicio rápido. Por ejemplo, la cadena de comida fresca mexicana Chipotle manifiesta en su declaración de intenciones que ofrece «Comida con integridad», y busca carne y productos de producción local respetuosos con el planeta. Las cadenas de comida rápida más populares o disponen de otras opciones en sus cartas o bien están dispuestas a proporcionar alternativas a las hamburguesas o los sándwiches de toda la vida que no contengan cereales.

Cereales y productos derivados

ELIMINAR: Los cereales se presentan de muchas maneras y se disfrazan de forma ingeniosa. Debemos cerciorarnos de realizar una purga concienzuda:

- Cereales, maíz, pasta, arroz y trigo; pan y productos elaborados con harina (baguettes, tostadas, cruasanes, brioches, donuts, galletitas saladas, magdalenas, pizza, rosquillas saladas, panecillos, caracolas, tortillas, galletas de trigo).
- Alimentos para el desayuno (sémola de trigo, cereales secos, torrijas, muesli, galletas de maíz, harina de avena, tortitas, gofres).
- Chips (de maíz, de patata, nachos).
- Cereales para cocinar (amaranto, cebada, bulgur, cuscús, mijo, centeno).
- Aperitivos inflados (ganchitos, gusanitos, palomitas de maíz, tortitas de arroz).

¡Te dije que ibas a hacer hueco en tu despensa! Ten en cuenta que el maíz es un cereal, no un vegetal. El maíz y sus productos derivados (como el jarabe o el sirope de maíz con alto contenido de fructosa) son omnipresentes en la dieta moderna; se utilizan para endulzar todo tipo de bebidas y alimentos procesados.

SUSTITUTOS: En cuanto a los alimentos básicos como la pasta, el arroz, el maíz o el pan, o bien los olvidamos y disfrutamos de la mejor parte del plato (las albóndigas y la salsa, apartando los espaguetis) o probamos sustitutos divertidos, como cambiar las tortillas por hojas de lechuga. En cuanto a las recetas, reemplazaremos la harina de trigo por harina de coco o almendra molida. Cambia los aperitivos a base de cereales por alternativas ricas en grasa como los frutos secos, las semillas y sus mantequillas derivadas, el chocolate negro con un 85 o un 90 por ciento de cacao, sardinas, huevos duros o frutos del bosque frescos.

Legumbres

ELIMINAR: La alfalfa, las alubias, los cacahuetes, la mantequilla de cacahuete, los guisantes, las lentejas, la soja y el tofu. Pongo menos objeciones a las legumbres que a los cereales porque aportan algunos beneficios nutricionales y tienen niveles más bajos de antinutrientes. Sin embargo, proporcionan una dosis importante de carbohidratos y deberíamos dejarlos a un lado durante el reajuste de 21 días, siempre que el objetivo sea reducir la grasa corporal y sobre todo cuando adoptemos la dieta cetogénica.

SUSTITUTOS: A largo plazo, si no has conseguido un cuerpo ideal o estás cerca de conseguirlo y te preocupa poco o nada el síndrome del intestino permeable que algunos padecen cuando consumen legumbres, puedes disfrutar mojando las verduras en humus, añadir mantequilla de cacahuete natural a los smoothies de frutas o al chocolate negro y saborear otras legumbres con moderación. Las legumbres son una fuente fiable de almidón, algo que a los entusiastas de la baja ingesta de carbohidratos interesa especialmente integrar de forma regular en su dieta.

Carnes procesadas

ELIMINAR: No hay que confundir el mensaje de la salud evolutiva con el de dar rienda suelta al consumo de alimentos muy procesados y nada sanos... y esto incluye la categoría de la carne. Evitaremos los productos cárnicos envasados elaborados con aceites perjudiciales, edulcorantes y aditivos químicos, como las empanadas de salchicha para el desayuno, los asados, los platos congelados y los fiambres. Huiremos de las carnes ahumadas, los embutidos y las carnes tratadas con nitratos o nitritos, como la mortadela de Bolonia, el jamón cocido, los perritos calientes, la cecina, el pepperoni y el salami. La carne, el pescado, las aves y los huevos de producción intensiva suelen contener hormonas, pesticidas y antibióticos y proporcionan un bajo perfil nutricional y de ácidos grasos porque la dieta de estos animales es muy inferior a la de los animales criados de forma natural.

SUSTITUTOS: Animales de origen local alimentados con pastos, seguido de alimentos orgánicos certificados. Si las opciones locales son limitadas, se puede utilizar internet para pedir salmón de Alaska capturado en estado salvaje o ternera alimentada a base de hierba.

Tentempiés procesados

ELIMINAR: Barritas energéticas; barritas de fruta; barritas de muesli; barritas de proteínas; productos congelados para el desayuno, la comida y el postre; y aperitivos envasados, cargados de cereales y azúcar. Si está en una caja, paquete o envoltorio, ¡piénsatelo mejor! Fíjate bien y verás la cantidad normalmente excesiva de carbohidratos, además de aditivos químicos y aceites vegetales refinados, que contienen la mayoría de los aperitivos y alimentos energéticos populares y que suelen parecer saludables.

SUSTITUTOS: Hay algunas alternativas de aperitivos envasados sanos y bajos en carbohidratos. Muchas de las conocidas barritas energéticas y nutritivas (elaboradas solo con fruta fresca y frutos secos) aportan una excesiva cantidad de carbohidratos para quienes pretenden llevar una dieta ketoadaptada. Por raro que pueda parecer, una barrita con chocolate negro con un porcentaje de entre 85 y 90 por ciento de cacao puro es una opción mejor que casi cualquier barrita energética natural.

Dulces

ELIMINAR: Los brownies, los caramelos, las barritas de caramelo, los pasteles, el sirope de chocolate, los donuts, el helado, el chocolate con leche, las galletas con chocolate con leche y las tartas. Elimina también el azúcar y los edulcorantes (agave, edulcorantes artificiales, azúcar moreno, azúcar de caña, zumo de caña de azúcar evaporado, jarabe de maíz con alto contenido de fructosa, melazas, azúcar glasé, azúcar común), las nueces o los frutos secos bañados en azúcar o chocolate, los polos y otros postres helados, los jarabes y otros dulces y chucherías envasados y procesados.

Consumir dulces provoca la subida del azúcar y la insulina sin aportar ningún beneficio nutricional. Los hábitos de alimentación con pronunciadas variaciones en los niveles de glucosa e insulina provocan inflamación, daño oxidativo y la inhibición de la función inmunológica (la glucosa compite con la vitamina C en los receptores celulares).

SUSTITUTOS: Renunciar a los dulces durante tres semanas puede parecer desalentador, pero en cuanto nuestro sistema se haya limpiado del exceso de glucosa, las ansias de dulce también se reducirán, las bajadas se moderarán y se producirá una mejora notable de la salud. Pronto nos acostumbraremos al rico y saciante sabor del chocolate negro con un porcentaje de cacao entre el 85 y el 90 por ciento y nos olvidaremos de los dulces.

> A efectos de moderar la producción de insulina y reducir la grasa, un tazón con un valor energético de 200 calorías de arroz integral no es mejor que una bolsa de caramelos Skittles con un valor energético de 200 calorías.

Pero... ¿qué pasa con los cereales completos?

Décadas de sabiduría popular nos han llevado a creer que los cereales completos o integrales deberían conformar los cimientos de una dieta sana. La recomendación oficial del gobierno de Estados Unidos es tomar de seis a once raciones diarias del grupo de alimentos del pan, los cereales, el arroz y la pasta, que ocupa la base de la conocida pirámide alimentaria. Si buscamos en Google «pirámide alimentaria de la dieta paleolítica» encontraremos una versión que cumple con nuestra programación genética de cazadores recolectores: ¡ni un solo cereal a la vista! Aunque todo el mundo coincide en que los cereales «refinados» no tienen valor nutricional, los expertos en salud ancestral argumentan que un aporte diario de seis a once raciones es demasiado, aunque incluyamos los tan alabados cereales completos.

La mayoría de los carbohidratos que consumimos se convierten en glucosa poco después de su ingestión a fin de quemarlos. Los carbohidratos complejos podrían arder un poco más despacio debido a su composición amilácea y su contenido en fibra, pero a efectos de reducir grasa, un tazón de arroz integral con un valor energético de 200 calorías no se diferencia de una bolsa de caramelos Skittles con un valor energético de 200 calorías. Claro que los caramelos provocan una subida de la glucosa y un aumento de la producción de insulina más rápidos que el arroz, pero de todas formas acabaremos produciendo una cantidad total de insulina similar para lidiar con 200 calorías de carbohidratos, sean del tipo que sean. El arroz integral tiene una pizca más de nutrientes, pero palidece en comparación con los alimentos ricos en nutrientes como la carne, los huevos, los frutos secos o las verduras. Además, tal como se menciona en el capítulo 2, los cereales completos contienen altos niveles de antinutrientes como el gluten, que ponen en peligro la salud digestiva e inmunológica.

¿ANSIOSO POR OBTENER RESULTADOS RÁPIDOS?
TEN PACIENCIA, NO HAMBRE

Aunque la documentación inicial del libro detallaba los beneficios del ayuno, la cetosis nutricional y la eficiencia calórica a efectos de la longevidad, no hay que preocuparse de estas curiosidades al principio. Para garantizar el éxito al eliminar los alimentos que provocan una elevada producción de insulina, se pueden consumir libremente tantos alimentos aprobados por la dieta primitiva/paleolítica/ancestral y tan a menudo como se desee. Cambiaremos las gachas de avena y el delicioso zumo de naranja matutinos por una estupenda tortilla, y la barrita energética de la tarde por un puñado o dos de nueces de macadamia. Haremos lo que sea necesario para dejar atrás de una vez por todas la dependencia de los carbohidratos, incluyendo conseguir saciarnos por completo con alimentos ricos en grasa.

Si en algún momento durante el reajuste de 21 días tienes hambre, te sientes deprimido o empiezas a obsesionarte con los prácticos caprichos de antes, que estimulaban la producción de insulina, un puñado de nueces de macadamia podría convertirse en un socorrido tentempié a prueba de fallos para conseguir una sensación de saciedad de forma inmediata y duradera. A mí las nueces de macadamia siempre me funcionan. Otros tentempiés alternativos rápidos y fáciles son el chocolate negro con un 85 por ciento de cacao fundido en crema de almendras, un par de cucharadas de guacamole, dos manojos de espárragos envueltos en beicon o cualquiera de las apetecibles propuestas de la sección «Bombas, bolitas y bocaditos» del capítulo dedicado a las recetas.

Cuando se consigue la keto-adaptación, la energía disminuye y la ansiedad desaparece, porque el cerebro y el cuerpo cuentan con un suministro estable de grasa y cetonas en caso de que el consumo de alimentos sea inconsistente. Y cuando llegue ese momento, puede que haya algunos días en que nos sintamos inclinados a cambiar la tortilla por un ayuno que se prolongue hasta la ensalada de la comida, o que empecemos el día con un café con un elevado aporte graso o un suplemento de cetonas y que no consumamos nada más hasta la tarde. Como alguien a quien le encanta comer, puedo asegurar que este parece ser uno de los mejores beneficios de la dieta cetogénica: que el objetivo que defina el papel de la comida en nuestra vida pase a ser el de proporcionar placer al paladar en vez de ser el combustible para llenar un depósito que casi siempre está a punto de vaciarse.

Y ahora vamos a pasar de inmediato a dar más importancia a los alimentos ancestrales con alto aporte de grasa y poder saciante, que es el tema del siguiente capítulo. Saca la basura, es hora de ir de compras.

6

Claves para una alimentación al estilo primitivo, rica en grasa y baja en carbohidratos

Tras eliminar de la dieta los carbohidratos refinados y las grasas poco saludables, estos serán sustituidos de inmediato por alimentos con más nutrientes y un alto poder saciante al estilo primitivo/paleolítico/ancestral. Un amplio abanico de coloridas verduras frescas será el protagonista de la dieta y ocupará casi todo el espacio en el plato. Este es un punto importante que abordar, porque los críticos despreocupados suelen tildar la dieta Keto de poco sana basándose en una falsa restricción de verduras y frutas con un elevado aporte de antioxidantes y nutrientes.

Sí, durante el reajuste metabólico de 21 días, la mayoría de las calorías provendrán de las grasas sanas, pero también se puede disfrutar de una variedad de carbohidratos ricos en nutrientes, como las verduras y las frutas. Las verduras se componen casi en su totalidad de carbohidratos, pero tienen un elevado contenido de fibra y agua, por lo que hasta las porciones más generosas aportan una mínima cantidad de calorías procedentes de los carbohidratos en comparación con las fuentes procesadas y concentradas del pan, los cereales, las bebidas edulcoradas, las barritas energéticas y el dulce. Consumir variadas y coloridas verduras también juega un importante papel a la hora de mantener sana la flora intestinal.

Cada vez más estudios indican que la flora intestinal tiene una gran influencia sobre la función digestiva e inmunológica, el control de la inflamación, la estabilidad anímica y la función cognitiva (por ejemplo, el 90 por ciento del neurotransmisor serotonina, responsable de nuestro bienestar, se produce en el intestino), la sensibilidad a la insulina y el metabolismo de las grasas, la mejora de la función tiroidea y del sueño y mucho más. Hay estudios que indican que la flora intestinal influye en más de seis mil quinientas funciones depurativas y metabólicas diferentes. El objetivo final es que la flora intestinal controle las siempre presentes bacterias dañinas, porque la enfermedad se produce cuando estas predominan. Es de suma importancia comer verduras al adoptar la dieta cetogénica, ya que la reducción de carbohidratos disminuye de forma automática la ingesta de ciertos alimentos saludables para el intestino y con un alto aporte de carbohidratos.

Para facilitar y mantener la cetosis nutricional (al terminar el reajuste de 21 días) hay que cumplir el límite de 50 gramos de ingesta total de carbohidratos al día. Además de eliminar todos los cereales, azúcares y edulcorantes líquidos, es probable que haya que evitar todas las frutas y que además convenga limitar la ingesta de verduras que crecen bajo tierra (batatas o boniatos, nabos suecos, zanahorias, nabos, etc.). Aunque estos tubérculos son sin duda alimentos nutritivos que pueden tener un merecido lugar en nuestros hábitos de alimentación a largo plazo, tienen más fécula (aportan una carga de carbohidratos por ración más densa) que los grupos que crecen sobre la tierra, como las verduras de hoja verde y las verduras crucíferas (brócoli, coles de Bruselas, repollo, coliflor).

Si bien la fruta es también muy nutritiva, el hecho de que

durante todo el año se pueda disponer de frutas extradulces y demasiado cultivadas se aleja mucho de los hábitos de la dieta ancestral normal, en que se consumían frutas naturales, altas en fibra y con menos azúcares solo durante su breve temporada de maduración.

Otra preocupación cuando se trata de reducir el exceso de grasa corporal es la fructosa, la destacada fuente de calorías procedentes de los carbohidratos en la fruta, que se debe procesar en el hígado antes de que se pueda quemar para obtener energía. El hígado es también el órgano en el que el exceso de calorías de los carbohidratos se convierte en grasa, por lo que la fruta es conocida como el tipo de carbohidrato más lipogénico (capaz de formar grasa). Debido a que la glucosa va directamente al hígado, también es estupenda para reabastecer de glucógeno al hígado y a los músculos. Por tanto, los entusiastas del deporte y de mantener un físico ideal pueden ser más generosos con la ingesta de fruta: va directa a esos depósitos de glucógeno.

En resumen, la fruta ofrece muchos beneficios nutricionales y de reabastecimiento de glucógeno, pero se queda fuera de la mesa cuando adoptamos una dieta cetogénica (vale, no pasa nada por comer un puñado de frutas del bosque de vez en cuando, sobre todo si somos activos) y, sin duda, lo más inteligente es evitarla o reducir su consumo cuando el objetivo es perder peso. Por lo demás, se puede disfrutar de las frutas de temporada cultivadas a nivel local, sobre todo las silvestres. Evitaremos grandes raciones de frutas de invierno que se transportan desde lugares lejanos y nunca tomaremos dosis concentradas de fruta en smoothies o zumos. No te estreses demasiado por el consumo de fruta durante el reajuste de 21 días, pero tampoco te desvíes de tu camino para comerla. Ante las dudas, enumera los hábitos del consumo ancestral y sé sincero.

Durante el reajuste de tres semanas se complementará la abundante ingesta de verduras y la toma selectiva de frutas con alimentos ricos en nutrientes aceptados por la dieta primitiva/paleolítica/ancestral, como la carne, el pescado, las aves de corral y los huevos; los alimentos de origen vegetal ricos en grasas como las aceitunas, los aguacates, el coco y sus aceites; frutos secos, semillas y sus mantequillas derivadas; y un consumo responsable de lácteos enteros y chocolate negro con un elevado contenido de cacao.

Al avanzar sobre los principios de la filosofía de la alimentación ancestral y el papel ideal de la grasa, las proteínas y los carbohidratos en la dieta ancestral y en la dieta cetogénica, presentaré un resumen rápido de cómo son las comidas y los tentempiés de la dieta ancestral, seguido por un detallado plan de comidas para el reajuste metabólico de 21 días. Se puede seguir el plan al pie de la letra si lo que se quiere es poner el piloto automático durante el reajuste o se pueden leer con detenimiento las sugerencias a fin de buscar inspiración para dar con un modo fácil y delicioso de seguir las pautas de alimentación recomendadas durante el período de adaptación.

Tal como ya he dicho, los objetivos principales son darle la patada a la dependencia de los carbohidratos y aumentar la ingesta de grasas para mantener la sensación de saciedad y que no suponga un gran esfuerzo. No hay que preocuparse por reducir los carbohidratos a 50 gramos al día hasta que sea el momento de adoptar la dieta cetogénica. Si restringimos de forma diligente los cereales y los azúcares, será fácil cumplir con el más relajado límite promedio de 150 gramos de ingesta diaria de carbohidratos que plantea la filosofía de patrón primitivo, lo cual es fantástico por ahora.

Tampoco nos preocuparemos por perder el exceso de

grasa corporal durante este período de reajuste. Adelgazaremos sin esfuerzo y dejaremos de preocuparnos por acumular grasa durante el resto de nuestra vida cuando construyamos la maquinaria metabólica adecuada. Sin embargo, es vital realizar con precisión y paciencia los pasos que se presentan en este libro, sin que resulte excesivamente complicado ni que suponga un calvario, sin recaer y sin precipitación. Por eso realizarás el ajuste y harás y aprobarás el examen parcial antes de adoptar la dieta cetogénica.

UNA NUEVA FILOSOFÍA ALIMENTARIA

Estamos condicionados para pensar que saltarnos comidas, sobre todo el desayuno, es algo catastrófico, pero este concepto es un vestigio del paradigma de la dependencia de los carbohidratos. De hecho, para los hiperinsulinémicos que no son capaces de quemar bien la grasa corporal, saltarse una comida hará que se sientan cansados, de mal humor y posiblemente que se den un atracón cuando coman algo. Intentar realizar una dieta radical baja en calorías, una limpieza depurativa o un ayuno programado solo provocará una estimulación mayor de la respuesta al estrés agudo, pues el tejido muscular magro del cuerpo se descompone para abastecer de glucosa con la que impulsar el día. Las personas dependientes de los carbohidratos que realizan con frecuencia dietas radicales, causarán daños metabólicos que pueden dificultar mucho una adaptación a la quema de grasa... aunque hagan las cosas bien.

Por desgracia, esto es muy común, ya que los bienintencionados entusiastas de la dieta siguen librando la batalla contra el sobrepeso con la maquinaria metabólica errónea.

Cuando nos embarcamos en el reajuste metabólico de 21 días y acabamos entrando en un estado de cetosis nutricional accedemos a un paradigma completamente nuevo de la adaptación a la quema de grasa, que tiene reglas y realidades diferentes a las del paradigma de la dependencia de los carbohidratos. En este nuevo mundo, saltarse comidas, sobre todo el desayuno, reporta un punto a favor en el camino para adaptarnos a quemar grasa y terminar estando keto-adaptado.

> **Las personas dependientes de los carbohidratos que realizan dietas radicales con frecuencia causarán daños metabólicos que pueden dificultar mucho una adaptación a la quema de grasa.**

Una vez más, el reajuste de 21 días es solo el primer paso para adoptar una dieta cetogénica, así que no hay que pasarse de ambicioso con el ayuno o la reducción de calorías hasta haber cogido más velocidad. De momento nos limitaremos a centrarnos en elegir los alimentos adecuados, pero a la vez seremos conscientes de que si no tenemos hambre, no debemos comer. Cuando construyamos la maquinaria metabólica podremos prestar más atención a las señales que indican si tenemos hambre o estamos saciados. Adquiriremos la arraigada confianza de que el mundo no se va a acabar si apartamos el plato cuando aún queda comida en él, salimos deprisa de casa sin haber tomado un copioso y nada saludable desayuno o trabajamos durante la comida con un solo puñado de almendras en vez del habitual bufet libre de comida china.

En el paradigma de la bestia quemagrasa, las comidas regulares están sobrevaloradas y punto. La sensación de hambre, en vez de ser una reveladora señal del inicio de la respuesta al estrés agudo, es algo que puede ayudar a mejorar el disfrute y aprecio por la comida. Y la grasa pasa a ser el combustible favorito que quemar en lugar de algo odioso.

Durante la primera semana de reajuste nos aseguraremos de eliminar por completo los tres grandes agresores, comeremos tantos alimentos nutritivos con un aporte bajo de carbohidratos y alto de grasa (BCAG) como deseemos, estaremos abiertos a saltarnos o posponer las comidas si no tenemos hambre, dejaremos de comer cuando nos sintamos saciados (y no cuando estemos llenos) y adoptaremos un enfoque intuitivo en lugar del planteamiento reglamentado habitual. La gran nación de Suecia ha aprobado el acrónimo BCAG como lema para transformar la conciencia nacional y la política pública sobre la alimentación saludable. No creo que en Estados Unidos estemos cerca de derrocar a los conglomerados de la alimentación y su propaganda manipuladora ni la anticuada política pública, corrompida por intereses especiales, pero somos libres de intentar la dieta BCAG y ver si nos funciona.

Aunque lo mejor es que nos centremos en la visión de conjunto durante las tres primeras semanas, eliminando la porquería procesada y potenciando los alimentos ancestrales; las siguientes secciones detallan la evolución del papel de la grasa, las proteínas y los carbohidratos en la alimentación al estilo ancestral y los ajustes necesarios cuando adoptas la dieta Keto.

LA GRASA

El secreto para adaptarnos a quemar grasa y cetonas es convertir las grasas naturales en el pilar de la dieta y en la fuente principal de calorías (aunque las verduras sigan ocupando la mayor parte del plato). Por tanto, es esencial rechazar cualquier rastro de fobia hacia la grasa que tengamos por culpa de la errónea programación cultural de la anticuada e inexacta ciencia. Lee los libros de Gary Taubes, como *Good Calories, Bad Calories*; *Why We Get Fat* o *The Case Against Sugar* para tener una presentación bien documentada y de referencia sobre lo equivocados que están y lo manipuladores que son los fundamentos científicos de la dieta basada en los cereales.

> **Comer grasas no te hará engordar. Te ayudará a regular las hormonas que controlan el apetito y la saciedad para que necesites menos comida para alcanzar una saciedad dietética completa.**

Ya hemos abordado este punto desde muchas perspectivas, pero es vital entender que comer grasas no te hará engordar. En cambio, consumir fuentes saludables de grasa ayuda a quemar mejor la grasa corporal acumulada (porque no estimula la insulina), estabiliza el apetito y los niveles de energía, produce altas cotas de saciedad y satisfacción (¡porque la grasa sabe bien!) y ayuda a regular las importantes hormonas grelina, que estimula el apetito, y leptina, relacionada con la saciedad y la acumulación de la grasa. El resultado final es que necesitaremos menos calorías para lograr la saciedad dietética total, podremos saltarnos comidas sin problemas ni efectos negativos y, en consecuencia, habremos almacenado grasa (y también cetonas) de fácil acceso para obtener energía. En estas circunstancias, podemos utilizar herramientas como el ayuno intermitente o los períodos de cetosis para reducir con facilidad el exceso de grasa corporal siempre que queramos.

Disfruta de alimentos realmente cultivados en tu entorno

Escapar de la dependencia de los carbohidratos y ser keto-adaptado es el único modo infalible para administrar la composición corporal a largo plazo. Al reducir la producción de insulina es casi imposible aumentar la grasa corporal. Pero si no reducimos la producción de insulina acumularemos grasa extra de forma continua con los años. La gravedad de la acumulación adiposa depende de la genética familiar de cada uno; pura cuestión de suerte. Aunque procedamos de una familia delgada, ocurren desajustes a nivel interno al ser dependientes de los carbohidratos; ser keto-adaptado es el único modo auténtico de evitar la epidemia de la enfermedad del síndrome metabólico.

Ahora que sabes lo urgente que es escapar de la dependencia de los carbohidratos y aceptar por completo que tienes vía libre para convertir las grasas naturales en tus alimentos habituales, hablemos claro sobre bajar el exceso de grasa corporal. Si te pones morado de beicon y otros productos grasos, obteniendo toda la energía que necesitas de las calorías ingeridas, nada estimulará la movilización ni la quema de la grasa acumulada. Una vez más, no engordarás con una dieta rica en grasas; a diferencia de lo que ocurre con los carbohidratos, ¡te sentirás demasiado saciado como para seguir comiendo! Pero si quieres perder el exceso de grasa corporal debes entender que puedes obtener tu siguiente comida del plato o, de manera alternativa, de los glúteos o de los muslos. Lo genial de estar keto-adaptado y tener un metabolismo eficiente es que no te darás cuenta de la diferencia; pasarás la ajetreada mañana de manera de manera tranquila y sin preocupaciones tanto si has desayunado una tortilla grande como si solo has tomado un té verde con limón.

Pero esto no funciona para quienes no están keto-adaptados. Una condición hormonal dependiente de los carbohidratos (como el trastorno de la grelina, la leptina y otras hormonas que controlan el hambre, el metabolismo y la saciedad) estimulará el hambre y nos hará incluso comer demasiado en respuesta a cualquier intento de reducir la ingesta de calorías. No conviene olvidar que los adictos a los carbohidratos tienen dificultades para quemar la energía almacenada como la grasa y las cetonas, y dependen de tomas regulares de carbohidratos para mantener la energía y mantener a raya la intensa sensación de hambre.

Este es un problema mucho mayor que estar adaptado a quemar grasa y excederse con las nueces de macadamia del aperitivo y el beicon y los huevos de la mañana, hasta el punto de que la pérdida de peso se estanque. Si ese es el caso, aumentaremos el ayuno intermitente, comeremos solo cuando tengamos hambre de verdad, y lo haremos hasta saciarnos en vez de llenarnos, y nos moveremos tanto como podamos durante el día. Quienes estén en buena forma física y se adapten a quemar grasa, pueden acelerar sus progresos realizando ejercicios aeróbicos de larga duración o sesiones breves de ejercicio de alta intensidad.

LAS PROTEÍNAS

Dado que el concepto de una dieta rica en proteínas se ha publicitado durante años como algo muy saludable y adecuado para un verdadero entusiasta devoto de la salud, vamos a dejar las cosas claras: una dieta rica en proteínas, que exceda de forma habitual y considerable nuestras necesidades básicas, es una dieta con un alto aporte de carbohidratos y que fomenta la acumulación de grasa (detalles en breve). El objetivo de ingerir proteínas es sencillo: consumir el mínimo necesario para mantener o fabricar, si así se desea, la masa muscular magra y el funcionamiento saludable de los órganos.

Las investigaciones indican que es posible que se requiera una cantidad bastante menor de proteínas dietéticas de la que recomiendan los expertos de ambos bandos del debate de la dieta baja en carbohidratos contra la dieta baja en grasa. Además, es indiscutible que consumir más proteínas de las necesarias para mantener las funciones metabólicas básicas y conservar la masa muscular magra acarrea una considerable serie de efectos negativos.

> Cuando eres eficiente a nivel metabólico,
> puedes obtener tu siguiente comida del plato o,
> como alternativa, de los glúteos o de los muslos.

La norma cuya aceptación está más extendida es la de consumir un promedio de 1,1 gramos por cada kilo de peso corporal al día como referencia y luego aumentar la ingesta de acuerdo al nivel de actividad. Para las personas con una actividad moderada, la cantidad sería de 1,5 gramos por kilo, y para los deportistas con una elevada quema de calorías es de 2,2 gramos por cada kilo. Algunos abogan por algo más que la fórmula de gramos por kilo, sobre todo para grupos de población especiales, como los culturistas y los atletas de deportes de equipo que busquen aumentar o mantener cantidades sustanciales de masa muscular.

El doctor Ron Rosedale, autor de *The Rosedale Diet*, afirma que 1,1 gramos por kilo de masa corporal magra es mucho para cualquiera, incluso para los deportistas que realizan duros entrenamientos. Luis Villasenor, culturista y entrenador que sigue una alimentación cetogénica, sugiere que los deportistas serios, así como los ancianos (que pueden tener una mayor resistencia a la señalización de mTOR), necesitan al menos 1,5 gramos por kilo de masa magra, y es posible que a veces más. En comparación, un deportista de 90 kilos de peso, con un 15 por ciento de grasa corporal, que siga las recomendaciones convencionales, consumiría 200 gramos de proteína al día u 800 calorías. Con la recomendación actual de 1,5 gramos por kilo de masa magra (90 kilos con un 15 por ciento de grasa significa 77 kilos de masa magra), el consumo promedio diario sería de 115 gramos (77 × 1,5) o 460 calorías. Si se consumen proteínas de más de forma habitual, mejorar su ingesta podría aumentar la longevidad y reducir el riesgo de padecer cáncer u otras enfermedades.

Tal como se mencionó anteriormente, sobre el consumo excesivo de carbohidratos, la ingesta excesiva de proteínas también fomenta la división celular acelerada y la estimulación desmesurada de los factores de crecimiento IGF-I y mTOR. Las células sobrealimentadas bajo la influencia de factores de crecimiento se dividen más deprisa, tienen más probabilidades de volverse cancerosas y fomentan la glicosilación, el daño oxidativo y la inflamación sistémica. En el capítulo 9 se proporciona un gráfico útil para ayudarte a calcular de manera aproximada el aporte de proteína de los alimentos comunes ricos en esta materia. En lo referente a la dieta Keto, también cabe señalar que el exceso de proteínas es insulinogénico (provoca el aumento de la insulina), por lo que consumir mucha proteína inhibe la cetosis igual que comer muchos carbohidratos.

Después de que las proteínas dietéticas cubran las necesidades básicas de mantenimiento del tejido metabólico y magro, el exceso de aminoácidos se envía del intestino delgado al hígado para que sea procesado. Dado que el cuerpo no puede almacenar proteína como puede hacer con los carbohidratos y las grasas, el hígado trabaja duro para convertir el exceso de proteína en glucosa mediante la gluconeogénesis (solo si necesitas glucosa) o se inicia un proceso químico llamado «desaminación» para limpiar el torrente sanguíneo del exceso de aminoácidos. La desaminación genera un aumento tóxico del amoníaco y el nitrógeno, que debe ser convertido en urea y excretado por los riñones. Si todos los días consumimos proteínas por un valor equivalente a nuestro peso corporal total en gramos por kilo, como hacen muchos entusiastas del deporte, no tendremos que preocuparnos por entrar en un estado catabólico y perder masa muscular, pero quizá debamos preocuparnos por el aumento del riesgo de padecer cáncer, obesidad, diabetes, resistencia a la insulina, osteoporosis, disfunción renal y envejecimiento acelerado.

> Un consumo excesivo de proteína acelera la división celular y sobreestimula los factores de crecimiento.

Las personas keto-adaptadas no necesitan recurrir demasiado a la gluconeogénesis, por lo que pueden ser especialmente aptas para nutrirse con un consumo moderado de proteína dietética cuando adoptan la dieta Keto. Expertos como los doctores Attia, D'Agostino, Phinney y Volek, y Luis Villasenor, afirman que la ingesta adecuada varía de un individuo a otro, pero que la recomendación consensuada es de 1,1 gramos por kilo de masa magra como base, se incrementa a 1,5 gramos por kilo de masa magra en las personas activas y aumenta potencialmente a 2,2 gramos por kilo de masa magra para sujetos extremos, como un ectomorfo que realiza un duro entrenamiento atlético, un adolescente activo en período de crecimiento sin sobrepeso, una madre embarazada o lactante o una persona anciana activa.

En consecuencia, tenemos que reconocer la distinción fundamental entre el método cetogénico óptimo de una alimentación rica en grasa, moderada en proteína y muy baja en carbohidratos en comparación con un enfoque cetogénico precario con una ingesta más o menos mediana de grasa y de proteína y baja, pero no demasiado, de carbohidratos. Es fácil que esta distinción se desdibuje entre los principiantes que no se molestan en calcular la ingesta exacta de macronutrientes con una calculadora online, entre las personas despreocupadas o despistadas sobre sus hábitos de alimentación o si han grabado en su mente una atracción irracional por las proteínas gracias a los anticuados y erróneos conceptos e ideas sin base científica que se difunden en la comunidad de la salud física.

Si te estresa intentar determinar tu ingesta de proteínas, has de saber que a tu cuerpo se le da muy bien ocuparse de deficiencias ocasionales, así como de los excesos. Si de vez en cuando te quedas corto (como cuando ayunas), tu cuerpo realiza actividades para ahorrar proteínas, como la ya mencionada autofagia, para devolverte a un estado de equilibrio. Si adoptas una rutina de consumir menos proteínas de las necesarias, no sentirás tanto calor; estarás desganado y notarás que disminuye tu masa muscular. Teniendo en cuenta que tus requisitos básicos son mínimos, esto podría pasar solo si entrenas en exceso de forma regular, sigues una dieta radical muy baja en calorías, padeces una enfermedad crónica grave que impide que absorbas los nutrientes, como la celiaquía o el síndrome del intestino permeable, o haces una huelga de hambre para protestar contra los conceptos e ideas sin base científica en el mundo del fitness.

Por otra parte, si consumes proteínas en exceso de vez en cuando, la excretarás o fabricarás un poco de glucosa extra; no es para tanto. La mayor preocupación para los entusiastas de la dieta cetogénica baja en carbohidratos es limitar de forma responsable los carbohidratos y los aceites perjudiciales, además de ser demasiado ambiciosos en relación con la ingesta de proteínas y/o reacios, tanto de forma consciente como inconsciente, a convertir las grasas nutritivas saludables en la pieza central de la alimentación. Cuando se opta por las carnes magras en vez de las más grasas, se ingieren smoothies con un alto contenido de proteínas todos los días, o se hacen verdaderas estupideces como consumir solo la clara del huevo en lugar del huevo entero, existe el riesgo de estimular en exceso los nada recomendables factores de crecimiento.

Es interesante señalar que las proteínas estimulan tanto la producción de insulina como la hormona contrarreguladora de la insulina, el glucagón, que moviliza la energía almacenada para ser quemada. Por esta razón las proteínas no fomentan el almacenamiento de grasas de un modo tan directo como lo hacen los carbohidratos, que provocan solo la producción de insulina al tiempo que inhiben el glucagón.

Sabiendo que la ingesta de carbohidratos está limitada a un máximo de 50 gramos o 200 calorías por día, y que hasta el consumo de proteínas más elevado para la mayoría de la gente oscilará de 300 a 600 calorías tan solo, se deduce que al hacer el reajuste, y más aún al adoptar la dieta Keto, la inmensa mayoría de las calorías procederán de las grasas nutritivas naturales.

Los carbohidratos

He mencionado en numerosas ocasiones que el límite estricto de la ingesta diaria de carbohidratos para facilitar la cetosis es de 50 gramos. Esta es una directriz comúnmente aceptada, pero es hora de insistir más en un intento de mejorar la ingesta de carbohidratos. En primer lugar, la idea de que no hay que sobrepasar los 20 gramos diarios de carbohidratos para facilitar la cetosis en las personas con poca actividad física cuenta con un buen apoyo. Los más activos es probable que puedan consumir bastante más de 50 gramos diarios y que continúen en estado de cetosis. Es muy probable que un ciclista del Tour de Francia que ruede por carreteras de montaña durante cinco horas diarias pueda consumir 200 gramos de carbohidratos al día (que seguiría siendo inferior a los 600 gramos de un corredor profesional con una dieta tradicional rica en carbohidratos) y continuar en estado de cetosis.

El examen de mitad de curso de este deportista (lo sé, a mí también me recuerda al instituto...) es consecuencia de que los carbohidratos dietéticos vayan directamente a reabastecer los depósitos de glucógeno que se han vaciado a causa del ejercicio. Como no hay necesidad de limpiar el exceso de carbohidratos en la sangre, la producción de insulina es mínima y por tanto no interrumpe la cetosis. Los carbohidratos dietéticos se convierten en triglicéridos y se almacenan en forma de grasa solo cuando los depósitos de glucógeno del hígado (alrededor de 100 gramos) y de los músculos (de 400 a 500 gramos) se llenan.

Los doctores Attia, D'Agostino y Shanahan coinciden en la idea de que el horario de la ingesta de carbohidratos puede afectar al desarrollo cetogénico y también a la salud general, a la función inmunológica y a la capacidad para quemar grasa. Para quienes traten de mantener la cetosis nutricional o solo maximizar los beneficios de una alimentación baja en carbohidratos, el secreto es consumir carbohidratos de modo que no interrumpan la homeostasis, la función inmunológica ni el equilibrio hormonal óptimo. Consumiendo demasiados carbohidratos de una sentada no solo se inhibe con rapidez la quema de cetonas, sino que además se estimula la indeseable respuesta de la insulina y la consecuente cadena de acontecimientos que interrumpen la homeostasis.

Es más, se ha demostrado que un atracón de azúcar puede frenar la función inmunológica durante horas, porque la glucosa rivaliza y desplaza la vitamina C de las vías de acceso celulares. Consumir una considerable cantidad de carbohidratos y luego pasarse ocho horas sentado en el trabajo hace que el apetito, el nivel de energía y el ánimo se descontrolen y fomenta la resistencia a la insulina y la acumulación de la grasa. Esta es la razón de que la doctora Cate apremie a la gente a que no arruine el desayuno con un chute de carbohidratos. Por el contrario, tomar una comida con un aporte de carbohidratos superior al habitual la noche anterior a un entrenamiento intenso hará que esos carbohidratos se aprovechen durante la sesión. Asimismo, disfrutar de los carbohidratos preferidos después de un entrenamiento intenso hará que vayan directamente a reabastecer el glucógeno de los músculos y será mucho menos probable que estimulen un exceso de insulina o que alteren el equilibrio hormonal.

A la hora de consumir carbohidratos es mejor no pasarse en una sola comida... ¡ni tampoco en general! No hay que ser estricto en esto y comer una única col de Bruselas por hora en vez de un plato en la cena, pero es bueno empezar a ajustar la ingesta de carbohidratos de cara a estar preparados para adoptar la dieta cetogénica. Esto no debería suponer demasiados problemas, porque cuando la maquinaria metabólica está quemando energía almacenada, es menos probable que nos demos un atracón. Esta costumbre se ha atribuido al temor subconsciente de quedarse sin energía cuando lo que se quema es grasa. Al reajustar el metabolismo y estabilizar para siempre el apetito, podremos disfrutar de la cantidad de comida adecuada para proporcionarnos la máxima saciedad en lugar de comer hasta ese punto tan familiar en que sentimos malestar después de la comida.

Puede que hayas oído hablar del concepto de carbohidratos netos, según el cual la cantidad de fibra que contiene un determinado alimento es el resultado de calcular el volumen total de carbohidratos para producir un número inferior de carbohidratos netos. La idea es que la fibra minimiza la respuesta glucémica, y por tanto un refresco con un contenido de 50 gramos de carbohidratos brutos tiene un efecto más perjudicial que un cuenco de fruta rica en fibra con un contenido de 50 gramos de carbohidratos brutos, pero con solo 30 gramos de carbohidratos netos. Esto es importante a muchos niveles, sobre todo cuando se espacia la ingesta de carbohidratos en pequeñas tomas para procurar no interrumpir la producción de cetonas. Sin embargo, yo prefiero pecar de precavido con respecto a los hábitos en la ingesta de carbohidratos y llevar un seguimiento de la ingesta de carbohidratos brutos. Además, esto es lo que generan las calculadoras de macronutrientes online, así que llevar un registro resulta menos laborioso que tener que excluir la fibra para obtener las cifras de carbohidratos netos.

Hay que mencionar una importante excepción de acuerdo con el programa cetogénico de Villasenor: los aguacates y las verduras de hoja y otros vegetales sin almidón tienen una concentración de fibra y nutrientes tan elevada que puedes ignorarlos cuando haces el seguimiento para permanecer por debajo de los 50 gramos de carbohidratos brutos al día, porque su valor de carbohidratos netos es muy bajo.

LA ALIMENTACIÓN PRIMITIVA/PALEOLÍTICA/ANCESTRAL A PRIMERA VISTA

Las deliciosas recetas de este libro, el plan de comidas del reajuste metabólico de 21 días al final de este capítulo y el plan de comidas Keto de tres semanas al final del capítulo 9, son todas bajas en carbohidratos y no contienen cereales. Espero que dediques tiempo a preparar algunas de las deliciosas propuestas. Por ahora, tal vez quieras coger impulso estableciendo una rutina de comidas sencillas que repetir. Aquí tienes algunas ideas:

Desayuno

Huevos: Preparados de cualquier forma, quizá con un poco de beicon. Prueba un cuenco de huevos duros picados, beicon troceado, nueces y tomates deshidratados, todo rociado con aceite de aguacate o de oliva.

Tortilla: Disfruta de ingredientes como vegetales troceados y salteados, beicon, queso y puede que con aguacate y/o salsa por encima.

Café o té rico en grasas: La bebida caliente matutina puede tomarse con una cucharada de mantequilla fundida, aceite de coco o aceite MCT (triglicéridos de cadena media, disponible en tiendas especializadas o a través de internet). Esto te aportará calorías que quemar hasta la primera comida como tal del día y será menos difícil que realizar un ayuno completo.

Smoothie de macronutrientes equilibrado: Empezar con leche de coco o de almendras sin edulcorar, añadir unos cubitos de hielo, proteína de suero en polvo, un generoso puñado de kale o espinacas frescas y quizá una cucharada de aceite de coco o MCT. Esta es una forma estupenda de obtener una dosis concentrada de vegetales de hoja.

Comida

Ensalada: Mi enorme ensalada gigante (página 367) es el plato fuerte y el mayor placer de mi plan general de alimentación, y es muy beneficioso a la hora de aportar carbohidratos nutritivos y almidón resistente cuando estoy en cetosis. Vegetales de hoja, verduras coloridas variadas, frutos secos y una fuente de proteína como pollo, pescado, ternera o pavo, todo bañado de manera generosa con un aceite saludable como el de oliva virgen extra, el de aguacate o un aliño hecho con estos aceites como base.

Cena

Carne y verduras: Como es evidente, esta propuesta abarca mil y una combinaciones posibles. Sumérgete en las recetas de este libro y de muchos otros libros de cocina primitiva/paleolítica/ancestral disponibles.

Tentempiés

Frutas silvestres: Cultivadas en la zona y de temporada.
Productos derivados del coco: El rey rico en grasas de la plantación, que es una fuente excelente de triglicéridos de cadena media, difíciles de encontrar. Los TCM aportan propiedades antiinflamatorias y estimuladoras del sistema inmu-

nológico. Añade copos gruesos de coco a una mezcla casera de frutos secos y chocolate negro. Mete en la nevera leche entera de coco y cómelo directamente de la lata como si fuera pudin. Si puedes encontrar la deliciosa manteca de coco, ¡una cucharada te cambiará la vida!

Chocolate negro: El chocolate negro con un 85 por ciento de cacao es un placer delicioso, rico en grasa y relativamente bajo en carbohidratos. En cuanto te acostumbres a su sabor menos dulce y más amargo, no volverás a probar el chocolate con leche y azúcar.

Pescado: El pescado graso de aguas frías contiene la mejor versión de omega-3 y es un tentempié económico y práctico. Empaqueta unos arenques, caballas, sardinas o atún siempre que viajes.

Huevos duros: Pon un poco de sal, ajo en polvo y aceite de oliva o de aguacate en una bolsa de plástico, reboza el huevo en la mezcla y a disfrutar.

Frutos secos y semillas: Deléitate con un puñado siempre que necesites un tentempié; evitará que eches de menos las barritas energéticas ricas en carbohidratos.

Mantequilla de frutos secos: Toma una cucharada directamente o úntala en apio o en chocolate negro. Si eres alérgico al cacahuete, elige almendras, anacardos, tahini u otras mantequillas de frutos secos en vez de la mantequilla de cacahuete.

Aceitunas: Son una gran fuente de ácidos grasos monoinsaturados.

PLAN DE COMIDAS PARA EL REAJUSTE METABÓLICO DE 21 DÍAS

El reajuste te ayudará a adaptarte a los hábitos de alimentación de la dieta ancestral y a adoptar una rutina de deliciosas comidas y tentempiés que no contienen cereales, azúcares ni aceites vegetales refinados. No vamos a preocuparnos todavía por restringir los carbohidratos a los niveles de la dieta cetogénica, ya que es importante generar una actitud positiva hacia la keto-adaptación sin esforzarse de manera innecesaria.

Por supuesto, al abandonar los alimentos de la dieta estadounidense estándar y comer los de la alimentación ancestral, la ingesta de carbohidratos caerá a los 150 gramos por día de un modo natural. Quien llegue al reajuste desde una gran inmersión en la dieta estándar puede que experimente un breve período de «gripe baja en carbohidratos», que se caracteriza por síntomas como poca energía, jaquecas y lagunas mentales. El cuerpo se está depurando de la adicción a los carbohidratos y está haciendo un esfuerzo para realizar la transición a una alimentación adaptada a la quema de grasa. El cerebro, acostumbrado durante años al suministro fresco y constante de glucosa, aún no ha construido la maquinaria metabólica para quemar cetonas. Día a día, mientras se va produciendo la adaptación a una alimentación acorde al estilo ancestral, los genes quemagrasa se regularán y aumentará la energía y la concentración y el apetito se estabilizará más que nunca.

El proceso de tres semanas está diseñado de manera minuciosa para proporcionar una gran variedad y satisfacción mientras se van asumiendo las directrices de los alimentos y macronutrientes determinados. Se puede seguir al pie de la letra, alterar el orden de los platos o hasta repetir una cena tres noches seguidas. Además de las comidas intercambiables, en el capítulo 12 hay recetas fantásticas y puedes encontrar más ideas bajas en carbohidratos y afines a la dieta Keto en internet y en librerías. Para empezar, echa un vistazo a la sección de recetas de marksdailyapple.com/recipes.

Durante el reajuste de 21 días no hay que preocuparse por restringir las calorías; es mejor centrarse en eliminar los tan perjudiciales alimentos y hábitos de alimentación modernos. Comeremos cuanto necesitemos para sentirnos saciados y tener energía suficiente para afrontar las sesiones de ejercicio. Tras completar el reajuste y la experiencia de la cetosis nutricional de seis semanas podremos concentrarnos en la reducción de grasa con una actitud muy positiva y resultados virtualmente garantizados.

No he incluido golosinas ni postres en el plan de comidas. Esto es así porque considero que es importante evitar los dulces siempre que sea posible, incluso las versiones respetuosas con las dietas primitiva y cetogénica, durante la fase de transición. Si ansías algo dulce, empieza con unas pocas onzas de chocolate negro con mucho cacao, a ver si es suficiente. Si a largo plazo quieres disfrutar de algunas chucherías creativas bajas en carbohidratos, revisa la sección de postres del capítulo 12.

Consejos para lograr el éxito

- No te preocupes por ponerte en plan sofisticado en la cocina a menos que te gusten esas cosas. La alimentación primitiva y cetogénica puede ser tan simple como una tortilla y un par de ensaladas supergrandes (página 367) cada día, si es lo que quieres.
- Duplica o incluso triplica las recetas para tener a mano comida preparada. Sobre todo, cocina grandes cantidades de alimentos proteínicos básicos como el pollo, el cerdo desmenuzado o la ternera. Prepara bandejas grandes de verduras asadas. Ten listos de seis a doce huevos duros para preparar una ensalada.

- Ten la nevera bien aprovisionada de verduras y frutas crudas. A mí me resulta útil lavarlas en cuanto las llevo a casa desde el supermercado (salvo las frutas silvestres frescas, que no deben lavarse hasta el momento de comerlas). Algunos vegetales, como las zanahorias, los pimientos morrones, los rábanos y los pepinos, se pueden cortar con antelación. Ten a mano verduras lavadas y mezcladas para que puedas preparar una ensalada rápida en cualquier momento.
- Abastece tu despensa, tu coche, tu bolsa del gimnasio y el cajón de tu mesa del trabajo de tentempiés saludables, como nueces de macadamia y otro tipo de nueces, cecinas de gran calidad o, si está permitido, chocolate negro con un 85 por ciento de cacao.
- Aprovecha las sobras. Recuerda que casi cualquier resto se puede convertir en una tortilla o un revuelto al día siguiente para disponer de una nueva comida completa. Corta carne y verduras en trozos del tamaño justo para un bocado y saltéalos con aceite de aguacate, grasa de beicon o mantequilla. Añade ajo en polvo, sazonador para tacos, pesto, salsa de falso cacahuete (página 324) o salsa y queso para hacer un plato nuevo.
- Añade grasas saludables a cada comida: nata a los huevos revueltos, aceite de oliva virgen extra a la ensalada de la comida, mahonesa, etc.
- Si estás siguiendo el plan de comidas, intenta organizarte con un par de días de antelación. Sobre todo si te llevas la comida al trabajo, es probable que sea conveniente preparar la comida la noche anterior para poder terminarla o recalentarla al día siguiente.

Tentempiés aceptados por la alimentación primitiva y cetogénica

- Nueces y surtido de frutos secos. Lo ideal sería prepararlo tú mismo con frutos secos crudos o tostados sin aceite, semillas, copos de coco sin edulcorar, trozos de chocolate negro (con un 85 por ciento o más de cacao) o virutas de chocolate, fruta seca sin edulcorar (opcional, utilízala con moderación cuando estés en cetosis) y una pizca de sal del Himalaya.
- Medio aguacate con sal y zumo de lima.
- Un huevo duro.
- Barritas proteínicas aprobadas por la alimentación primitiva u otras barritas elaboradas solo con ingredientes aprobados por la alimentación primitiva.
  Propuesta de receta: marksdailyapple.com/primal-fuel-bars/
  Propuesta de receta: https://philmaffetone.com/phils-bars-revisited/
- Aceitunas.
- Bastoncitos de verduras crudos o asados con salsa (ver las recetas de «Aliños y salsas calientes y frías»), como el aliño ranchero de la cocina primitiva, guacamole o alioli.
- Caldo de huesos (véase página 321).
- Café alto en grasas (página 315; descafeinado si no es por la mañana).
- Frutas silvestres de temporada o frutas silvestres orgánicas congeladas con nata espesa o leche de coco entera.
- Manzana orgánica o bastoncitos de apio con mantequilla de almendras.

- Cortezas de cerdo o chicharrones (comprueba los ingredientes; deberían contener solo chicharrones de cerdo y estar aderezados con sal, pimienta, etc.).
- Bombas calóricas (véanse las recetas de «Bombas, bolitas y bocaditos» del capítulo 12).

SEMANA 1

DÍA 1

Desayuno	Comida
Tortilla primitiva (página 298).	Smoothie verde (página 317)
Café o té con nata espesa.	

Cena	
Hamburguesa (170 g de carne con 2 cucharadas de mahonesa, envuelta en hojas de lechuga)	Tomate cortado (aproximadamente ½ taza)
½ aguacate cortado en rodajas	Bastoncitos de pepinillo con eneldo

DÍA 2

Desayuno	Comida
2 huevos fritos en 2 cucharadas de mantequilla	Ensalada gigante (página 367)
Salchicha de pollo (2 pequeñas)	
Frutas silvestres frescas	
Café o té con nata espesa	

Cena	
El mejor pollo asado (página 342), con pesto (comprado o casero, páginas 328 o 370)	Espárragos a la plancha (con 1 cucharada de aceite de aguacate por porción)

DÍA 3

Desayuno

Tortilla primitiva (visita
marksdailyapple.com/primal-
noatmeal/)

Comida

Ensalada gigante (página 367)
con sobras de pollo asado

Cena

Chile (visita marksdailyapple.com/
sweet-potatoe-chili-fries/)

Judías verdes salteadas con
mantequilla y ajo

DÍA 4

Desayuno

Tazón de yogur griego con
crujiente de almendra
(página 303)

1 taza de frutas silvestres frescas

Café o té con nata espesa

Comida

Boniato al horno con:

½ taza de sobras de chile
2 cucharadas de queso rallado
1 ½ cucharada de crema agria
1 cucharada de cebolleta picada

Cena

Falsos macarrones con
gorgonzola (página 375)

Ensalada verde para acompañar

(½ ensalada gigante, página 367)
con 1 o 2 cucharadas de vinagreta
perfecta (página 326)

DÍA 5

Desayuno

Tortilla primitiva (página 298)

Café o té con nata espesa

Comida

Smoothie verde (página 317)

Cena

Salmón horneado con alioli al
eneldo (página 348)

Ensalada de espinacas con
vinagreta de beicon tibio
(página 368)

DÍA 6

Desayuno	Comida
Crepes de harina de coco con nuez de macadamia (página 300), hechas con 1 taza de arándanos	Rollos de pavo y col (página 349)
	1 manzana pequeña
3 lonchas de beicon	2 cucharadas de mantequilla de almendras
Café o té con nata espesa	

Cena	
Estofado de carne (visita marksdailyapple.com/beef-stew-and-chicken-soup-in-35-minutes-or-less/)	Arroz de coliflor (página 374, ¡prepara más cantidad para la cena del día siguiente!)

DÍA 7

Desayuno	Comida
Magdalenas de huevo en moldes de jamón (página 307)	Sobras de estofado de carne
Café o té con nata espesa	

Cena	
Sopa tailandesa con gambas (página 359)	Sushi vegetariano con arroz de coliflor (página 372)

SEMANA 2

DÍA 8

Desayuno	Comida
Smoothie verde (página 317)	Rollitos de pollo, queso y jamón o pavo (página 350)
	Verduras en crudo con 2 cucharadas de aliño ranchero de la cocina primitiva para mojar
	Mandarina

Cena

Chile blanco con pollo (visita marksdailyapple.com/white-chicken-chili/)

Nota: Prepara también pastel de desayuno con chai y chía (página 308) para la mañana del día siguiente.

DÍA 9

Desayuno

Pastel de desayuno con chai y chía (véase Día 8)

Café o té con nata espesa

Comida

Sobras de chile blanco con pollo

Cena

Carnitas en olla de cocción lenta (página 334)

Col salteada con beicon (página 371)

DÍA 10

Desayuno

Tortilla primitiva (página 298)

Café o té con nata espesa

Comida

Sobras del cerdo asado en moldes hechos con hojas de col cruda

¼ de taza de guacamole

¼ de taza de salsa

Cena

Bacalao frito con salsa de eneldo y alcaparras (página 361)

Coles de Bruselas asadas (página 381)

Ensalada de acompañamiento (½ ensalada gigante, página 367) con 1-2 cucharadas de vinagreta perfecta (página 326)

DÍA 11

Desayuno

Huevos revueltos con cúrcuma (página 309)

1 taza de melón en dados

Café o té con nata espesa

Comida

Smoothie de remolacha y jengibre (página 318)

¼ de taza de almendras

2 onzas de chocolate negro

Cena

Sopa de cúrcuma y kale (visita marksdailyapple.com/turmeric-kale-soup-with-ground-lamb/)

Zanahorias baby asadas con comino

DÍA 12

Desayuno

Copos de «cetoavena» al estilo Brad (página 306) con ½ taza de frutas silvestres frescas y ¼ de taza de coco rallado

Café o té con nata espesa

Comida

Sobras de sopa de kale

½ boniato al horno con 1 cucharada de mantequilla y canela

Ensalada de acompañamiento (¼ de supergigante) con 1-2 cucharadas de vinagreta perfecta (página 326)

Cena

Lampuga en costra de nueces de macadamia con mantequilla tostada (página 364)

Brócoli al vapor con ¼ de taza de queso parmesano gratinado

DÍA 13

Desayuno

Granola Keto de Katie (página 310) con ¾ de taza de leche de coco entera y ¼ de taza de frutas silvestres frescas

Café o té con nata espesa

Comida

Plato combinado:

85 g de salami y/o jamón curado
28 g de queso, cortado en lonchas o en cuadrados
½ taza de pimiento rojo asado (comprado y envasado en aceite de oliva)
½ taza de aceitunas
¼ de taza de corazones de alcachofa (comprados y envasados en agua)
¼ de taza de almendras marcona
1 pera o manzana pequeña, cortada en finas rodajas

Cena

Salchichas con kale (página 345)

DÍA 14

Desayuno	Comida
3 huevos revueltos con 1 taza de restos de salchicha y kale de la cena de la noche anterior	Beicon, lechuga y tomate envueltos en hojas de col con mahonesa
	½ boniato al horno

Cena	
Pinchos de pollo (página 343)	Calabaza asada con aceite de aguacate, sal y pimienta

SEMANA 3

DÍA 15

Desayuno	Comida
Copos de «cetoavena» al estilo Brad (página 306) con:	Ensalada gigante (página 367) con sobras de pollo y verduras

½ plátano cortado en dados (mejor cuanto más verde)
1 cucharada de semillas de cacao
1 cucharada de mantequilla de almendras

Café o té con nata espesa

Cena	
Fideos de calabacín (2 tazas; página 370)	Salsa marinara (casera o comprada, sin azúcar añadido), con 1 taza de carne picada de ternera, pavo o pollo y ¼ de taza de queso parmesano rallado

DÍA 16

Desayuno	Comida
2 huevos duros	Ensalada crujiente de atún (página 352) con rollos de pavo y col (página 349)
1 taza de melón en dados	
28 g de jamón curado	Manzana verde pequeña
Café o té con nata espesa	

Cena	
Ternera al estilo coreano con kimchi en olla de cocción lenta (página 355)	Brócoli al vapor con 1 cucharada de mantequilla. (¡Prepara mucha cantidad!)

DÍA 17

Desayuno	Comida
2 huevos revueltos	Boniato asado con sobras de la ternera, con 2 cucharadas de crema agria
2 lonchas de beicon	
Hash browns de nabo (página 302)	Sobras de brócoli al vapor
Café o té con leche en crema	

Cena	
Pechuga de pollo al horno con pesto	Judías verdes al vapor con mantequilla
Arroz de coliflor (página 374)	

DÍA 18

Desayuno	Comida
Smoothie verde (página 317)	Rollos de pavo y col (página 349) con 2 lonchas de jamón, 1 porción de queso provolone y 2 cucharadas de mahonesa
	2 manzanas verdes pequeñas
	2 cucharadas de mantequilla de almendras

Cena

Gambas salteadas en mantequilla con ajo

Ensalada de kale masajeado con queso de cabra (página 376)

1 taza de remolacha asada

DÍA 19

Desayuno

Café alto en grasas (página 315) o caldo de huesos de pollo (página 321); después dilátalo hasta que tengas hambre

2 huevos revueltos con 1 taza de espinacas y ¼ de taza de queso feta (si tomas desayuno)

Comida

Ensalada gigante (página 367) con sobras de las gambas (o atún en conserva)

Cena

Muslos de pollo asado (en escabeche o marinados; consulta la receta de la página 342, pero no los cortes en trozos antes de asarlos)

Gratén de brócoli y coliflor con queso (página 378)

DÍA 20

Desayuno

Café alto en grasas (página 315) o caldo de huesos de pollo (página 321); luego espera hasta que tengas hambre

Tazón de yogur griego crujiente (si tomas desayuno)

Comida

Paté de salmón ahumado (página 332)

1 pepino pequeño en rodajas

3 rábanos pequeños en rodajas

Cena

Filete de falda, 170-226 g, con:
  1 taza de champiñones salteados en aceite de aguacate
  ¼ de taza de queso azul desmigado

Brócoli al vapor con 1 cucharada de mantequilla

179

DÍA 21

Desayuno

Café alto en grasas (página 315) o caldo de huesos de pollo (página 321); luego espera hasta que tengas hambre

Smoothie verde infalible (si tomas desayuno)

Comida

Rollitos de pollo, queso y jamón (página 350)

Bastoncitos de apio

2 cucharadas de mantequilla de almendras

Cena

Atún claro braseado con aliño de hierbas y lima (página 338)

½ aguacate

Ensalada de acompañamiento (¼ de ensalada gigante, página 367) con 1-2 cucharadas de vinagreta perfecta (página 326)

7

Un estilo de vida respetuoso con la dieta Keto

Después del trabajo duro de transición dietética realizado en la primera semana del reajuste, toca ahora asegurarse de que tus hábitos de ejercicio, sueño y control del estrés respaldan los avances hacia la adaptación a la quema de grasa en vez de ponerlos en peligro. Es de vital importancia evitar las distintas formas de factores habituales causantes del estrés, endémicos en la frenética vida moderna. Los principales responsables son las pautas de ejercicio demasiado estresantes, la falta de sueño y una actitud tipo A superconectada con las tecnologías. Todos estos factores causantes del estrés sobreestimulan el sistema nervioso simpático de la respuesta al estrés agudo, lo que provoca el antojo de azúcar y la acumulación de grasa.

Aunque seas diligente con tu dieta, otros factores causantes del estrés disparan la quema de azúcar de un modo parecido a cuando te tomas un granizado en la tienda. En este capítulo abarcamos las cuestiones que tienen un alto coste; los factores que, de no respetarlos, pueden obstaculizar todas las directrices dietéticas del libro.

El primero es el ejercicio, gracias al cual llevarás un equilibrio óptimo de la actividad física frecuente diaria, ejercicios cardiovasculares estructurados a ritmo cardíaco aeróbico y breves e intensas sesiones de fuerza y velocidad. Lo más importante de todo es asegurarte al cien por cien de evitar las pautas arraigadas que fomentan la dependencia de los carbohidratos.

Lo siguiente es dormir, por lo que es fundamental reducir al mínimo la luz artificial y la estimulación digital después de que anochezca. El uso inocente de pantallas por la noche provoca una alteración grave del apetito y de las hormonas que fomentan la acumulación de grasa. Por último, trataremos el control del estrés, cuyo objetivo es aminorar y moderar las tendencias tipo A que fomentan la quema de azúcar y la acumulación de grasa.

En consecuencia, cuando estés realizando la transición de la dependencia de los carbohidratos a la alimentación baja en estas sustancias, o de esta a la dieta Keto, los mejores resultados llegarán cuando la vida sea buena en general.

> ¡El estrés impulsa la producción de cortisol, que impulsa el ansia de azúcar, que impulsa la producción de insulina, que impulsa la acumulación de grasa!

EL EJERCICIO: ¡MUÉVETE, LEVANTA PESO Y CORRE!

Mi idea del ejercicio primitivo entraña combinar actividad física frecuente, levantar peso y hacer carreras cortas de velocidad de vez en cuando. Esto cumple con el estilo de vida de nuestros antepasados y fomenta una expresión génica óptima. La actividad física frecuente (mezclando sesiones cardiovasculares con una actividad física diaria cada vez mayor) nos convierte en buenos quemadores de grasa en todo momento. Levantar cosas pesadas —una rutina regular de ejercicios breves de alta intensidad, de resistencia y de fuerza— mejora la función de los órganos, ayuda a la movilidad y funcionalidad y previene las lesiones y fisuras en las articulaciones y en el tejido conectivo. Hacer esprints de vez en cuando (lo ideal es correr para obtener los beneficios en el peso, aunque las alternativas que no tienen impacto sobre las articulaciones también están bien) produce un aumento de las flexibles hormonas que fomentan un efecto antienvejecimiento, convirtiendo en realidad la ley natural de «úsalo o piérdelo».

Por desgracia, la frenética vida moderna hace que estemos complicando las cosas en lo que al ejercicio se refiere. Muchos no realizan una actividad física básica, ejercicios cardiovasculares o cualquier otra forma de ejercicios de intensidad o resistencia mínimos indispensables. A partir de los cuarenta años o incluso antes, nos quedamos al margen, aceptamos los factores de riesgo de padecer enfermedades y experimentamos un declive acelerado hacia la vejez. Incluso los fieles entusiastas de la salud que hacen ejercicio durante una hora todos los días combinan eso con muchos momentos de inactividad mientras se desplazan al trabajo, están en el despacho y disfrutan de los videojuegos en su tiempo libre, de modo que no pueden eludir los factores de riesgo de padecer enfermedades asociadas a los hábitos de vida sedentarios. Este es un fenómeno confirmado científicamente que se conoce como el «síndrome del teleadicto activo».

Muchos ambiciosos entusiastas de la salud acaban adoptando patrones extremos; entrenamientos que son demasiado difíciles, que duran demasiado y que realizan con demasiada frecuencia sin haber descansado lo suficiente entre una sesión y otra. Quienes forman parte del mundo de las carreras de resistencia, del triatlón o del crossfit o tienen un entrenador personal al que pagan de forma automática, puede que se sientan identificados con esta imagen. Sin duda un enfoque tipo A del fitness nos saca de la cama y nos pone a hacer ejercicio, pero con el tiempo nuestra apasionada disciplina y resistencia pueden terminar por poner en peligro nuestra salud.

Por desgracia, estoy familiarizado con esta dinámica debido a mi historial como corredor de élite de maratón y triatleta del Ironman. Mi duro régimen de entrenamiento (he corrido casi 161 kilómetros semanales durante una década) me convirtió en la viva imagen del buen estado de forma por fuera, pero destruyó mi salud por dentro.

> **El ejercicio extremo es estresante y agotador. Por lo tanto, el cerebro ansiará y pedirá carbohidratos adicionales.**

Reconozcamos que el viaje hacia la alimentación cetogénica se basa sobre todo en la dieta: eso es lo que eliminará el exceso de grasa corporal y proporcionará amplios beneficios para la salud y el metabolismo. Tener unos hábitos de ejercicio saludables respaldará e incluso acelerará nuestros avances, pero sobre todo queremos asegurarnos de no poner en peligro esos progresos.

El ejercicio extremo es estresante y agotador. Por lo tanto, el cerebro ansiará y pedirá carbohidratos adicionales. Esto genera una producción excesiva de insulina, que a su vez genera una acumulación excesiva de grasa y la alteración del equilibrio hormonal. Es hora de controlar nuestros patrones de personalidad tipo A, rebajar el ritmo cardíaco, dar más paseos tranquilos y subir más escaleras, y después realizar duros entrenamientos de corta duración de vez en cuando.

Lo creas o no, este enfoque, cuya eficacia ha demostrado la evolución, es más efectivo, menos agotador y consume menos tiempo que un planteamiento obsesivo del ejercicio, que acapara tiempo y que cree que la constancia es clave.

Muévete con frecuencia

Un estilo de vida activo y ejercicios cardiovasculares regulares ayudan a tener un sistema cardiovascular y metabólico fuerte. Se puede procesar el oxígeno y el combustible de manera eficiente con una sólida red mitocondrial, hasta convertirnos en excelentes quemagrasa. Este es el verdadero secreto para controlar el peso de por vida. Tal como comentamos en el capítulo 2 respecto a la teoría de la compensación, aumentar la actividad física general y evitar la inactividad es posiblemente más importante para la salud y la pérdida de peso que ser un ratón de gimnasio o un guerrero de la pista que quema muchas calorías.

El elemento fundamental aquí es, por supuesto, caminar. Sacar al perro una o dos veces todos los días, como merece cualquier compañero fiel. Atender las llamadas o reuniones presenciales paseando por el patio del complejo de oficinas o por el despacho en lugar de permanecer sentado. Renegar de los ascensores y disfrutar de todas las escaleras que la vida nos pone delante. No llamar para que abran el aparcamiento y dejar el coche en el lugar más alejado del edificio.

Has de entender que el objetivo de aumentar la actividad física incluye también prácticas como el yoga, el pilates y el tai chi; ejercicios de flexibilidad y movilidad, desde los programas de estiramiento hasta las sentadillas, pasando por estiramientos de cuádriceps que se pueden hacer en el trabajo o viendo la televisión; y técnicas generales de cuidado personal como la autoliberación miofascial y otras similares.

Recuerda que no se trata de quemar calorías en favor de

la pérdida de peso, sino solo de moverse. Entre los numerosos beneficios para la salud se encuentran una mejor metabolización de las grasas, un aumento de la movilidad de las articulaciones, una mejor sensibilidad a la insulina, una mejora general de la salud cardiovascular (no solo de la idoneidad para hacer ejercicio, sino también de una mejorada función del sistema circulatorio en todo tu cuerpo) y un mejor suministro de oxígeno al cerebro, optimizando el rendimiento cognitivo.

Ejercicios aeróbicos

A la vez que las iniciativas para movernos más, procuraremos acumular un mínimo de dos horas semanales de ejercicios cardiovasculares estructurados (caminar a buen paso, correr, practicar ciclismo, nadar, hacer máquinas de ejercicios cardiovasculares, etc.). Es vital permanecer en un ritmo cardíaco máximo de entrenamiento aeróbico o por debajo de este durante estas sesiones. El ritmo cardíaco máximo de entrenamiento aeróbico corresponde al punto de máxima oxidación de la grasa (quemar la mayoría de las calorías adiposas) por minuto. A este ritmo cardíaco se obtienen los máximos beneficios quemagrasa. Cuando se supera el ritmo cardíaco máximo de entrenamiento aeróbico, el pico de oxidación de las grasas cae y provoca un pico en la quema de glucosa. Esto pone en grave peligro los esperados beneficios del ejercicio y empuja de nuevo hacia la dependencia de los carbohidratos, porque el ejercicio es demasiado estresante y agotador para mantener la adaptación a la quema de grasas.

Si te sientes un poco gamberro y te mueres por algo dulce tras una rutina de ejercicios cardiovasculares, es evidente que te estás ejercitando a un ritmo cardíaco demasiado elevado, fortaleciendo por tanto tu estatus como quemador de azúcar.

Al combinar un incremento de la actividad general con ejercicios cardiovasculares que son de verdad aeróbicos y que hacen hincapié en la quema de grasa, mejora tu capacidad para quemar grasa durante el ejercicio y en reposo, y puedes recuperarte con rapidez porque el ejercicio es mínimamente agotador.

> Un ritmo cardíaco máximo de entrenamiento aeróbico se traduce en una máxima oxidación de las grasas por minuto. Superar el ritmo cardíaco máximo de entrenamiento aeróbico puede provocar una mayor quema de glucosa, más hormonas del estrés y una recuperación más lenta.

El ritmo cardíaco máximo de entrenamiento aeróbico se puede calcular utilizando la reconocida fórmula del «180 menos tu edad» en pulsaciones por minuto del doctor Phil Maffetone. Por ejemplo, una persona de treinta años que practica ejercicio tendría un ritmo cardíaco máximo de entrenamiento aeróbico de 150 (180 menos 30). Si ahora mismo no estás sano y en forma, tendrás que restar cinco pulsaciones a tu cálculo. Los deportistas de resistencia con éxito y muy buena condición física pueden sumar cinco pulsaciones a su cálculo. Cuidado: la mayoría alcanzamos con facilidad el límite de este ritmo cardíaco cuando percibimos un esfuerzo. Aunque no pasa nada por superar el ritmo cardíaco por cinco, diez o incluso veinte pulsaciones más por minuto sin sentir cansancio significativo, el efecto metabólico del ejercicio cambia y nos sumimos poco a poco en lo que los científicos deportivos denominan «agujero negro», un ritmo que está por debajo del límite del umbral anaeróbico en el que se siente de verdad el esfuerzo, pero es demasiado complicado como para ser una sesión quemagrasa eficaz.

Entrar en el agujero negro supone quemar menos grasa y más glucosa, por lo que terminamos los entrenamientos un poco cansados, faltos de energía y con hambre de carbohidratos que proporcionan energía rápida. También se genera más oxidación e inflamación, se eleva la producción de hormonas del estrés y se incrementa la fatiga y el daño del ácido en los músculos. Además, quemar glucosa durante el ejercicio determina el patrón metabólico durante muchas horas después; hasta setenta y dos horas, según el doctor Maffetone. Es tiempo más que suficiente para empezar el siguiente entrenamiento al estilo agujero negro y mantener encendida la hoguera quemaglucosa de manera continua.

Después de una animada clase matutina de bicicleta estática (y un tentempié o comida rica en carbohidratos tras el ejercicio), se quemará azúcar en vez de grasa. Entretanto, el compañero de trabajo que durmió hasta más tarde, sacó el perro a pasear y desayunó beicon y huevos, quemará grasa. Estará mejor en muchas categorías de salud, incluyendo casi con toda probabilidad tener más éxito a la hora de perder el exceso de grasa corporal.

> Reduce el ritmo, quema grasa, adopta la dieta Keto. Acelera, quema azúcar, fracasa en la dieta Keto, acumula grasa.

La sabiduría popular ha condicionado a la comunidad dedicada a la salud y el bienestar a creer que ir más rápido, trabajar con mayor intensidad y quemar más calorías es el camino hacia la pérdida de peso, pero esta lógica se ha refutado de forma rotunda, tanto anecdótica como científicamente. Soy consciente de que debe de ser muy duro controlarte para ir más despacio y oler las rosas, sobre todo en los entrenamientos en grupo, cuando te animan a mantener el ritmo de los demás, que pueden estar más en forma. Por eso es esencial controlar el ritmo cardíaco con cuidado durante la sesión de ejercicios cardiovasculares.

Por poco más de 40 euros se puede conseguir un buen dispositivo con una cinta para el pecho que transmita los datos de manera inalámbrica a un reloj de pulsera digital; Polar Fit es un modelo simple y fiable. Si no tienes un monitor del ritmo cardíaco, puedes utilizar un reloj con un dispositivo de segunda mano para contar las pulsaciones cada diez segundos y multiplicarlas por seis, o usar un test de respiración nasal con el que intentarás respirar con la boca cerrada durante el ejercicio. Si tienes dificultades para respirar con comodidad con la boca cerrada, es muy probable que estés por encima de tu ritmo cardíaco máximo de entrenamiento aeróbico.

Igual que se dijo acerca del consejo de emplear una gran disciplina para eliminar los azúcares, los cereales y los aceites vegetales, aplicaremos el mismo rigor a la hora de controlar las sesiones de ejercicios cardiovasculares al ritmo cardíaco máximo de entrenamiento aeróbico o por debajo de este en todo momento. Incluso un par de imprudentes minutos a un ritmo cardíaco quemaglucosa puede comprometer los deseados beneficios quemagrasa del ejercicio.

Una vez que se empieza a quemar glucosa es difícil parar y volver a un estado en el que se quema sobre todo grasa. Por esta razón es esencial ir entrando poco a poco en calor al principio de los entrenamientos. Pasar demasiado rápido de un estado de reposo a un ritmo aeróbico, aunque sea solo rutinario, supone que al principio se quemará glucosa mientras la maquinaria corporal quemagrasa sigue calentando.

Acuérdate de la analogía de la fogata de la que ya hemos

hablado; los troncos grandes tardan un poco en arder. Incluso en el caso de los mejores deportistas es buena idea caminar (o realizar tu actividad preferida a un ritmo muy lento) durante unos minutos antes de empezar una sesión de entrenamiento para garantizar que la oxidación de las grasas sea óptima durante el esfuerzo.

Levanta cosas pesadas

Aquí el objetivo es sencillo: colocar el cuerpo bajo algún tipo de carga de resistencia de manera regular para fomentar la salud general, ampliar la capacidad física y retrasar el proceso de envejecimiento. Elegiremos el ejercicio que más nos atraiga. Dos entrenamientos a la semana que duren un mínimo de siete minutos y no más de treinta bastan para ponernos en forma y fuertes de verdad... ¡De verdad!

No te preocupes por los debates sin fundamento científico entre mancuernas y máquinas o cuerdas, tubos, sacos de arena o simplemente ejercitarse aprovechando el propio peso corporal. El objetivo principal es lograr una respuesta hormonal adaptativa en un entrenamiento que sea breve en duración y que ponga a prueba los músculos para realizar ejercicios de potencia funcionales e integrales.

Si andas escaso de ideas o experiencia en esta materia, busca en Google «Mark Sisson: Primal Essential Movements». Los ejercicios primitivos básicos —flexiones, dominadas, sentadillas y planchas— son fáciles de aprender y proporcionan un fantástico entrenamiento integral. Los novatos verán que cada ejercicio tiene una secuencia de movimientos progresivos más fáciles para permitir avanzar de manera gradual hacia la consecución del movimiento básico. Por ejemplo, hacer flexiones con una silla durante un tiempo ayuda a adquirir la fuerza necesaria para realizar las flexiones tradicionales en el suelo.

Sea cual sea el entrenamiento de resistencia que elijamos, debería ejecutarse a alta intensidad, ser breve en duración y equilibrarse con descansos suficientes entre sesiones. Lo que se pretende es evitar entrenamientos demasiado prolongados (y, por tanto, no lo bastante intensos) y/o realizados con mucha frecuencia, sin el necesario descanso. Se busca terminar incluso los entrenamientos más intensos con una sensación de satisfactorio cansancio y no exhausto.

Para alcanzar el pico temporal de las hormonas de la respuesta al estrés agudo que estimulan la respuesta adaptativa genéticamente óptima (te adaptas y te vuelves más fuerte gracias al estímulo del ejercicio en vez de derrumbarte por culpa de unos hábitos de ejercicio rutinarios), las sesiones de ejercicio jamás han de alargarse más de treinta minutos. Si el entrenamiento dura demasiado, como cuando se pasa de una máquina a otra en el gimnasio, hasta sentirnos vacíos y exhaustos, se prolongará demasiado la respuesta al estrés agudo y caeremos poco a poco en los hábitos de la dependencia constante de los carbohidratos. Realizaremos entrenamientos de fuerza solo cuando nos sintamos dispuestos y motivados; entonces le daremos duro y luego nos iremos a casa. Si estás dolorido e inapetente, espera a tener ganas para ponerte de nuevo manos a la obra.

Esprinta de vez en cuando

Creo que esprintar es el ejercicio primitivo definitivo, el modo adecuado de estimular la respuesta al estrés agudo que tan buenos resultados les dio a nuestros antepasados y que pasó a integrarse en nuestros genes. Pese a que solemos abusar de la respuesta al estrés agudo en nuestra frenética vida cotidiana y a través de los locos hábitos de alimentación dependientes de los carbohidratos y con una alta producción de insulina, no realizamos los ocasionales y breves esfuerzos generales que producen importantes beneficios metabólicos, de salud y antiedad.

Esprintar estimula el desarrollo o la conservación de la masa muscular; incrementa la energía, la lucidez y el estado de ánimo, mejorando el suministro de oxígeno y disminuyendo la inflamación en el cerebro; aumenta la resistencia al agotamiento, tanto mental como fisiológico, cuando nos ejercitamos a niveles de intensidad más bajos; estimula la importantísima biogénesis mitocondrial; fortalece los músculos, las articulaciones y el tejido conectivo; y puede ser un catalizador muy eficaz para ayudarnos a romper el estancamiento en la pérdida de grasa.

Mi comentario favorito para los entusiastas de la vida primitiva que me encuentro y que se sienten frustrados cuando se estancan en la pérdida de peso a pesar de cumplir con diligencia las directrices dietéticas es: «Nada te deja tan hecho polvo como esprintar».

> La estimulación metabólica extrema de un entrenamiento de esprint envía una poderosa señal adaptativa a los genes para que reduzcan el exceso de grasa corporal.

Después de tu sesión de esprint, las hormonas adaptativas como la testosterona y la hormona del crecimiento humano circulan por el torrente sanguíneo, dirigiéndose a órganos concretos para suministrar diversos beneficios antiedad; el aumento de la libido, tanto en hombres como en mujeres, es un claro ejemplo. Por eso no hay nada que te deje tan hecho polvo cono esprintar.

La estimulación extrema de un equivalente metabólico de tarea en una sesión de esprint de treinta minutos envía una poderosa señal adaptativa a nuestros genes para que reduzcan cualquier exceso de grasa corporal, porque el castigo por tener un exceso de grasa corporal mientras se esprinta es muy severo. Esta es también la razón de que ejercitar los músculos corriendo en esprint es ideal para reducir la grasa (también ayuda con la densidad ósea). No obstante, si ahora mismo no estás lo bastante en forma como para realizar esprints de alto impacto, conseguirás el mismo impulso hormonal antiedad con cualquier ejercicio de bajo o nulo impacto, como correr cuesta arriba o subir escaleras, nadar, hacer bicicleta estática, elíptica, máquina de remo, Versaclimber u otros aparatos cardiovasculares.

Puede que hayas visto titulares en las noticias o en las revistas que publicitan el correr a toda velocidad como un ejercicio «mejor» que los cardiovasculares por sus beneficios metabólicos más pronunciados. Sin embargo, es importante entender el panorama general: en primer lugar, debemos eliminar la dependencia de los carbohidratos y adaptarnos a quemar grasa, pues de lo contrario no hay la más mínima posibilidad de reducir la grasa; los esprints matutinos harán que nos pasemos la tarde comiendo helado (lee «La verdad sobre la dieta insostenible» en la página siguiente). Cuando nos adaptemos a quemar grasa, una sesión de esprint de alta intensidad elevará la función mitocondrial y metabólica hasta veinticuatro horas después de haber terminado. Aunque quememos sobre todo glucosa durante la breve sesión, gastaremos más grasa en descanso durante muchas horas después... si estamos adaptado a quemar grasa.

Si estás sopesando la cuestión de «¿qué es mejor: los ejercicios cardiovasculares o los de intensidad?», cuya lógica es errónea, has de entender que ambos son elementos esenciales dentro del contexto general. Los hábitos de alimentación bajos en carbohidratos y afines a la dieta cetogénica, combinados con una actividad cómoda y sesiones estrictamente aeróbicas y cardiovasculares, te convierte en un buen quemador de grasa constante. Un intenso entrenamiento de fuerza y de esprint acelera tu función mitocondrial y metabólica general, además de proporcionar estimulación directa para reducir el exceso de grasa corporal debido a la naturaleza del esfuerzo.

La verdad sobre la dieta insostenible

La desastrosa y errónea premisa básica de la industria de la alimentación es que se puede reducir el exceso de grasa corporal ejerciendo la autodisciplina para restringir las calorías y luego quemarla mediante un ejercicio extenuante. Pero cuando este reto se asume en un estado de dependencia de los carbohidratos, no se pierde grasa de manera correcta, si es que se llega a perderla. En cambio, se experimenta cansancio por el consumo insuficiente de calorías, junto con unos hábitos de ejercicio rutinario. Nuestros genes primitivos perciben esta combinación como una cuestión de vida o muerte y responden con una producción de emergencia de glucosa mediante la gluconeogénesis. Esto alivia el cansancio de manera temporal, proporcionando una fuente estable de combustible al cerebro y a los músculos adictos al azúcar (ya que no pueden quemar grasa y estamos reduciendo la ingesta de calorías), pero al mismo tiempo podemos perder masa muscular. Por último, terminamos agotados a causa de la sobreestimulación constante de la respuesta al estrés agudo y los efectos extenuantes de una nutrición deficiente (¿quién no ha desayunado y comido un batido sintético, seguido de una cena desprovista de nutrientes y rica en carbohidratos?).

Cuando estamos inmersos en unos hábitos dietéticos insostenibles, es probable que tengamos hambre a todas horas, que comamos en exceso con frecuencia, hasta el punto de sentir malestar (un mecanismo de supervivencia contra la combinación de hambre y ejercicio), que nos sigamos sintiendo menos activos en general (el cuerpo no quiere estar activo cuando nos morimos de hambre y nos excedemos haciendo ejercicio) y es más probable que almacenemos en forma de grasa las calorías que consumamos (debido a un desequilibrio de la leptina, importante hormona que controla la saciedad y la acumulación de grasa). Todos estos desajustes ocurren porque los genes no quieren que nos muramos de inanición, pero nosotros seguimos tratando de morir de hambre (y de agotamiento) y somos ineficaces quemando la grasa corporal acumulada.

Debido al elevado nivel de dificultad del esprint y a sus profundos efectos hormonales y metabólicos, los esfuerzos ocasionales producirán los mejores resultados. Una vez cada siete o diez días, y solo cuando te sientas descansado y motivado para realizar un máximo esfuerzo, puedes realizar un entrenamiento de esprint cumpliendo con estas directrices concretas:

Respeta tu actual nivel de capacidad: Si te preocupan los riesgos de ejercitar los músculos corriendo en esprint, elige alternativas de bajo o nulo impacto, como nadar, la bicicleta estática, la elíptica u otras máquinas de ejercicio cardiovascular. Esfuérzate por trabajar hasta poder realizar esprints. Las carreras de velocidad cuesta arriba tienen un menor impacto y son un modo estupendo de pasar del ejercicio de bajo impacto al de nulo impacto. Sé consciente de que darlo todo no significa hacerlo hasta derrumbarse; todos tus esfuerzos deberían estar controlados, conservando la buena técnica.

Esprinta cuando te sientas preparado: Intenta hacer carrera de velocidad solo cuando te sientas rebosante de energía y motivación, jamás cuando estés cansado, dolorido o tengas alguna zona sensible a las lesiones. Sé consciente de que una carrera de velocidad es un desafío máximo para el cerebro, al igual que para tu cuerpo, y tienes que estar alerta en todos los aspectos para realizar un ejercicio efectivo. Los mejores entrenadores afirman que deberías sentirte rápido y ligero durante el calentamiento a fin de conseguir el visto bueno para continuar con los entrenamientos más duros que están por venir. Si te sientes sin energías, aletargado o agarrotado durante los calentamientos, ahorra fuerzas y prueba de nuevo otro día.

Calienta a conciencia y descansa: El calentamiento y la relajación no solo protegen tus músculos de las lesiones y alivian las consecuencias del estrés del ejercicio, sino que además preparan tu sistema nervioso central para una acción de potencia. Antes de entrenar, realiza ejercicios cardiovasculares tranquilos hasta que empieces a sudar un poco, sientas que tus articulaciones se lubrican y experimentes que tu concentración psicológica se agudiza. Dedica al menos cinco minutos a realizar un calentamiento suave. Procede con estiramientos dinámicos (ejecutando una serie de movimientos no estáticos), práctica de técnicas preparatorias y esfuerzos máximos breves (a menudo llamadas «carreras cortas») antes de comenzar con lo duro... al menos diez minutos, de un calentamiento de quince minutos en total. Después del esprint final, relájate de cinco a diez minutos con ejercicios cardiovasculares tranquilos. Asegúrate de que has dejado de sudar y que vuelves a respirar con normalidad antes de dejar de moverte. Procura permanecer activo y en movimiento durante el resto del día para ayudar a acelerar la recuperación.

Esfuerzos de calidad constantes: Cada esprint debería parecerse en rendimiento calculado (por ejemplo, el tiempo en una distancia concreta) y nivel de esfuerzo percibido. Si tienes que esforzarte más para conseguir el mismo tiempo en esprint, o vas bastante más despacio con el mismo esfuerzo, notas que tu forma física corre peligro o aparece tirantez o dolor muscular debido a la fatiga, es hora de parar. Es muy importante que entiendas este concepto y puede que requiera que te alejes del típico razonamiento según el cual «sin esfuerzo no hay recompensa», tan extendido en la comunidad dedicada al ejercicio cardiovascular en general y de resistencia en particular. Realiza un esfuerzo máximo controlado en cada carrera y termina tus entrenamientos sintiéndote satisfactoriamente cansado, pero no exhausto. Con las carreras cortas de velocidad, poco a poco se llega lejos. No te plantees realizar otra sesión hasta que estés recuperado del todo y con ganas de realizar un esfuerzo máximo de intensidad.

Tómate amplios intervalos de recuperación: Para la actividad más difícil de la carrera, de cuatro a seis esprints de quince a veinte segundos cada uno es suficiente. Recupérate el tiempo necesario, corriendo a paso lento (¡no te quedes parado, sentado ni tumbado!), entre un esprint y otro para que tu respiración vuelva a la normalidad y estés mentalmente fresco y centrado en realizar otro esfuerzo. Tu tiempo de recuperación puede ir de los treinta segundos al principio del entrenamiento a los sesenta entre tus últimos esfuerzos antes de volver a encender los reactores. Los esprints con un bajo o nulo impacto provocan un trauma menor y requieren más tiempo para alcanzar la máxima intensidad, así que puedes intentar esprints de mayor duración, de veinte a treinta segundos cada uno, recuperándote por completo entre esfuerzos.

DORMIR: ¡LOGRA NOCHES OSCURAS Y APACIBLES!

Aunque todos entendemos la importancia de dormir bien y hablamos mucho de boquilla sobre el tema, la realidad es que dormimos muy mal en la tecnológica vida moderna. En esta sección ofrezco diversos consejos y técnicas para optimizar tu sueño, pero la esencia del problema es la siguiente: un exceso de luz artificial y de estimulación digital después del anochecer. Nuestros delicados procesos hormonales circadianos se han sincronizado con la salida y la puesta del sol durante millones de años. Cuando el sol se pone, los humanos estamos programados para relajarnos, empezar a sentir sueño al cabo de unas horas y poco a poco sumirnos en una reparadora noche de sueño. Muchos expertos del sueño creen que puede que también estemos programados para tener hábitos de sueño bifásicos, de tal forma que una siesta a mediodía sea la expectativa humana predeterminada para la optimización hormonal.

Hoy en día, en lugar de experimentar una transición tranquila y agradable hacia el sueño durante las horas nocturnas, nuestra exposición a la luz artificial después de la puesta del sol produce una reacción en cadena de actividades hormonales adversas. La luz artificial y la estimulación digital cuando anochece inhiben la liberación de melatonina, la hormona que hace que tengamos sueño por la noche (un proceso conocido como «inicio de la síntesis de melatonina», o DLMO, por sus siglas en inglés). De forma paralela, experimentamos una subida de la principal hormona del estrés, el cortisol.

En un primer momento, el cortisol inunda el torrente sanguíneo de glucosa, dándonos un nuevo impulso para permanecer despiertos y seguir con nuestros correos electrónicos o el maratón de series de Netflix. Por consiguiente, si te estresas de esta manera todas las noches, el cortisol nocturno aumentado de forma permanente puede unirse a los receptores del apetito del cerebro y provocar que consumas alimentos con un alto contenido calórico.

Trasnochar altera además el equilibrio de la grelina (aumentando el apetito) y la leptina (fomentando la acumulación de grasa). De hecho, nuestro sistema digestivo también tiene un ritmo circadiano, y comer a altas horas de la noche puede echarlo todo a perder (detalles en el apéndice), haciendo que sea probable que comas a pesar de sentirte saciado y que almacenes esas calorías en forma de grasa.

Desde un punto de vista genético, los días alargados de forma artificial han engañado a tus genes para que piensen que siempre es verano. Durante más de dos millones y medio de años de evolución hemos estado programados para consumir carbohidratos de más (ejemplo: fruta madura) y para acumular esas calorías como grasa en los largos y luminosos días de verano a fin de prepararnos para la escasez de alimentos durante el largo invierno. Puede que cueste creerlo, pero el uso inocente del ordenador, la televisión o el teléfono móvil tiene como consecuencia que nos anclemos a pautas de acumulación de grasa.

Cuando las noches de estimulación digital y de poco sueño son un hábito en nuestra vida, podemos volvernos resistentes a la insulina, por lo que aumentan las probabilidades de acumular los tentempiés nocturnos en forma de grasa y tener antojos de azúcar al no ser capaces de acceder y quemar con facilidad los depósitos internos de energía.

Un estudio de la Universidad de Chicago demuestra que en dos semanas de privación del sueño, en los sujetos que dormían solo cuatro horas cada noche se produjo un aumento de la resistencia a la insulina del 50 por ciento.

> **El exceso de luz artificial y estimulación digital cuando anochece nos hace engordar.**

Durante una buena noche de sueño, otros procesos hormonales y metabólicos trabajan para ayudar a acelerar el sistema inmunológico, desarrollan una flora intestinal sana, controlan el estrés oxidativo, reparan y reconstruyen el tejido muscular, organizan los recuerdos a corto y largo plazo, reponen los neurotransmisores como la serotonina y la dopamina y revitalizan las neuronas cerebrales y las sinapsis exhaustas para ayudar a que nos despertemos descansados y lúcidos a nivel cognitivo, listos para el ajetreado día que nos espera.

También normalizan el cortisol, la grelina y la leptina, los gamberros metabólicos del espectáculo nocturno. Cuando estas influyentes hormonas están en perfectas condiciones —porque dormimos de acuerdo con nuestro ritmo circadiano, tenemos hábitos de alimentación con una baja producción de insulina y practicamos ejercicio de manera sensata en vez de rutinaria—, el apetito solo aumenta cuando tenemos hambre, el cerebro nos dirá que dejemos de comer cuando estemos saciados y quemaremos energía almacenada en vez de acumularla.

La misión más apremiante con el problema del sueño es realizar un esfuerzo serio para reducir al mínimo la luz artificial y la estimulación digital después del anochecer. Soy consciente de que es posible que esto limite mucho tu estilo de vida, sobre todo en invierno, cuando hay hasta siete horas de oscuridad entre el atardecer y el momento de acostarte. Dicho esto, has de entender que nuestro cuerpo está programado para dormir mucho más durante los días cortos y las largas noches del invierno, mientras que en los prolongados días de verano podemos funcionar mejor con menos horas de sueño. Cuanto más alejados vivamos del ecuador, mayores pueden ser las diferencias entre las pautas de sueño en verano y en invierno.

Para ir más allá de nuestro compromiso básico de que las noches tengan menos luz, también es conveniente hacer un gran esfuerzo para que los hábitos de sueño y el ambiente en que dormimos sean óptimos. Debemos esforzarnos para irnos a la cama a la misma hora todas las noches y para despertar, con suerte, de manera natural al amanecer, sin un reloj despertador, sintiéndonos descansados y llenos de energía. A continuación, hay más consejos para que tu sueño esté en plena forma:

Conducta: La influyente escritora y empresaria Arianna Huffington ha hecho una gran labor abogando por la necesidad de dormir en sus libros superventas *La vida plena* y *La revolución* *del sueño*, en los que narra su recuperación del agotamiento y su renovada devoción por dormir. Huffington nos apremia a que creemos un relajante ritual nocturno para preparar la mente y el cuerpo para dormir, desconectando los aparatos tecnológicos, tomando un baño caliente, poniéndonos un pijama especial. Estos son hábitos deliberados y estructurados que nos ayudan a relajarnos de la propensión a un elevado estrés que mostramos durante los días de mayor ajetreo. Olvida la charla sobre comer ciertos alimentos que facilitan el sueño; seguramente es mejor no comer nada en las últimas horas. Asegúrate de alejarte de los carbohidratos, el alcohol, la cafeína y el tabaco. Con el apoyo de tu médico, intenta prescindir de la medicación prescrita para el sueño, que te dejará inconsciente, pero que interferirá con la verdadera recuperación hormonal.

Ambiente: Una vez que anochezca, minimizaremos el uso de la luz dentro de casa para sincronizarnos con nuestro ritmo circadiano. Podemos utilizar velas en lugar de lámparas, leer con una lamparita en la cama o ponernos unas gafas de sol con protección ultravioleta y cristales tintados en amarillo o naranja cuando cae la noche. Estas lentes permiten el paso de luz suficiente para poder ver de forma segura, pero bloquean de manera eficaz el perjudicial espectro de luz azul que emiten las bombillas normales y las pantallas digitales que alteran la melatonina.

Podemos reemplazar algunas de las bombillas blancas de las lámparas por otras naranja (llamadas a menudo «bombillas antimosquitos», disponibles en supermercados). Si tienes que ver la televisión o utilizar la pantalla del ordenador, hazlo lo más temprano posible durante la noche y baja la intensidad todo lo que puedas. Existe un programa que puede descargarse de forma gratuita llamado f.flux, que atenúa automáticamente la temperatura de color (parecido al brillo, aunque no es lo mismo) de la pantalla para reducir la intensidad de la emisión luminosa cuando anochece.

Crea un dormitorio minimalista sin desorden, ¡sobre todo nada de televisión ni mesa de trabajo! Para que todo esté a oscuras, tapa o elimina cualquier dispositivo que emita luz (incluso las cosas pequeñas, como los despertadores de pantalla digital o las lamparitas de pasillo; utiliza una pequeña linterna si tienes que levantarte) y usa cortinas que bloqueen la luz por completo. Consigue que la habitación sea lo más silenciosa posible; si afuera hay ruidos molestos, utiliza un dispositivo que los anule o una aplicación de móvil (prueba *Rainmaker Pro* para obtener una gran variedad de sonidos de lluvia). Mantén una temperatura fresca; de dieciséis a veinte grados es lo ideal. Yo duermo en un colchón con un sistema de refrigeración llamado ChiliPad, que facilita mantener la temperatura corporal deseable durante la noche.

Dormir la siesta: A veces, cuando no dormimos todo lo necesario por la noche, echarse una siesta puede ser muy eficaz para ayudarnos a reajustarnos con rapidez. Estar confusos, agotados o adormilados durante el día es señal de «presión de sueño», que indica que la noche anterior no alcanzamos la recuperación óptima. Una buena siesta de veinte minutos (en un lugar oscuro, silencioso y fresco, lejos de los estímulos del ajetreado día) basta para descansar un cerebro agotado, restaurando el equilibrio de importantes sustancias químicas responsables de la actividad neuronal eficiente. Además, cuando seas keto-adaptado descubrirás que el bajón de la tarde se reduce hasta el punto de que no necesitas dormir la siesta tan a menudo.

Elección del momento: Intentaremos acostarnos a la misma hora cada noche. Los importantísimos ciclos de sueño profundo predominan al principio de tu ciclo de sueño, por lo que dormir hasta tarde después de permanecer despierto hasta altas horas no sirve de mucho, aunque durmamos un número de horas similar. En una mañana ideal, despertamos de forma natural, casi al amanecer, sin necesidad de despertador, y nos sentimos descansados y llenos de energía. Si esta no es tu experiencia actual, intenta mejorar tus hábitos nocturnos para que pueda convertirse en realidad cuanto antes.

Levantarse antes de que amanezca, algo que hemos idealizado como señal de un ser auténtico ganador y un deportista muy disciplinado, es otra ofensa a nuestras expectativas genéticas de despertar de forma natural gracias a la salida del sol. Nuestros ritmos circadianos responden al amanecer con una pausada reducción de la melatonina a cambio del aumento de hormonas como la serotonina, que producen sensación de bienestar, y también una conveniente oleada de cortisol. Si la alarma del despertador nos levanta de un salto de la cama antes del amanecer, aumenta de golpe el cortisol de una forma nada conveniente y entramos en un patrón similar al descrito del cortisol nocturno elevado de manera permanente.

CONTROL DEL ESTRÉS: ¡VE MÁS DESPACIO Y CÉNTRATE!

Pido disculpas al batallón de personalidades tipo A, pero reducir el ritmo de vida y relajarse más adelgaza, proporciona energía y nos hace estar en mejor forma, ser más fuertes, más felices y más sanos. Como permanente emprendedor, responsable de mi propio destino, entiendo tan bien como cualquiera la necesidad de la disciplina y de imponerse objetivos;

mantenerse centrado y terminar las cosas contra la constante tentación de caer en las aburridas y pasivas alternativas de ocio de la era digital.

Para aquellos a los que os gusta malinterpretar o criticar mi plataforma, sabed que el estilo de vida primitivo no es una recomendación para que reniegues de tus posesiones mundanas y regreses a la época primitiva; es más bien una sugerencia para que imites los hábitos de vida de nuestros antepasados y los adaptes a la realidad de la vida moderna, dominada por la tecnología. Puedes hacerlo con tantas modificaciones y concesiones como sean necesarias para garantizar que disfrutes al máximo de tu cómoda existencia moderna.

Si bien son evidentes las diferencias entre la dieta estadounidense estándar y nuestros hábitos alimentarios como recolectores y cazadores, hace falta una mayor reflexión para considerar de qué forma nuestras expectativas genéticas para los diferentes patrones del estrés y del descanso de la vida primitiva chocan con el estrés crónico que es la base de la vida moderna. No cabe duda de que nuestros antepasados tuvieron épocas muy duras, pero por lo general vivían de forma muy tranquila en comparación con la vida moderna.

El estrés al que se enfrentaban eran ocasiones, normalmente breves, de estrés agudo que, si sobrevivían a ellas, servían para afinar sus capacidades de supervivencia según la ley del más fuerte. Puede que hoy en día estemos muy lejos de intentar tener una vida apacible; hasta quienes se pasan el día tumbados en la playa se estresan por los recargos cuando se retrasan en los pagos de las tarjetas de crédito.

Sin embargo, puedes hacer uso de la tecnología para que la vida sea más fácil en lugar de más estresante y aplicar las mismas excepcionales dotes para priorizar que utilizaste para terminar los estudios universitarios, dirigir un equipo de ventas o conseguir que los niños cumplan el horario previsto, convirtiendo la salud y el equilibrio en tus prioridades.

Además de estar más activo, de hacer ejercicio de manera sensata en vez de rutinaria, de convertir el dormir en una prioridad y de llevar una dieta baja en carbohidratos y rica en grasas, aquí tienes algunas sugerencias para ayudarte a reducir el estrés de la frenética vida cotidiana y cultivar de manera sana la mente, el cuerpo y el espíritu:

Conectar: Forjemos y cultivemos relaciones sociales positivas e inspiradoras. Esta es una de las señales de longevidad más profundas que se conocen; al mismo nivel que comer, hacer ejercicio y dormir de manera saludable. ¡Me refiero a relaciones vitales e interpersonales, no digitales! Por desgracia, estas últimas han puesto en peligro las otras por primera vez en la historia de la humanidad. Podría resultar útil imaginar nuestras relaciones como un círculo íntimo de familia y amigos cercanos y un círculo social más amplio que integre a compañeros de trabajo, a vecinos, a colegas de entrenamiento o a amigos de nuestras aficiones, de la comunidad o de grupos religiosos. La mayor parte de nuestras energías deberían estar dirigidas a cultivar estos círculos, desviando solo una mínima parte a mantener las conexiones superficiales con grupos más numerosos de gente en las redes sociales.

Dependiendo de la personalidad y preferencias de cada uno, el círculo íntimo podría estar formado por entre seis y doce personas, mientras que el círculo social podría incluir de doce a veinticuatro más. Como es lógico, el núcleo o clan familiar estaría dentro del círculo íntimo, pero podemos decidir incluir o excluir a quien queramos, cuando queramos. El antropólogo y biólogo evolutivo Robin Dunbar describe una relación personal auténtica y fuerte como la «capacidad y disposición de hacerse favores el uno al otro». Aunque no tienes que validar tus relaciones a diario, puedes aplicar el espíritu de este mensaje para centrarte más en pasar tiempo con las personas en vez de en Facebook. Tal como nos recuerda Dunbar: «El contacto humano vale más que mil palabras». Además, imaginar estos círculos y quiénes los componen ayuda a prestar mucha atención a las relaciones que pueden haber llegado a su fecha de caducidad o que podrían beneficiarse con un poco de distancia de vez en cuando.

Disciplina digital: Controla el uso de la tecnología para que te haga la vida más fácil y eficiente, pero jamás te conviertas en su esclavo. Aunque escribir un correo electrónico es mucho más fácil que redactar cartas y lamer sellos, y las redes sociales nos permiten cultivar relaciones a distancia que de otro modo habríamos descuidado, la eficiencia y accesibilidad de la tecnología puede poner en riesgo la salud si no se acatan unos límites realistas. Es de vital importancia clasificar de manera implacable o editar de forma estratégica toda la información a la que estamos expuestos al cabo del día. Nuestra bandeja de entrada, tanto metafórica como real, solo debe aceptar los mensajes más importantes de las personas más importantes. Estaremos muy pendientes de no dejar que la tecnología móvil nos impida comprender dónde estamos, con quién estamos y qué estamos haciendo en cada momento.

Cuando nos llaman por teléfono o recibimos la notificación de un mensaje de texto entrante durante un partido de fútbol de nuestros hijos o mientras tomamos el té con nuestra abuela, permitimos intromisiones en los momentos más inestimables y fugaces de la vida. Si no estás de acuerdo, habla conmigo dentro de diez años, cuando los partidos de fútbol y los tés de la tarde se hayan terminado para siempre. Recuerda la advertencia de Dan Millman, autor de *El guerrero pacífico*: «No existen momentos ordinarios».

Cuando llegue el momento de tratar con la tecnología, nos aseguraremos de centrarnos en una sola tarea de alto rendimiento a la vez en lugar de tratar de hacer muchas cosas al mismo tiempo. Una investigación de la Universidad de Stanford revela que intentar hacer muchas cosas al unísono puede poner en riesgo el aprendizaje, la memoria, la creatividad y la concentración y provocar un aumento de la fatiga mental.

Las investigaciones del MIT indican que la multitarea no existe, porque el cerebro solo puede procesar un flujo de información a la vez. Por tanto, la multitarea es en realidad una rápida desviación de la atención entre tareas. Se puede conseguir esto cuando no hay mucho en juego (por ejemplo, poner sellos en sobres mientras hablamos por teléfono), pero cuando se trata de una tarea exigente, como conducir siguiendo las instrucciones de un sistema de navegación y negociar a la vez un importante acuerdo empresarial, las consecuencias son una disminución del rendimiento y un incremento del estrés.

Cuando nos saturamos, aumentan las probabilidades de que nuestro trabajo se vaya a pique. En lugar de hacer muchas cosas a la vez, debemos centrarnos en nuestras prioridades durante el día y acometer una por una todas las de la lista. Si eres un triunfador responsable de crear contenido original, agrupa tus correos electrónicos y llamadas telefónicas en bloques de tiempo concretos y luego desconéctate cuando sea el momento de ser creativo.

Incluso cuando estés implementando con éxito las estrategias antes mencionadas, es fundamental hacer descansos frecuentes en períodos de máxima concentración. Haz un descanso rápido de uno a tres minutos cada veinte minutos de trabajo intenso, sobre todo si estás atado a una mesa. Levántate, mueve el cuerpo, mira objetos en la lejanía o cierra los ojos y respira profundamente antes de volver al trabajo. Tómate un descanso de diez minutos cada dos horas de máxima concentración y haz cosas que contrarresten tus tareas laborales. Sal a la calle, al sol y al aire fresco, y muévete; una serie rápida de sentadillas o planchas es un modo estupendo de ponerte en forma cuando eres un loco del gimnasio, pero también puedes elegir permanecer en silencio y escuchar tu guía de meditación en un lugar a oscuras. Juega una partida de ping-pong o toca algunos acordes a la guitarra y volverás al trabajo sintiéndote descansado e inspirado

> **Haz un descanso de diez minutos cada dos horas de máxima concentración; sal a la calle, al sol y al aire fresco, ¡y muévete!**

Si pregonas que estás demasiado ocupado para dedicarte a estas actividades que fomentan la productividad y reducen el estrés, debes saber que, si no desconectas con frecuencia, te verás forzado a descansar de forma involuntaria. Estos descansos se presentarán de maneras distintas: tardando en realizar tareas sencillas el doble que cuando estás alerta o distrayéndote con entretenimientos digitales breves —vídeos de YouTube, mirar el Facebook...— o perdiendo el tiempo en el dispensador de agua fría para charlar de deportes o sobre famosos. Desde luego que cualquier tipo de descanso puede ser reparador a cierto nivel, pero las pausas intencionadas favorecen el máximo rendimiento. Si vas a quedarte un rato en el dispensador de agua fría, que sea porque así lo has decidido; has de estar plenamente presente y valorar la oportunidad de relacionarte y marcharte de manera elegante y educada cuando se cumpla el tiempo estimado del descanso.

Después de un día ajetreado y estresante todos nos merecemos relajarnos como nos plazca, incluida la posibilidad de darnos el capricho de elegir entre una gran variedad de ofertas de entretenimiento digital. Sin embargo, deberíamos dar prioridad al sueño y luego retomar tu entretenimiento digital durante el tiempo del que aún dispongamos. Si tenemos tiempo para disfrutar de un programa o dos, o de tres (una de mis innovaciones tecnológicas favoritas de todos los tiempos: ¡un maratón televisivo!), lo haremos. Pero si se va acercando la hora de acostarnos, terminaremos y nos consolaremos sabiendo que el programa seguirá ahí cuando volvamos (¡gracias de nuevo a la tecnología por mejorarnos la vida!).

Aquí van algunos consejos más para combatir el estrés:

Ejercicio: Andar aporta beneficios metabólicos que ya hemos mencionado y es un modo estupendo de aliviar el estrés e incluso de obtener una nueva perspectiva para solucionar problemas. Tus actividades preferidas para estar en forma son la mejor manera de desahogarse y contrarrestar los largos períodos de inactividad en casa y el trabajo. Los aspectos sociales y prácticos de un gimnasio son estupendos, pero nos aseguraremos de incluir ejercicio al aire libre para disfrutar de los beneficios adicionales del aire fresco, los espacios abiertos y la naturaleza.

Diversión: No hay que olvidar que esto de la transformación del estilo de vida tiene que ser divertido. En vez de estresarnos por el total de carbohidratos diarios o por parecer un paria social en la próxima reunión del club de los postres, pensemos en el viaje hacia la dieta cetogénica como una oportunidad para probar interesantes alimentos nuevos, realizar ayunos espontáneos e intuitivos y quizá servir de modelo para otros interesados en la transformación. En cuanto al fitness, hay que tener en cuenta que usar dispositivos de biorretroalimentación de alta tecnología, llevar registros precisos de los entrenamientos y ser constante en el horario está sobrevalorado. En su lugar, podemos salir a la calle, conectar con la naturaleza y valorar cualquier reto físico que nos atraiga.

La propensión a estar siempre conectado no es un defecto de carácter, sino un atributo programado genéticamente que nos mantiene alerta ante los cambios en nuestro entorno que pueden afectar a nuestra seguridad. Sí, el subidón de dopamina que podemos tener cuando corremos a responder un mensaje de texto hoy en día se asemeja a la apremiante reacción de nuestros antepasados al oír un ruido entre los matorrales. Por consiguiente, es esencial ser consciente de nuestras reacciones programadas a la estimulación digital y ser disciplinado para desconectar. Cuando apagamos, nos abrimos a nuevas y emocionantes oportunidades de interaccionar con nuestra pareja, hijos o amigos, hasta el siguiente nivel de importancia. Estar sano, incluso muy en forma y supersano, jamás debería implicar sufrimiento ni privaciones... ¡y puede ser divertido!

Diario de agradecimientos: Mi mujer, Carrie, es muy partidaria de esta costumbre y su pasión ha inspirado a muchos otros para adoptar dicha práctica. Es bueno elegir un momento compatible cada día para dedicar un par de minutos a escribir las cosas por las que estamos agradecidos en la vida. Cumplir con este sencillo y estimulante ejercicio, tal vez antes de acostarnos o todas las mañanas a primera hora, podría convertirse rápidamente en una costumbre capaz de cambiarnos la vida.

Todo es compatible con un diario de agradecimiento: esa asombrosa fiesta de la noche pasada, el coche nuevo, el buen tiempo, la salud de los hijos o el parque del barrio. Tener la capacidad de ser fiel a este ejercicio y realizar entradas diarias coherentes sirve para compensar de forma estupenda la tendencia humana tan común de quejarse. No es broma; los psicólogos afirman que las personas están programadas para compadecerse de los demás. Aunque esto puede ser catártico para las tribulaciones e injusticias de la vida cotidiana, también puede ser destructivo, hasta el punto de quedarnos atrapados contando una historia lacrimógena y escuchar las historias lacrimógenas de otros, como discos rayados.

Tiempo personal: Es esencial cultivar los contactos sociales sanos, pero también es de vital importancia sacar tiempo para uno mismo. No me refiero a refugiarse en la cama con el iPad, sino más bien a desconectar del mundo civilizado por completo; nada de pantallas, nada de gente, tan solo adentrarte en la naturaleza y apaciguar la mente. Aunque disponga de solo cinco minutos, disfruto saliendo al patio trasero y contemplando la ciudad a lo lejos o haciendo *slackine* (caminar en equilibrio sobre una ancha cuerda floja), dedicándome por completo a apaciguar mi mente y a equilibrar mi cuerpo. Hacer una excursión en solitario (desde una caminata de dos horas hasta un viaje de mochilero de dos semanas) puede ser muy vitalista y relajante de un modo diferente a hacer senderismo con un compañero o un grupo social.

Verdadera motivación: Cultivaremos una motivación verdadera para todos los objetivos de la transformación. Esto conlleva sentir un profundo amor y aprecio por el proceso —comer sano, hacer ejercicio de manera sensata, priorizar el sueño y todo lo demás— y no ligar la felicidad o autoestima al resultado. Este consejo se representa de forma gráfica con objetivos relacionados a la composición y el estado de forma corporal. Las personas a dieta que se obsesionan con la báscula y experimentan resultados decepcionantes a menudo caerán en conductas autodestructivas, porque sus motivaciones no son puras. Lo mismo ocurre con los deportistas que se desaniman y se preocupan cuando pierden frente a un contrincante superior.

No hay que olvidar las palabras de Johnny G en el capítulo 1: «El verdadero éxito solo puede llegar cuando tus esfuerzos son naturales, agradables y fáciles de mantener». Aunque es necesario realizar diversos sacrificios a fin de lograr todo tipo de destacados objetivos de rendimiento máximo y no podemos divertirnos todo el tiempo, es valioso dar un paso atrás con frecuencia y hacernos a nosotros mismos la pregunta global: ¿Es este viaje divertido y gratificante en general y trae felicidad a mi vida? Si la respuesta es «no», o incluso un «quizá», no es lo bastante bueno. Es hora de hacer algunos cambios. Unas veces se trata de cambiar los mecanismos, como abandonar el tan competitivo club de ciclismo y disfrutar más de tranquilas salidas en solitario. Otras veces un cambio de actitud hará maravillas, como dejar de pensar en uno mismo y permitirnos volver a descubrir la diversión y las motivaciones verdaderas.

¡TE VEO EN EL OTRO LADO!

Con tu transición para pasar de quemar carbohidratos a quemar grasa en pleno funcionamiento y las conductas de apoyo a punto, estás listo para dar el siguiente paso hacia la dieta cetogénica. El capítulo 8 evalúa tu estado de forma metabólico y enumera los últimos preparativos para el comienzo antes de empezar tu primera tentativa formal de lograr la cetosis nutricional en el capítulo 9.

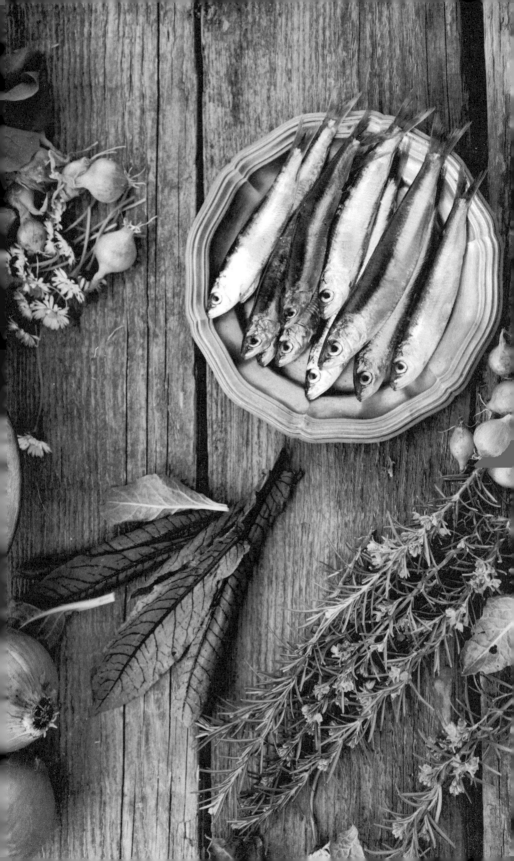

TERCERA PARTE

La dieta cetogénica

8

¿Estás listo?
Últimos preparativos antes del comienzo

La exitosa consecución del reajuste metabólico de 21 días ha regulado los genes quemagrasa y ha sentado unas magníficas bases para realizar la primera incursión en la cetosis nutricional. Quienes estuvieran atrapados en la dependencia de los carbohidratos es probable que hayan dejado atrás la parte más dura de este viaje y que el resto sea cuestión de poner a prueba, evaluar y afinar, así como crear un plan de alimentación a largo plazo. Para estar seguros de que conseguimos adoptar la dieta Keto, es hora de desafiar los límites actuales de nuestra flexibilidad metabólica y estimular algunas mejoras más. Para ello practicaremos el ayuno por la mañana hasta que tengamos hambre de verdad y quizá, si estamos en buena forma, realizaremos entrenamientos rápidos para acelerar la adaptación. En cuanto hagamos algún progreso auténtico en esta área y alcancemos algunos objetivos impresionantes (como sentirnos cómodos y llenos de energía mientras hacemos un ayuno de dieciséis horas), podremos entrar con paso firme en la cetosis nutricional utilizando las directrices del siguiente capítulo.

Al final de este capítulo hay un examen de mitad de curso que puedes hacer para determinar tu disposición para entrar en la cetosis nutricional. Las preguntas se han preparado en colaboración con la doctora Cate Shanahan y son mucho más que un simple examen de la universidad cetogénica. Debido a las diferencias de cada individuo en la forma de producir y utilizar las cetonas, es probable que las respuestas subjetivas a estas cuestiones metabólicas sean más significativas que las cifras que arroja un aparato para medir el nivel de cetonas en sangre o en el aliento. Por ejemplo, los doctores Shanahan, Attia, D'Agostino y otros han mencionado que algunos entusiastas de la dieta cetogénica, sobre todo deportistas bien preparados, suelen dar lecturas bajas de cetonas en la sangre a pesar de seguir las directrices dietéticas. La doctora Cate hace las siguientes conjeturas:

> Es posible que el deportista produzca una cantidad significativa de cetonas, pero los tejidos las absorben con tanta rapidez y eficacia que los niveles sanguíneos no suben demasiado. Es un sistema de sincronización eficiente en un espécimen metabólicamente eficaz. Aunque no se habla a menudo de este fenómeno, a nivel científico se sabe que nuestro cuerpo regula la producción de todo lo que impide el derroche de eficiencia del exceso de producción. Parece que la producción de cuerpos cetónicos se regularía del mismo modo.
>
> Además, puede que se den índices más elevados al inicio de la fase de keto-adaptación porque los músculos y el cerebro ansían su habitual fuente de energía, que es la glucosa, y el cuerpo intenta con todas sus fuerzas abastecer sus necesidades energéticas mediante las cetonas. Más tarde, cuando los músculos consiguen más enzimas implicadas en la betaoxidación de los ácidos grasos, las cetonas pueden ser utilizadas de manera preferente por el cerebro, y cuando se toma la lectura se encuentran niveles más bajos circulando en la sangre.

Estudios de laboratorio realizados por los doctores Phinney y Volek confirman este fenómeno: cuando los niveles de cetonas en la sangre son elevados, los músculos utilizan más cetonas. Cuando los niveles en sangre son más bajos, el cerebro emplea un porcentaje mayor de cetonas y los músculos queman de forma eficiente sobre todo ácidos grasos.

Aunque yo apoyo que se realicen lecturas frecuentes de cetonas y glucosa en sangre para ver los efectos de diferentes hábitos de alimentación, de ejercicio y de sueño, debemos asegurarnos de concederles la importancia adecuada a las diversas evaluaciones subjetivas racionales sobre si el viaje cetogénico está funcionando. El medidor Precision Xtra mencionado en el capítulo 1 puede medir los cuerpos cetónicos y la glucosa. No te preocupes, las tiras reactivas que miden la glucosa cuestan céntimos, a diferencia de las tiras que miden las cetonas. Además, busca en internet las mismas tiras para medir las cetonas a precios de ganga.

MAÑANAS DE AYUNO

El modo más sencillo de forjar una disposición para adoptar la dieta cetogénica es retrasar la primera comida del día hasta que el hambre surja de forma natural. Esta sencilla e instintiva estrategia acelerará los genes quemagrasa y quemacetonas, mejorará la sensibilidad a la insulina y preparará al organismo para adoptar unos hábitos de alimentación bajos en carbohidratos o cetogénicos para el resto del día. Cuando actuamos haciendo caso al hambre que sentimos en lugar de buscar un horario fijo para ayunar nos liberaremos de la presión y la ansiedad que a menudo pueden provocar que nos rebelemos cuando la fuerza de voluntad flaquee o perdamos interés ante tanta rigurosidad. Con este enfoque de esperar al momento en que el hambre aparece de manera espontánea, podemos permitir que los avances se den de forma natural en vez de forzarlos. Esto es importante porque con la capacidad metabólica, así como con la forma física, se suele avanzar de un modo un tanto caótico. Nos puede dar la sensación de estar realizando progresos constantes, estancándonos a pesar de nuestra dedicación y esfuerzo, y después hacemos un avance enorme de repente.

Además, debido a las numerosas variables de estrés de la vida cotidiana, algunos días son mejores que otros para forzar los límites de la salud metabólica. Por ejemplo, yo me siento muy cómodo comiendo en un corto período de tiempo en el cual ayuno habitualmente durante períodos de dieciocho horas sin problemas, aunque realice un entrenamiento intenso o viaje en avión. Sin embargo, ciertos días el hambre me ataca por la mañana, quizá debido a algunos factores desencadenantes curiosos. Por ejemplo, si tengo un evento en el que he de hablar en público, mi energía nerviosa a veces se manifiesta en forma de hambre. También soy consciente de que las mañanas en que hago poco o nada de ejercicio me suele entrar hambre antes. Esto podría parecer ilógico, porque en el paradigma de los carbohidratos el ejercicio lleva a la disminución del glucógeno, que provoca el hambre. No obstante, sospecho que el ejercicio incrementa la oxidación de los ácidos grasos y las cetonas y, de ese modo, me permite mantenerme de fuentes internas de energía durante más tiempo que si hubiera hecho ejercicio.

Con este enfoque de esperar a que el hambre surja de forma natural, básicamente tomamos lo que la mente y el cuerpo nos dan cada día, lo hacemos lo mejor posible con el plan de alimentación, de ejercicio, de sueño y de control del estrés y dejamos que el progreso ocurra de un modo natural.

Si te inquieta la idea de saltarte de manera habitual la comida matutina, céntrate en evitar los carbohidratos en el desayuno y disfruta de una tortilla con alto poder saciante u otro preparado apetecible, con un contenido bajo o nulo de carbohidratos. Esto te ayudará a mantener el estupendo ímpetu que te invade cada día gracias a un ayuno nocturno, pero también cubrirá tus crecientes necesidades de energía de la mañana. Con el tiempo, es muy probable que experimentes una disminución del apetito por las calorías matinales y que puedas intentar el ayuno, consumir café rico en grasa, un suplemento de cetonas o mantener la tortilla como tu comida preferida.

Por otro lado, cuando despiertas y te tomas un zumo de naranja y cereales con rapidez, disparas la insulina, inhibes la producción de cetonas (incluso aquellos que no están keto-adaptados producen unas pocas cetonas cada mañana, hasta que comen el primer bocado de carbohidratos), acumulas grasa y envías a tus genes el mensaje de que los carbohidratos van a ser tu fuente de combustible habitual durante el resto de tu ajetreado día. Por esto, Shanahan dice que es vital no solo controlar la ingesta total de carbohidratos, sino también establecer el momento justo en que se consumen para favorecer la adaptación a quemar grasa.

Como ya hemos dicho, puede que la mañana sea un mal momento porque estamos en modo quema de grasa después de descansar durante un prologado período de tiempo e interrumpimos de forma brusca la pauta con un desayuno rico en carbohidratos. Por el contrario, cuando ingerimos carbohidratos después de un prologado ayuno o antes o después de un entrenamiento exigente, estos irán de forma prioritaria a reabastecer los vacíos depósitos de glucosa, y de ahí que no haya una perjudicial subida de insulina.

Asimismo, por la noche, después de un día ajetreado, en el mejor de los casos uno en que hayamos realizado muchas horas de ayuno y disfrutado de sus beneficios, Shanahan teoriza que está bien disfrutar de algunos carbohidratos nutritivos. «Provocar una respuesta a la insulina en estas circunstancias puede ayudar a recuperarse del ejercicio y puede mejorar la sensibilidad a la insulina manteniendo las células adaptadas y alerta para responder a las señales de que la insulina trata de suministrar nutrientes a las células», explica la doctora.

Al principio, el momento en que el hambre surge de forma natural podría darse a los treinta minutos de haber despertado. De ser así, anota el tiempo, relájate y disfruta de tu comida, confía en el proceso e inténtalo otra vez al día siguiente. A medida que los beneficios y el impulso creado por el reajuste metabólico de 21 días se vayan fortaleciendo, serás capaz de saltarte o retrasar las comidas sin experimentar las perturbadoras sensaciones de un bajón de azúcar. Abstenerse del habitual consumo de calorías matutino cuando no tengas hambre de verdad exigirá cierta concienciación, pero no deberías alargarlo hasta el punto de pasarlo mal o sufrir una disminución de la energía.

Muchas personas del mundo keto-adaptado abogan por la ingesta de calorías grasas por la mañana, como un café que contenga mantequilla, aceite de coco o aceite MCT. Meter algunas calorías grasas en el organismo para quemarlas podría hacer que sea más fácil prolongar hasta la tarde el momento de ingerir una comida de verdad. Dado que no estamos consumiendo calorías procedentes de los carbohidratos, un café o un té con un alto aporte graso no hará peligrar los objetivos de convertirnos en keto-adaptados.

Otros argumentan en contra de consumir café con alto contenido graso porque la carga calórica puede ser significativa, pero de un valor nutricional mínimo en comparación con un desayuno compuesto por huevos y vegetales, por ejemplo. Al igual que muchos otros elementos del método de la dieta de reajuste cetogénico, los principios orientativos serán la experimentación y las preferencias personales, aunque respetando las directrices y restricciones de un plan de alimentación keto-adaptado.

> Ayunar hasta que el hambre surja de manera natural es el modo más sencillo de poner a punto la adaptación a la quema de grasa.

En cuanto a los objetivos de puesta a punto de este capítulo, sugiero abordar el reto al estilo de los vaqueros y no consumir ninguna caloría después de la última comida o tentempié (procurando finalizar las cosas temprano, lo que también facilita el dormir bien), hasta que el hambre surja de forma natural a la mañana siguiente. Se puede consumir agua, café o té, pero no aderezar la bebida con nada que no sea un chorrito de limón o de nata. Aquí permito otra excepción: un suplemento de cetonas por la mañana, algo que se explica en detalle en el siguiente capítulo.

Después de despertar y lanzarnos a un nuevo y ajetreado día deberíamos prever unos niveles normales de concentración y energía al sumergirnos en la rutina matinal sin tener sensación de hambre ni irrefrenables deseos de comer. En un momento dado empezaremos a pensar en la comida o experimentaremos verdadera sensación de hambre, como cuando gruñe el estómago. Es el momento de disfrutar de un tentempié o de una comida de verdad. Lo ideal sería que fuera baja en carbohidratos para que no interrumpa la dinámica que has creado con el ayuno. Sé consciente de que no es un ayuno forzado, en el que te esfuerzas por cumplir con un tiempo predeterminado antes de permitirte tomar un bocado. El objetivo es generar resultados auténticos que revelen cuánto tiempo puedes pasar tranquilamente antes de sentir ganas de comer, aunque al principio no sea mucho.

Aquí tienes algunos criterios que hay que tener en cuenta mientras avanzas hacia la dieta Keto:

12 horas (por ejemplo, de 20.00 a 8.00): necesita mejorar: Si te levantas y sientes hambre o experimentas momentos en que la energía decae en las primeras horas de la mañana, reflexiona sobre lo que comiste la noche anterior o los tentempiés o dulces de altas horas de la noche. Si eran ricos en carbohidratos y estimulaban la insulina, puede que a la mañana siguiente experimentes un aumento de las hormonas que controlan el hambre y que hacen peligrar la capacidad quemagrasa. Lo mismo ocurre si has dormido mal.

14 horas (de 20.00 a 10.00): bien: Te has esforzado mucho para escapar de la dependencia de los carbohidratos y es probable que estés durmiendo bien y no te atraques de carbohidratos la noche anterior.

16 horas (de 20.00 a 12.00): muy bien: Este es un hábito muy habitual entre muchos entusiastas de la vida ancestral, conocido como «intervalo alimentario comprimido». Si puedes hacer esto una o dos veces a la semana, sin duda estás listo para intentar la cetosis nutricional.

Aunque excedas el umbral de carbohidratos de la dieta cetogénica con tu comida después de doce, catorce o dieciséis horas, no anula los beneficios de las muchas horas de ayuno (autofagia, control de la inflamación, reducción de la grasa, etc.) que disfrutarás cada día. Hay muchos entusiastas de la vida ancestral que comen de 50 a 150 gramos de carbohidratos al día en un intervalo alimentario comprimido y gozan de una salud excepcional. Por supuesto, esto da por hecho que estás evitando los azúcares, los cereales y los aceites malos y que no estás consumiendo proteínas en exceso.

Si eres un fiel entusiasta del deporte, puedes poner a punto tu adaptación a la quema de grasa y mejorar tu estado de forma metabólico realizando entrenamientos en estado de ayuno. Es mejor plantearse este plan de acción cuando ya gozas de una sólida base física. Desde luego, no es necesario ser un fanático del ejercicio para adoptar la dieta cetogénica con éxito y, de hecho, el segmento de población con obesidad mórbida es probablemente el que más beneficios puede obtener al adoptar la dieta Keto. Sin embargo, si estás en forma y quieres acelerar con rapidez tu keto-adaptación, puedes probar a realizar entrenamientos en estado de ayuno antes de entrar en cetosis nutricional y explorar el plan en más profundidad después de que hayas completado tu período de cetosis nutricional. Durante tu primer intento de adoptar los hábitos cetogénicos puede que te veas abocado a moderar tus entrenamientos generales (¡y sobre todo evitar los patrones rutinarios!) para garantizar que la reducción de la ingesta diaria de carbohidratos a 50 gramos no sea más dura de lo que ha de ser.

Un entrenamiento en estado de ayuno de nivel principiante entraña realizar un mantenimiento deportivo básico a primera hora de la mañana, que supone un ayuno de unas doce horas. A un extremo y otro de este ejercicio básico estándar hay rutinas de recuperación (más fáciles y cortas que los entrenamientos de mantenimiento) y rutinas avanzadas (ejercicios que son lo bastante dificultosos o prolongados como para favorecer una mejora del estado de forma actual). Por ejemplo, un ciclista de resistencia competente podría considerar que ejercitarse de una hora y media a dos horas y media a un ritmo aeróbico es una carrera básica. Un entrenamiento avanzado sería como el acontecimiento del siglo, una carrera organizada de 160 kilómetros o una prueba de una hora de duración a un ritmo cardíaco en el umbral anaeróbico. Una carrera de recuperación sería de una hora o menos de duración en terreno llano y a un ritmo cardíaco aeróbico muy por debajo del ritmo cardíaco máximo de entrenamiento aeróbico.

Es probable que ya hagas entrenamientos básicos en estado de ayuno como parte de tu rutina, así que puedes avanzar un poco ayunando durante un período de tiempo significativo después del ejercicio o aumentando la duración o dificultad de los entrenamientos. En el capítulo 10 encontrarás planes de acción avanzados para hacer ejercicio en estado de ayuno.

EL EXAMEN DE MITAD DE CURSO DE LA DIETA KETO

Las siguientes preguntas subjetivas te ayudarán a valorar tu nivel de disposición para adoptar la dieta Keto. La doctora Cate Shanahan, cuyo método para perder peso supervisado médicamente incorpora un equipo de medición de última generación para controlar los niveles y variables que afectan a la oxidación de las grasas a tiempo real, defiende sin embargo la precisión y la importancia de las evaluaciones subjetivas.

Puntúa las siguientes preguntas de forma sincera en una

escala del 1 al 10, en la que 1 equivale al fracaso y 10 a un completo acuerdo con la pregunta. Si el resultado total es igual o superior al 75 por ciento (90 puntos de un total de 120), estás listo para comenzar un período de cetosis nutricional; lo ideal es un compromiso mínimo de seis semanas, como recomienda el doctor Dom D'Agostino.

Si estas descripciones están aún fuera de tu alcance y tu resultado es inferior al 75 por ciento, no pasa nada por tener paciencia y explorar un poco más en los ayunos matutinos y los entrenamientos en estado de ayuno y dar a tus genes y procesos hormonales más tiempo para pasar de los carbohidratos a las grasas. Con dos o tres semanas más en tu haber, haz de nuevo el examen a ver si puedes superar de verdad el 75 por ciento. Dado que tu compromiso con la dieta cetogénica es importante, querrás estar del todo seguro de que estás en plena forma antes de ir a por ello.

Aunque es muy importante llevar un seguimiento de los niveles de glucosa y cetonas en sangre para validar la salud metabólica, es muy probable que los marcadores subjetivos sean un modo más efectivo de evaluar la disposición y los progresos.

Como se aborda en detalle en el siguiente capítulo, existe una gran complejidad, diferencias individuales y ambigüedad cuando se trata de hacer un seguimiento en números. Recuerda la paradoja de los deportistas altamente entrenados que a menudo arrojan bajas lecturas de cetonas en sangre porque están fabricando y utilizando las cetonas de modo muy eficiente. Tómate tu tiempo para dar respuestas sinceras y meditadas a cada pregunta. Con tu aprobado, puedes entonces avanzar a la siguiente sección para resumir los detalles de tu intento de entrar en cetosis nutricional.

Examen de la dieta Keto

Reajuste metabólico de 21 días

Anota tu puntuación al lado de cada una de estas preguntas en una escala del 1 al 10, en la que 1 corresponde a fracaso y 10 a que estás completamente de acuerdo.

____ 1. ¿Has eliminado por completo los azúcares y los cereales de tu dieta, incluyendo los productos naturales como la miel y el agave, y comes 150 gramos de carbohidratos al día o menos?

____ 2. ¿Has eliminado por completo de tu dieta los aceites vegetales refinados?

____ 3. ¿Llevas una cómoda rutina en la que comes una variedad de alimentos ricos en nutrientes en una composición de macronutrientes de ingesta rica en grasa, moderada en proteínas y muy baja en carbohidratos?

____ 4. ¿Realizas ejercicio cardiovascular óptimo tanto en tu actividad diaria y en entrenamientos aeróbicos estructurados a un ritmo cardíaco según la fórmula 180 menos tu edad?

____ 5. ¿Realizas entrenamientos de alta intensidad que incluyen ejercicios funcionales de todo el cuerpo y haces esprints de vez en cuando?

____ 6. ¿Tienes unos excelentes hábitos de sueño, en los que se incluye reducir al mínimo la luz artificial y la estimulación digital después de la puesta de sol; mantener un entorno sencillo, oscuro, tranquilo y fresco; seguir pausados y relajantes rituales a la hora de dormir; y tener una hora de acostarse y de levantarse coherente?

—— 7. ¿Consigues controlar el estrés con eficacia, incrementando la actividad diaria y los descansos regulares en tareas que requieren una concentración máxima, controlando el uso de la tecnología, incluyendo desconectar para disfrutar del momento presente, disfrutando de tiempo de calidad para tu vida social y personal, expresando gratitud cada día y asegurándote de cultivar una motivación pura y divertirte en el camino hacia la transformación de tu estilo de vida?

Ayuno

—— 1. ¿Puedes sobrellevar frecuentes períodos de ayuno de doce a catorce horas (durante la noche) y prolongarlo hasta dieciséis horas (por ejemplo, de 20.00 a 12.00 del día siguiente) con energía y concentración estables?

—— 2. ¿Puedes saltarte la comida o comer solo un pequeño tentempié rico en grasa y seguir adelante de forma productiva hasta la cena?

Energía/metabolismo

—— 1. ¿Estás completamente libre de episodios de subidas y bajadas, que se caracterizan por un fuerte deseo de azúcar, gratificaciones de dulces y chucherías con un elevado contenido en carbohidratos, somnolencia vespertina, tras la comida, o agotamiento a primera hora de la noche, cuando te derrumbas durante un rato después de llegar a casa?

—— 2. ¿Casi nunca notas que tus niveles de estado de ánimo y de concentración se ven afectados por la comida de un modo negativo?

____ 3. ¿Casi nunca sientes un hambre voraz, digamos un par de veces o menos por semana?

Puntuación máxima posible: 120
Aprobado: 90 (75%)

____ **Tu puntuación**
____ **Tu porcentaje** (tu puntuación dividida por 120; ejemplo: 90/120 = 75%)

9

¡Adopta la dieta Keto!

Si has completado un excelente reajuste de 21 días y has logrado un resultado del 75 por ciento o más en tu examen cetogénico, te puedo asegurar con total confianza que ya has superado la parte más difícil. Con la grasa dietética o acumulada como tu principal fuente de energía, has entrado en una nueva y fabulosa dimensión de la salud, del máximo rendimiento y potencial de longevidad. Si el compromiso a tu condicionamiento metabólico de referencia es a largo plazo, con pautas de alimentación al estilo ancestral, puedes evitar la lucha y el sufrimiento del aumento de peso, los elevados factores de riesgo y los patrones de fatiga/enfermedad/desgaste físico provocados por la dependencia de los carbohidratos.

Ha llegado el momento de incluir objetivos más ambiciosos relativos a la salud, la composición corporal y el rendimiento máximo. La cetosis nutricional exigirá gran disciplina, concentración y control cada día, pero las hormonas que regulan el apetito se normalizarán hasta el punto de que no tendrás que pasarlo mal por culpa del hambre y las privaciones del familiar modelo de una dieta que restringe el número de calorías. Si necesitas perder otros dos, cuatro u ocho kilos de grasa para lograr tu meta personal, una fase de alimentación cetogénica te preparará para conseguirlo mejor que nada que hayas intentado.

Estar keto-adaptado puede mantenerte en tu composición corporal ideal de forma indefinida, aunque varíe la cantidad de ejercicio que practiques. Los efectos antiinflamatorios de la quema de cetonas, parecidos a los de los medicamentos, podrían también ayudarte a mejorar enfermedades inflamatorias o autoinmunes persistentes. Se pueden realizar algunos grandes cambios en los perfiles lipídicos en sangre para salir de las categorías de riesgo de padecer enfermedades. Se puede experimentar un rendimiento máximo del cerebro gracias al mejor suministro de oxígeno y a la activación de neuronas. Por último, se pueden intentar grandes avances en el desempeño deportivo, tanto si es de resistencia como de fuerza o de potencia.

Todos estos magníficos beneficios están disponibles solo si de verdad hacemos los deberes y mostramos claros signos de que estamos ajustados y listos para la cetosis nutricional. Si nos sumergimos de lleno en el mundo de la reducción extrema de carbohidratos, partiendo de una dependencia residual leve o como una persona estresada con unos hábitos laborales frenéticos, falta de sueño y/o hábitos de ejercicio insuficientes o rutinarios, lo más frecuente es estallar y venirse abajo. Estas personas ambiciosas pero mal preparadas suelen encontrarse cansadas, con hambre y se rinden en su empeño de adoptar la dieta cetogénica transcurridas tres semanas... si es que llegan tan lejos. Después de estallar, muchas de ellas entran en la batalla de las redes sociales, buscan excusas para justificar su fracasado experimento y caen de nuevo en la dependencia de los carbohidratos, a un nivel que va desde leve hasta significativo. ¡Asegurémonos de que este no sea tu destino!

Relájate, respira hondo ahora mismo y date cuenta de que no tiene nada de malo emplear otro par de semanas, o tres, en modo reajuste y volver a realizar el examen de mitad de curso más tarde. Recuerda que estamos hablando de perfeccionar una eficiencia metabólica que dure el resto de tu vida.

Esto es lo más importante sobre la dieta Keto: comprométete de forma sincera a un mínimo de seis semanas acatando un estricto límite de 50 gramos brutos de carbohidratos al día (20 si no eres activo, y no te olvides de que puedes excluir los vegetales sin almidón y los aguacates), junto con un objetivo de proteínas de alrededor de 1,5 gramos por kilo de masa magra al día. Debido a la fragilidad de la capacidad del hígado para fabricar cuerpos cetónicos, el consumo ideal de carbohidratos es de cumplimiento obligatorio todos los días. Si ingieres 100 gramos de carbohidratos al día, inhibirás la producción de cetonas durante un tiempo (hay diversidad de opiniones a este respecto; ¡algunos expertos sugieren que se puede tardar varios días en volver al buen camino después de un solo atracón de carbohidratos!), a pesar de que al día siguiente consumas 0 gramos para mantener la proporción de 50 (aunque no es una mala idea si te descarrías).

Con el consumo ideal de proteínas tienes más flexibilidad, ya que se puede calcular durante el curso de una semana o de un mes. Vamos a establecer el estricto objetivo de no exceder nunca los 2,2 gramos por kilo de masa magra al día y el objetivo de hacer una media de 1,5 gramos por kilo.

> Acata un límite de 50 gramos de carbohidratos al día, junto con un consumo de proteínas ideal de 1,5 gramos por kilo de masa magra al día.

Mantener la cetosis nutricional no será fácil sin datos fiables sobre el consumo de macronutrientes, así que ha llegado el momento de empezar a llevar un diario y aprender a utilizar las calculadoras de macronutrientes online. También resultará útil tener unos conocimientos básicos de los valores de carbohidratos, proteínas y macronutrientes generales de los alimentos aceptados en la dieta cetogénica para calcular sobre la marcha los 50 gramos de carbohidratos o el consumo ideal de proteínas. En próximas secciones de este capítulo hablaremos sobre el aporte de macronutrientes de muchos alimentos aceptados en la dieta Keto, junto con tablas que separan los valores de carbohidratos y de proteínas.

Con los estrictos parámetros de carbohidratos y proteínas, la grasa se convierte en la variable clave para proporcionar total saciedad dietética en todo momento y también que manipular a fin de facilitar la reducción de grasa siempre que se desee. Aun con las rigurosas directrices sobre carbohidratos y proteínas, se puede disfrutar de una dieta rica y muy saciante, que incluye alimentos con un elevado aporte de grasas nutritivas naturales: carne, pescado, aves y huevos; frutos secos, semillas y sus mantequillas derivadas; vegetales grasos, como los productos derivados del coco, los aguacates y el aceite de aguacate, las aceitunas y el aceite de oliva; productos lácteos con un elevado contenido graso como la leche sin procesar, el queso, el requesón, el queso de untar y la nata; y el chocolate negro con un 85 por ciento o más de cacao.

Es importante asumir desde el principio que las tres primeras semanas pueden ser duras, sobre todo si se pasa con rapidez de la dependencia de los carbohidratos a un modelo de alimentación ancestral en el que el consumo de carbohidratos está en torno a los 150 gramos al día y ahora se intenta bajar de golpe a 50 gramos. Recuerda el comentario del doctor D'Agostino acerca de que la gente que fracasa suele echarse atrás más o menos a las tres semanas, ¡justo cuando las cosas están a punto de resultar más fáciles! Y, además, la marca de las seis semanas es cuando experimentarás los transformadores beneficios en el rendimiento deportivo, la pérdida de peso, la claridad mental o la corrección de los factores de riesgo de sufrir enfermedades.

CUENTA LOS CARBOHIDRATOS CON ATENCIÓN

Lo más seguro es que durante tu reajuste metabólico de 21 días reduzcas tu consumo de carbohidratos de los niveles de la dieta estadounidense estándar a menos de 150 gramos al día, debido a un abundante consumo de vegetales; una ingesta sensata de fruta; carbohidratos ricos en nutrientes como los boniatos, el arroz salvaje y la quinoa; carbohidratos secundarios procedentes de los frutos secos, las semillas y sus mantequillas; productos lácteos grasos y chocolate negro con un 85 por ciento de cacao; y puede que algunas excepciones aquí y allá, como una tortilla de maíz o un rollito de sushi. Si no practicas ejercicio de manera regular y quieres adoptar la dieta cetogénica, muchos expertos recomiendan limitar el consumo de carbohidratos a 20 gramos al día. Si barajamos la cifra de 50, hay que ser conscientes de que no tenemos que proponernos llegar al límite cada día. Entrar en el siguiente nivel para bajar de los 50 gramos de carbohidratos entraña lo siguiente:

- **Cero cereales, azúcares o bebidas azucaradas:** lo siento, Starbucks: el número de chorritos de tus exóticos tés y cafés es de cero cuando adoptas la dieta cetogénica.
- **Poca fruta o nada:** Esta es solo una medida temporal para garantizar que adoptas la dieta Keto con éxito. Con el tiempo, incluso cuando permanezcas en cetosis

durante períodos prolongados, podrás disfrutar de un consumo sensato de fruta de temporada, sobre todo frutas silvestres con un bajo índice glucémico y un alto poder antioxidante.

- **Poco o nada de vegetales que crecen bajo tierra, ricos en nutrientes:** Los vegetales que crecen bajo tierra y los tubérculos como las batatas y los boniatos, las calabazas pequeñas, los nabos, las zanahorias y las remolachas son más amiláceos y habrá que eliminarlos de manera temporal o consumirlos con moderación durante tu empeño cetogénico. Lo mismo vale para el arroz salvaje y la quinoa, aceptados por otra parte en la alimentación ancestral.

- **Seleccionar los carbohidratos secundarios:** Puedes aumentar de forma gradual y superar los 50 gramos si te pasas con los frutos secos, las mantequillas elaboradas con dichos alimentos, el chocolate negro con un 85 por ciento de cacao, el yogur natural y la leche de coco. Hay que ser moderado y selectivo. Si eres propenso a pasarte de la raya, haz hincapié en las deliciosas recetas de tentempiés y postres del capítulo 12, en las que predominan las grasas y son bajas en carbohidratos.

Tabla de carbohidratos: Aquí puedes echar un rápido vistazo a los niveles de carbohidratos de varios alimentos aceptados en la dieta Keto. (Casi todos los cálculos están sacados de fitday.com; encontrarás diferencias en los cálculos dependiendo de la calculadora de macronutrientes que uses.)

Lácteos y otras proteínas/grasas	Cantidad	Carbohidratos
Queso cheddar o colby	1 taza	3 g
Queso feta	1 taza	6 g
Leche de coco entera	1 taza	12 g
Copos de coco	½ taza	7 g
Requesón	½ taza	4 g
Queso de untar	½ taza	5 g
Chocolate negro 85 % cacao	40 g-⅓ de barra	13 g
Huevos		Pocos o cero carbohidratos
Grasas y aceites		Pocos o cero carbohidratos
Carne, pescado, aves		Pocos o cero carbohidratos
Yogur griego entero	⅔ de taza	5 g

Frutas	Cantidad	Carbohidratos
Aguacate	⅓ mediano	4 g (neto total 19 g)
Plátano verde	1 mediano	5 g
Plátano amarillo	1 mediano	27 g
Moras	½ taza	7 g
Arándanos	½ taza	7 g
Frambuesas	½ taza	7 g
Fresas	½ taza	6 g

Frutos secos, semillas y sus mantequillas derivadas	Cantidad	Carbohidratos
Almendras	½ taza	6 g
Mantequilla de almendras	2 cucharadas	6 g
Mantequilla de anacardos	2 cucharadas	9 g
Nueces de macadamia	½ taza	9 g
Nueces pecanas	½ taza	7 g
Pipas de calabaza	½ taza	7 g
Semillas de sésamo	½ taza	9 g
Pipas de girasol	½ taza	14 g
Nueces	½ taza	6 g

Vegetales (cocinados salvo cuando se indique lo contrario)	Cantidad	Carbohidratos
Brócoli	1 taza	7 g
Coles de Bruselas	1 taza	11 g
Repollo	1 taza	8 g
Lombarda	1 taza	7 g
Acelgas	1 taza	6 g
Pepino (crudo)	1 taza	3 g
Kale	1 taza	6 g
Colinabo	1 taza	11 g
Pimiento verde	1 taza	4 g
Pimiento rojo	1 taza	6 g
Espinacas	1 taza	7 g
Tomate	1 taza	10 g

PROTEÍNAS BÁSICAS

Aquí tienes algunos consejos para garantizar que no excedes el consumo diario recomendado de 1,5 gramos por kilo de masa magra:

No te pases con los suplementos de proteínas: Los sustitutos de comidas en polvo ricos en proteínas o la proteína en polvo con suero de leche, soja, huevo o fuentes de proteína vegetal se pueden utilizar de vez en cuando como un agradable añadido a un smoothie equilibrado de macronutrientes (sobre todo suero de leche; las otras fuentes son inferiores), pero pueden incrementar tu nivel de proteína durante la cetosis si te excedes.

Da más importancia a los alimentos animales ricos en grasa: Respeta nuestra tradición ancestral de consumir animales, aprovechándolo todo. Elige carne picada con el mayor contenido graso, no con el menor. En vez de pechuga de pollo supermagra, cocina un pollo entero y luego haz caldo con el esqueleto. No hagas cambios intencionados en los alimentos ni en las comidas para que contengan un alto aporte de proteína. No solo reniegues de los huevos blancos, las carnes extramagras o cualquiera receta o combinación de alimentos que conceda una relevancia excesiva a las proteínas (reduciendo a menudo el contenido en grasa) mientras lleves una alimentación cetogénica, sino también en todo momento. Este enfoque hace que tus niveles de macronutrientes sean mucho más respetuosos con la dieta cetogénica y aumenten de forma drástica el valor nutricional de tu dieta.

Cálculo personal: Establece tu consumo personal de proteínas ideal en 1,5 gramos por kilo de masa magra al día.

Mi peso corporal total: _____

Mi porcentaje de grasa corporal estimado o real: _____

Grasa calculada (el porcentaje de grasa corporal × el peso corporal): _____

Masa muscular calculada (el peso corporal total menos la grasa): _____

Media de consumo de proteína en gramos (1,5 g × la masa muscular): _____

Proteínas diarias en gramos: _____ Calorías diarias de proteínas (g × 4): _____

A efectos prácticos, ¿qué supone 1,5 gramos de proteína por kilo de masa muscular? En primer lugar, consideremos los extremos superiores e inferiores de la masa muscular magra. Un varón delgado y musculoso de casi 90 kilos con un 10 por ciento de grasa corporal tiene en torno a 81,6 kilos de masa muscular. Su ingesta de proteínas ideal es una media de 122,4 g/489 calorías al día. Una mujer menuda de 55 kilos con un 25 por ciento de grasa corporal tiene 41 kilos de masa muscular. Su consumo de proteínas ideal es una media de 61,5 g/246 calorías al día.

La mayoría entra dentro de estos parámetros, con un consumo ideal de entre 60 y 120 gramos. Para este ejercicio, busquemos el punto medio y fijemos el consumo en 90 gramos al día. Esto se acerca a la realidad en el caso de un varón con un peso de unos 80 kilos con un porcentaje de grasa de 22 (95,47 g al día de consumo ideal) o una mujer con un peso de 72 kilos con un porcentaje de grasa corporal de 27 (79,39 g al día).

Tabla de proteínas: Aquí tienes algunos alimentos con un elevado contenido de proteínas y la cantidad apropiada en gramos que proporciona una ración normal. (Casi todos los cálculos están sacados de fitday.com; encontrarás diferencias en los cálculos dependiendo de la calculadora de macronutrientes que uses.)

Frutos secos, mantequillas de frutos secos y semillas	Cantidad	Proteínas
Almendras	½ taza	15 g
Mantequilla de almendras	2 cucharadas	8 g
Nueces de macadamia	½ taza	10 g
Semillas de sésamo	½ taza	11 g
Pipas de girasol	½ taza	12 g

Lácteos y otras proteínas	Cantidad	Proteínas
Queso suizo	1 taza	35 g
Queso cheddar	1 taza	32 g
Queso colby	1 taza	31 g
Queso feta	1 taza	21 g
Queso gouda	1 taza	33 g
Huevos	3	18 g
Proteína de suero de leche	1 cucharada	25 g
Yogur griego	⅔ de taza	11 g

Pescado	Cantidad	Proteínas
Salmón (al horno)	100 g	29 g
Sardinas (al natural)	1 lata	17 g
Sardinas (en aceite)	1 lata	22 g
Tilapia	113 g	30 g
Atún fresco	100 g	28 g
Atún en lata	100 g	51 g

Carne	Cantidad	Proteínas
Ternera picada (80 % carne magra)	225 g	57 g
Ternera, lomo	225 g	70 g
Ternera, solomillo	225 g	68 g
Pollo, pechuga	100 g	35 g
Cerdo, chuleta, lomo	1 pieza (145 g)	41 g
Cerdo, solomillo	100 g	32 g

A primera vista parece que es bastante fácil llegar a 1,5 gramos por kilo de masa magra de consumo ideal y que hay que procurar evitar pasarse en el consumo. Además, cuando somos conscientes de lo reducido que es nuestro consumo de carbohidratos al eliminar los cereales y los azúcares, es evidente que la mayoría de las calorías dietéticas que ingerimos procederán de las grasas, para así mantener la composición corporal ideal y evitar una estimulación excesiva de los factores de crecimiento.

CÁLCULOS CETOGÉNICOS

A continuación encontrarás los aportes de macronutrientes de las categorías de alimentos correspondientes al queso y productos lácteos, productos del coco, chocolate negro, huevos, fruta, carnes, frutos secos, semillas y sus mantequillas derivadas, aceite, vegetales y yogur. Formular las comidas y los tentempiés a partir de estas categorías ayudará a seguir la dieta cetogénica, pero aun con estos alimentos nutritivos hay que tener cuidado de no exceder las directrices sobre la cantidad diaria de carbohidratos y proteínas. Debemos fijarnos en los altos valores de carbohidratos, incluso en las frutas más modestas, y en el alto contenido proteínico de alimentos como el yogur griego y en la mayoría de los pescados y carnes.

Mantener la cetosis requiere sin duda obtener la mayoría de las calorías de las grasas. Cuando planeo mis comidas durante las fases de cetosis me gusta hacer cálculos aproximados para seguir dentro de los parámetros de la cetosis. Si realizo un cálculo cetogénico de una barrita de chocolate negro con un 85 por ciento de cacao, 13 gramos de carbohidratos, 20 gramos de grasa y 4 de proteínas en una ración generosa, enseguida determinaré un total de 52 calorías de carbohidratos y 16 de proteínas (sabiendo que tiene 4 calorías por cada gramo). Con 20 gramos de grasa a razón de 9 calorías por cada gramo, obtengo 180 calorías de grasa. Aunque 180 calorías de grasa, con 16 de proteínas y 52 de carbohidratos no se ajusta exactamente al modelo cetogénico del 75 por ciento de grasa, 25 por ciento de proteínas y 10 por ciento de carbohidratos (en realidad es 73 por ciento de grasa, 6 por ciento de proteínas y 21 por ciento de carbohidratos), se aproxima lo bastante como para poder comerla.

Ahora bien, si he tomado pescado o hamburguesa con verduras al vapor para cenar, los macros empezarían a parecer descompensados, sin grasa suficiente. Sin embargo, debido a que la grasa es tan calórica, es fácil equilibrar las cosas a lo largo del día con solo rociar mi ensalada de la comida (14 gramos de grasa, 0 carbohidratos, 0 proteínas) con una cucharada de aceite de aguacate o poner dos cucharadas de mantequilla en mis verduras de la cena (23 gramos de grasa, 0 carbohidratos, 0 proteínas).

No te pongas nervioso intentando alcanzar tus límites con cada comida, solo aprovecha la información para tener una buena educación básica sobre los aportes de macronutrientes de los alimentos comunes del modelo de alimentación primitiva/paleolítica/ancestral y aprende a emparejar raciones sensatas que sean sobre todo carbohidratos o proteínas con muchas grasas nutritivas naturales procedentes de fuentes animales sanas o plantas con un elevado contenido graso como el aguacate, el coco y la oliva y sus aceites.

Nota: Los cálculos que verás a continuación están sacados de fitday.com.

Quesos y lácteos	CARBOHIDRATOS	GRASA	PROTEÍNAS	CALORÍAS
Mantequilla, 2 cucharadas (30 g)	0 g	23 g	0 g	204
Queso cheddar, 1 taza en dados (132 g)	3 g	43 g	32 g	535
Queso colby, 1 taza en dados (132 g)	3 g	42 g	31 g	520

Quesos y lácteos

	CARBOHIDRATOS	GRASA	PROTEÍNAS	CALORÍAS
Requesón, ½ taza (100 g)	4 g	3 g	12 g	88
Queso de untar, ½ taza (100 g)	5 g	40 g	7 g	397
Queso feta, 1 taza desmenuzado (150 g)	6 g	32 g	21 g	396
Queso gouda, 1 taza en dados (125 g)	2 g	37 g	33 g	471
Yogur griego (⅔ de taza, 150 g)	5 g	8 g	11 g	13

Productos del coco

	CARBOHIDRATOS	GRASA	PROTEÍNAS	CALORÍAS
Leche de coco entera, 1 taza (250 ml)	6 g	45 g	0 g	420
Coco en copos, ½ taza (30 g)	7 g	17 g	2 g	191
Aceite de coco, 1 cucharada (15 ml)	0 g	14 g	0 g	117
Chocolate negro, (85 % cacao, 40 g)	13 g	20 g	4 g	250

Huevos

	CARBOHIDRATOS	GRASA	PROTEÍNAS	CALORÍAS
Tortilla primitiva (página 298)	12 g	38 g	30 g	510
Revueltos, 2 huevos grandes (100 g)	2 g	14 g	14 g	204

Pescados

	CARBOHIDRATOS	GRASA	PROTEÍNAS	CALORÍAS
Salmón salvaje, filete (100 g)	0 g	9 g	29 g	206
Sardinas, 1 lata (envasadas al natural)	0 g	7 g	17 g	130
Sardinas, 1 lata (en aceite)	0 g	10,5 g	22,5 g	180
Tilapia, filete (100 g)	0 g	3 g	30 g	145
Atún, filete fresco (100 g)	0g	6 g	27 g	163
Atún, lata (140 g)	0 g	6 g	35 g	200

Frutas	CARBOHIDRATOS	GRASA	PROTEÍNAS	CALORÍAS
Aguacate, ⅓ mediano (50 g)	4 g	8 g	1 g	80
Plátano, mediano maduro (120 g)	27 g	0 g	1 g	105
Plátano, mediano verde (120 g)	5 g	0 g	1 g	24
Moras, ½ taza (60 g)	7 g	0 g	1 g	31
Arándanos ½ taza (50 g)	8 g	1 g	2 g	42
Frambuesas, ½ taza (60 g)	7 g	0 g	1 g	32
Fresas, ½ taza fileteadas (100 g)	6 g	0 g	1 g	27

Carnes	CARBOHIDRATOS	GRASA	PROTEÍNAS	CALORÍAS
Ternera picada, 80 % carne magra (225 g)	0 g	37 g	57 g	137
Ternera, lomo (225 g)	0 g	20 g	70 g	462
Ternera, solomillo (225 g)	0 g	10 g	68 g	362
Pollo, pechuga deshuesada y sin piel (100 g)	0 g	5 g	35 g	196
Pollo, muslo deshuesado y sin piel (100 g)	0 g	7 g	31 g	196
Cerdo, chuleta de lomo, 1 pieza (150 g)	0 g	8 g	41 g	248
Cerdo, solomillo (100 g)	0 g	6 g	32 g	192

Frutos secos, semillas y sus mantequillas derivadas	CARBOHIDRATOS	GRASA	PROTEÍNAS	CALORÍAS
Almendras, ½ taza (60 g)	14 g	37 g	15 g	422
Mantequilla de almendras, 2 cucharadas (30 ml)	6 g	2 g	7 g	196
Anacardos, ½ taza (60 g)	20 g	31 g	11 g	378
Nueces de macadamia, ½ taza (60 g)	9 g	51 g	5 g	481
Nueces pecanas, ½ taza (55 g)	7 g	36 g	5 g	342

Frutos secos, semillas y sus mantequillas derivadas

	CARBOHIDRATOS	GRASA	PROTEÍNAS	CALORÍAS
Pipas de calabaza, ½ taza (60 g)	12 g	32 g	17 g	373
Semillas de sésamo, ½ taza (75 g)	17 g	31 g	11 g	363
Pipas de girasol, ½ taza (70 g)	14 g	38 g	12 g	415
Nueces, ½ taza (60 g)	8 g	39 g	9 g	392

Aceites

	CARBOHIDRATOS	GRASA	PROTEÍNAS	CALORÍAS
Aceite de aguacate (15 g)	0 g	14 g	0 g	124
Aceite de coco, 1 cucharada (15 g)	0 g	14 g	0 g	116
Aceite de oliva, 1 cucharada (15 g)	0 g	14 g	0 g	119

Verduras

	CARBOHIDRATOS	GRASA	PROTEÍNAS	CALORÍAS
Brócoli, 1 taza, hervido (150 g)	7 g	2 g	2 g	51
Coles de Bruselas, 1 taza, hervidas (225 g)	11 g	4 g	4 g	81
Repollo, 1 taza, crudo y rallado (70 g)	5 g	0 g	1 g	22
Repollo, 1 taza, hervido (150 g)	8 g	3 g	2 g	60
Lombarda, 1 taza, rallado crudo (70 g)	7 g	0 g	1 g	28
Lombarda, 1 taza hervida (150 g)	10 g	3 g	2 g	69
Acelgas, 1 taza, hervidas (175 g)	6 g	3 g	3 g	50
Pepino, 1 taza, cortado en rodajas crudo (100 g)	3 g	0 g	1 g	14
Col rizada, 1 taza, picado crudo (15 g)	6 g	1 g	3 g	33
Kale, 1 taza, hervido (130 g)	7 g	3 g	3 g	62
Colinabo, 1 taza, picado crudo (135 g)	8 g	0 g	2 g	36
Colinabo, 1 taza, hervido (165 g)	11 g	0 g	1 g	48

Verduras

	CARBOHIDRATOS	GRASA	PROTEÍNAS	CALORÍAS
Pimiento verde, 1 taza, picado (90 g)	4 g	0 g	1 g	18
Pimiento rojo, 1 taza, picado (90 g)	6 g	0 g	1 g	26
Espinacas, 1 taza, hojas picadas (30 g)	1 g	0 g	1 g	7
Espinacas, 1 tazas, hervidas (180 g)	7 g	3 g	5 g	67
Tomates, 1 taza, picado (175 g)	7 g	0 g	2 g	32
Tomates, 1 taza, en dados, cocinado (240 g)	10 g	0 g	2 g	41

LLEVAR UN DIARIO Y CALCULADORAS DE MACRONUTRIENTES ONLINE

Toda esta charla sobre las cifras de macronutrientes significa que vas a tener que llevar un registro. En primer lugar, anotarás todo lo que comas durante el día en un pequeño cuaderno que llevarás siempre contigo para cerciorarte de que no te olvidas de nada. Debes ser consciente de cada vez que abras la boca y hacer un esfuerzo para calcular, pesar o hacer una buena estimación de la cantidad de comida que consumes con exactitud.

Calcula tus comidas utilizando una cuchara y un cazo medidor; puedes incluso considerar hacerte con una báscula de cocina si te animas a repetir con frecuencia la rutina de llevar un diario de comidas. Luego mete los datos día a día en una calculadora de macronutrientes online. La calculadora genera un informe numérico y un gráfico que revela los porcentajes de macronutrientes. Las páginas web más populares para esto son fitday.com y myfitnesspal.com. Puedes abrirte una cuenta gratis y es un modo estupendo de guardar de manera automática tus informes de macronutrientes diarios.

Notarás que los alimentos más comunes, como los huevos, el beicon, el salmón, el brócoli o el chocolate negro con un 85 por ciento de cacao, ya existen en la base de datos, así que solo tienes que meter la cantidad que consumes. Por ejemplo, una taza de brócoli hervido tiene 55 calorías, 11 gramos de carbohidratos, 4 de proteínas y 2 de grasa.

Me encantaría verte llevar el registro de toda una semana al principio de tu viaje de la cetosis nutricional. El solo hecho de efectuar estos registros te hace ser muy consciente y responsable de tus hábitos de alimentación. Hacerlo durante una semana otorga una gran perspectiva de los hábitos alimenticios y un atisbo del éxito que puedes esperar si mantienes el rumbo o, a la inversa, revela dónde tienes que enderezar el barco para mantenerte en niveles de cetosis.

En muchos casos, los entusiastas novatos de la cetosis parten con un aporte de carbohidratos y proteínas demasiado elevado a pesar de sus grandes esfuerzos. Algunas veces esto ocurre cuando una persona se excede incluso con los alimentos aprobados en la dieta cetogénica y sobrepasan los 50 gramos sin darse cuenta, como un motorista que superar la velocidad permitida. Los culpables más comunes son el chocolate negro (4 onzas, todo bien; 14 onzas... cuidado), los frutos secos, las semillas y las mantequillas de frutos secos. A decir verdad, cuesta un poco acostumbrarse a la sensación de no tener hambre, hasta el punto de tener que controlarnos cuando distraídamente cogemos otro puñado de frutos secos durante un descanso en nuestro horario laboral vespertino.

Un buen ambiente para la dieta Keto

Como ya se ha tratado de forma extensa en el capítulo 7, adoptar la dieta Keto entraña algo más que centrarnos en los macronutrientes que consumimos. Antes he comentado que el estrés es igual al azúcar en la vida real, y que la falta de sueño nos puede arrastrar de nuevo a la dependencia de los carbohidratos. El entorno alimentario también debe estar inmaculado. Nos rodearemos de comida y tentempiés aprobados por la dieta cetogénica; mantendremos la casa libre por completo de azúcares, cereales y aceites vegetales refinados. Si tenemos una noche de chicos el lunes o la liga de bolos de la noche de los martes, donde seguro que encontraremos posibles distracciones de la dieta cetogénica, abordaremos el problema de forma activa; fortaleceremos nuestra resolución y/o nos llevaremos nuestros propios tentempiés.

Otra cosa que se puede añadir a la bolsa de trucos son los suplementos de cetonas. Aunque todavía se están probando para validar más adelante estas recientes innovaciones, parece que ofrecen buenas perspectivas a la hora de influir para llevar adelante los objetivos de la dieta cetogénica. Claro que de lo que se trata es de conseguir la cetosis mediante medios nutricionales, por lo que tomar un suplemento que lleve de golpe a la cetosis por medios no dietéticos parece hacer trampa. Por desgracia, entrar en un estado de quema de cuerpos cetónicos mediante suplementos puede resultar muy útil para ayudarnos a superar períodos complicados, como un momento de disminución de energía por la tarde que de otra forma podría llevar a una recaída con los carbohidratos o a un atracón de mantequilla de almendras, con un elevado valor calórico.

Antes de que te plantees la posibilidad de utilizarlos como un apoyo o una cura para la resaca, has de saber que los mejores resultados se obtienen cuando los suplementos se emplean en el marco de una alimentación cetogénica. Seguiremos hablando de los suplementos en el apéndice.

En cuanto a seguir una rutina diaria, descubre qué te funciona mejor a ti. He mencionado el ayuno por la mañana, pero si vas a trabajar duro sin tener acceso a la comida durante muchas horas después de salir de casa, es perfectamente aceptable que disfrutes de unos huevos con beicon para desayunar. Quizá puedas hacer ayuno durante tu jornada laboral y mantenerlo hasta la cena, como una alternativa a un ayuno matutino prolongado. Se pueden llevar encima tentempiés aptos para la dieta Keto, como una bolsita con nueces de macadamia. Tu control central te dará las gracias por proporcionarle ese consuelo psicológico, lo necesites o no.

Analiza con cuidado tu primera semana de informes de consumo de macronutrientes en busca de señales de alerta. Debes preocuparte de manera especial por mantenerte alejado de esa tierra de nadie en la que reduces los carbohidratos de 150 gramos al día a entre 80 y 100 gramos diarios; una reducción significativa, pero no tanto como para liberar tu arsenal cetogénico. Vale que «baja, aunque no cetogénica» podría ser una estrategia ganadora a largo plazo, pero frenará tu progreso de inmediato.

HAZ EJERCICIO DURANTE LA DIETA KETO;
¡EVITA LOS PATRONES RUTINARIOS!

Aunque lo estemos haciendo bien evitando los hábitos de ejercicio rutinarios, realizando entrenamientos cardiovasculares en la zona aeróbica y consiguiendo que los entrenamientos de alta intensidad sean breves y espaciados, es buena idea evitar el gasto de energía general durante la fase inicial de la dieta cetogénica si nos preocupa nuestra capacidad para cumplir con los requisitos. No hay que olvidar que los músculos, el corazón, los pulmones y el cerebro llevan mucho tiempo famélicos en la gasolinera del azúcar y requieren de un período de adaptación para acostumbrarse a los paneles solares que acabamos de instalar.

No sugiero que te quedes sentado de brazos cruzados cuando pasas de las gachas de avena a los huevos, pues demasiada inactividad hará que adoptar la dieta Keto sea más difícil que si sueles estar activo y dinámico. En vez de eso, modera el gasto calórico derivado del ejercicio durante las primeras semanas, poniendo especial atención en evitar las sesiones aeróbicas de larga distancia, sesiones prolongadas de fuerza o cualquier cosa que recuerde, aunque solo sea de manera lejana, a algo rutinario. Mi consejo es que vayas a andar tanto como puedas durante tus períodos de cetosis y durante tu vida diaria en general.

Tal como Phinney y Volek detallan en *The Art and Science of Low Carbohydrate Performance*, hay matices importantes para los entusiastas de la salud corporal en el proceso de llegar a la keto-adaptación. En las fases tempranas de la transformación, los músculos y el cerebro compiten por las cetonas mientras se desenganchan de la glucosa. Esto puede generar algunos síntomas desagradables, como un bajón de energía y períodos de confusión cerebral cuando los músculos están ganando la guerra del tira y afloja, o quizá una disminución del rendimiento en el otro lado de la cuerda. Pero cuando profundizamos en la adaptación, los músculos quemarán grasa con más eficiencia y tendrán menos necesidades de cetonas, lo que permitirá que el cerebro disfrute del suministro rápido desde el hígado.

Cuando se alcanza ese preciado nivel en el que posees músculos adaptados a quemar grasa y un cerebro keto-adaptado, se está en plena forma para enfrentarse a los efectos de los desfallecimientos, hay menos estrés oxidativo, mejor composición corporal y una recuperación más rápida en comparación con el antiguo organismo quemaglucosa. Solo hay que tener paciencia y no sobrecargar los músculos mientras realizan la transición de quemar sobre todo glucosa a una mezcla de grasa y cuerpos cetónicos y, por último, principalmente grasa. Si recorres una gran distancia, ve más despacio de lo habitual; si realizas un esfuerzo grande, que el entrenamiento sea más corto de lo normal.

Después de seis semanas de cetosis nutricional, los entrenamientos intensos o prolongados pasan de ser una carga a un eficaz acelerante de la salud metabólica. Tal como descubrirás en el siguiente capítulo sobre estrategias avanzadas, puedes emparejar el ayuno con el ejercicio para volver con rapidez a la normalidad si tienes un desliz dietético o si quieres bajar rápido unos kilos de grasa que, sin saber cómo, han vuelto. También descubrirás cómo entrar en cetosis siempre que quieras con un único e intenso entrenamiento exigente y preparar tus hormonas del apetito y el centro del placer del cerebro para que se alejen de los carbohidratos y se centren en la grasa.

PLAN DE COMIDAS CETOGÉNICO

Los alimentos que comemos durante la dieta cetogénica no se diferencian demasiado en realidad de los que comemos durante el reajuste metabólico de 21 días; tan solo se realizan algunas modificaciones en las comidas para que los carbohidratos no excedan de 50 gramos y nos aseguremos de que el consumo de proteínas se ajuste a 1,5 gramos por kilo de masa magra al día. Esto significa pasar de un consumo esporádico a un consumo nulo de edulcorantes, como la miel, o de bebidas edulcoradas, excluyendo de forma temporal la fruta y los vegetales amiláceos, como los boniatos y las calabazas, y tener cuidado con el consumo excesivo de frutos secos, semillas y chocolate negro.

Para estar seguros de que estamos dentro de los porcentajes de macronutrientes ideales de la dieta cetogénica, debemos encontrar también maneras intencionadas de incrementar el consumo de grasa, como ser más generosos con el aliño sano para ensalada o añadir mantequilla a las verduras cocidas, poner aguacate a todo lo que comamos (¡incluidos los smoothies!) o probar algo de la sección de «Bombas, bolitas y bocaditos» del capítulo 12.

El plan de comidas cetogénico mezcla métodos y técnicas diferentes: una serie de opciones matutinas como ayunar, smoothies verdes, deliciosas tortillas, bebidas con un alto contenido de grasa, etc. Decide lo que es mejor para ti o arroja toda precaución por la ventana y prueba el plan exacto de los 21 días que te proporciono y después replantéate qué te funciona mejor a largo plazo.

Nota: Todas las comidas de esta sección se pueden encontrar en el capítulo 12.

SEMANA 1

DÍA 1

Desayuno	Comida
Ayuno hasta la comida; se puede tomar café solo o infusión	Receta básica de aguacates al horno (página 386)
	½ taza de nueces de macadamia
	2 onzas de chocolate negro

Cena

Carnitas en olla de cocción lenta
(página 334)

Ensalada de col paleolítica
(página 369)

Coliflor cocida, en puré con
1 cucharada de mantequilla
y 1 cucharada de crema agria

DÍA 2

Desayuno

Smoothie de remolacha y jengibre
(página 318)

Comida

Falso sándwich cubano (página
336), con sobras de las carnitas

Aguacate fileteado

Cena

El mejor pollo asado (página 342;
¡prepara de más!)

Ensalada César con anchoas y
panceta (página 383)

Chips de parmesano (página 392)

DÍA 3

Desayuno

Frittata de carne picada, kale y
queso de cabra (página 304)

Café alto en grasas (página 315)
o café o té con nata espesa

Comida

Ensalada gigante (página 367),
con sobras del pollo asado

Cena

Buey con anacardos (página 360)

Arroz de coliflor (página 374)

Brócoli hervido con 1 cucharada
de mantequilla

DÍA 4

Desayuno

Ayuno hasta la comida

Comida

Tomates rellenos (página 341)

Ensalada para acompañar (¼ de
ensalada gigante, página 367),
con 1 o 2 cucharadas de vinagreta
perfecta (página 326)

Cena

Ensalada de fajita de pavo con
aliño de chipotle y lima (página 346)

DÍA 5

Desayuno

Tazón de yogur griego con
crujiente de almendra
(página 303)

Café alto en grasas (página 315)
o café o té con nata espesa

Comida

Rollos de pavo y col (página 349)

Bocaditos de nachos con
pimientos rojos (página 396)

Cena

Muslos de pollo asado

Gratén de judías verdes
(página 379)

DÍA 6

Desayuno

Smoothie verde (página 317)

Comida

Sobras del gratén de judías
verdes

½ aguacate

¼ de taza de almendras

Cena

Bandeja de gambas y espárragos
(página 344)

Ensalada de acompañamientos

(½ ensalada gigante, página 367),
con 1-2 cucharadas de vinagreta
perfecta (página 326)

DÍA 7

Desayuno

Huevos revueltos con cúrcuma
(página 309)

Sobras de los espárragos con
1 cucharada de mantequilla

Café alto en grasas (página 315)
o café o té con nata espesa

Comida

Paté de salmón ahumado
(página 332)

1 pepino pequeño, cortado
en rodajas

3 rábanos pequeños, cortados
en rodajas

¼ de taza de nueces de
macadamia

Cena

Tilapia al horno (página 358)

Brócoli asado con aceite de aguacate y ajo

SEMANA 2

DÍA 8

Desayuno

Ayuno hasta la comida

Comida

Rollos de pavo y col (página 349)

Bastoncitos de verduras con «queso» de nueces de macadamia y cebollino (página 327)

Cena

Pinchos de pollo (página 343; ¡Haz de más!)

Deliciosa ensalada de hierbas con aliño de tahini (página 377)

DÍA 9

Desayuno

Magdalenas de huevo en moldes de jamón (página 307; haz más cantidad para poder tomarlas como tentempié)

Café alto en grasas (página 315) o café o té con nata espesa

Comida

Ensalada gigante (página 367) con sobras de pollo

Cena

Vieiras envueltas en beicon (página 354)

Espinacas a la crema (página 391)

Nota: Prepara pastel de desayuno con chai y chía (página 308) para la mañana del día siguiente.

DÍA 10

Desayuno

Pastel de desayuno con chai y chía (página 308) con:

1 cucharada de pepitas de cacao

2 cucharadas de coco rallado

Café alto en grasas (página 315) o café o té con nata espesa

Comida

Ensalada crujiente de atún (página 352) con rollo de col

Palitos de apio con «queso» de nueces de macadamia y cebollino (página 327)

Cena

Copas de carne y col con kimchi (página 355)

Ensalada de brócoli con crema de anacardos (página 389)

DÍA 11

Desayuno

Ayuno hasta la comida

Comida

Ensalada gigante (página 367) con sobras de copas de carne y col con kimchi

Cena

Hamburguesas de pavo rellenas de queso de cabra (página 353)

Romanesco asado (página 384); sustituir por coliflor si no está en temporada

Nota: Prepara leche de frutos secos (página 323) y utiliza la pulpa para preparar pan de pulpa de frutos secos (página 399)

DÍA 12

Desayuno

Sartén de hamburguesas (página 301)

Café alto en grasas (página 315) o café o té con nata espesa

Comida

Tazón de yogur griego con crujiente de almendra (página 303)

Golden Chai (página 320), hecho con leche de frutos secos

Cena

Rollitos de pollo, queso y jamón (página 350)

Alcachofas al limón con alioli en olla a presión (página 388)

DÍA 13

Desayuno

Copos de «cetoavena» al estilo
Brad (página 306)

Comida

Sándwich de pan de pulpa de
frutos secos (página 399):

> 85 g de carne asada (u otra carne
> que prefieras)
> 2 rebanadas de queso cheddar con
> leche entera
> 2 cucharadas de Primal Kitchen
> Mayo
> 1 cucharada de mostaza de Dijon

Ensalada verde pequeña (¼ de
ensalada gigante, página 367)
con 1-2 cucharadas de vinagreta
perfecta (página 326)

Cena

Calabaza espagueti «Pad Thai»
(página 385)

Salsa de falso cacahuete
(página 324)

DÍA 14

Desayuno

Granola Keto de Katie
(página 310) con ¾ de taza de
yogur griego sin nada

Café alto en grasas (página 315)
o café o té con nata espesa

Comida

Pinchos de antipasto (página 394)

Cena

Sopa tailandesa con gambas
(página 359)

Calabacín al vapor con calabaza
amarilla con salsa de falso
cacahuete (página 324)

SEMANA 3

DÍA 15

Desayuno

Ayuno hasta la comida o más si eres capaz

Comida

Rollos de pavo y col (página 349):

½ manzana verde pequeña

2 tallos de apio, cortado en bastoncitos

3 cucharadas de mantequilla de almendras

Cena

Fajitas de cerdo:
  Carnitas en olla de cocción lenta
    (página 334)
  Moldes de repollo crudo o berza

½ taza de guacamole o aguacate en dados

2 cucharadas de crema agria

Cilantro fresco

DÍA 16

Desayuno

Revuelto de carnitas con kale (página 335)

Café alto en grasas (página 315) o café o té con nata espesa

Comida

Paté de hígado de pollo (página 330) con palitos vegetales.

½ taza de almendras crudas saladas

Cena

Gratén de pollo y brócoli (página 356)

Nota: Cuece huevos para el día siguiente

Fideos de calabacín con pesto de rúcula (página 370; ¡prepara una buena remesa de pesto!)

DÍA 17

Desayuno

Ensalada de huevo para el desayuno (página 299)

Café alto en grasas (página 315) o café o té con nata espesa

Comida

Aguacates al horno (página 386)

56 g de queso cheddar de leche entera, en cubos

¼ de taza de caprichos de chocolate negro y nueces (página 393)

Cena

Salmón horneado con alioli al eneldo (página 348)

Ensalada de kale masajeado con queso de cabra (página 376; ¡prepara cantidad para que sobre!)

DÍA 18

Desayuno

Ayuno hasta la comida o más si eres capaz

Comida

2 huevos duros (marinados, página 398, o no)

Sobras de ensalada de kale con 1 cucharada de aceite de aguacate

½ aguacate

Cena

Champiñones portobello rellenos de cangrejo (página 366)

½ taza de remolacha asada con 2 cucharadas de pesto

DÍA 19

Desayuno

Gofres con salsa de carne (página 313)

Café alto en grasas (página 315) o café o té con nata espesa

Comida

Smoothie verde (página 317)

Cena

Bacalao frito con salsa de eneldo y alcaparras (página 361)

Arroz de coliflor (página 374; usa una pieza grande y reserva la mitad de la coliflor rallada para la comida del día siguiente)

Ensalada verde para acompañar (¼ de ensalada gigante, página 367) con 1-2 cucharadas de vinagreta perfecta (página 326)

DÍA 20

Desayuno

Huevos revueltos con cúrcuma
(página 309)

Hash browns de nabo
(página 302)

Café alto en grasas (página 315)
con café o té con nata espesa

Comida

Pan de coliflor y ajo

Bocaditos de pizza (página 395)

Cena

Pollo estofado con aceitunas
(página 362)

Espárragos envueltos en jamón
serrano (página 382)

DÍA 21

Desayuno

Ayuno hasta la comida o más si
eres capaz

Comida

Sobras de pollo estofado

Falsos sándwiches de pepino
(página 397)

½ aguacate

Cena

Filete cubierto de mantequilla con
guindilla y beicon (página 329)

Ensalada de kale masajeado con
queso de cabra (página 376)

Coles de Bruselas asadas
(página 381)

10

Estrategias avanzadas para acelerar el proceso

¿Eres un tipo A motivado y competitivo que se pregunta a estas alturas del libro cómo puede mejorar sus progresos todavía más? Pues existe un modo de hacerlo, pero para ello hay que estar en perfectas condiciones (en cuanto a dieta, ejercicio, sueño y gestión del estrés). Quienes hayan progresado de forma constante a lo largo del reajuste metabólico y las seis semanas de cetosis nutricional y aún necesiten perder algo de grasa corporal, a partir de este momento pueden adoptar estrategias avanzadas para perder esos kilos de más a un ritmo desconocido hasta ahora y no volver a recuperarlos.

La sabiduría popular lleva décadas frenando a los entusiastas de la salud. Sin embargo, se ha demostrado que algunos conceptos son muy flexibles. Por ejemplo, la ley de la termodinámica que rige el consumo y el gasto de calorías es cierta en sentido literal, pero no tiene en cuenta la variable fundamental de la optimización hormonal. Es verdad que para perder grasa corporal hay que quemar más calorías de las que se almacenan, pero ¿qué ocurre cuando el apetito y el metabolismo de las grasas sufren una descompensación por culpa de una dieta con alto contenido en carbohidratos que produce elevados niveles de insulina? En ese caso comeremos más de lo que necesitamos y no podremos quemar la energía almacenada, con lo que esta ecuación resultará irrelevante.

ESTRATEGIAS AVANZADAS PARA ACELERAR EL PROCESO 263

Del mismo modo, es posible que cada persona tenga un «punto de referencia» al que tiende su composición corporal de forma natural, y que a algunos les hayan tocado mejores cartas que a otros. Por ejemplo, los genetistas han validado la observación obvia de que las personas de origen ecuatorial tienen miembros proporcionalmente más alargados y menos grasa corporal (para combatir mejor el calor en los climas tropicales) que las personas cuyo origen se sitúa en zonas alejadas del ecuador, donde un tipo de cuerpo más recio ofrece una mayor protección frente a los elementos. No obstante, si analizamos los puntos de referencia en el contexto de un modo de vida basado en la dependencia de los carbohidratos, deducimos que, sea cual sea nuestro punto de referencia actual, si nos libramos de esa dependencia tendremos acceso a uno más deseable.

El mundo del fitness lleva medio siglo creyendo que los carbohidratos constituyen la principal fuente de energía para los músculos. En apariencia, este concepto ha resultado acertado en el caso de numerosos deportistas durante los últimos cincuenta años, pero solo porque su alimentación consistía sobre todo en un consumo elevado de carbohidratos. Surgió así una mentalidad basada en la necesidad de «quemar combustible» que, a pesar de la opinión generalizada, ponía en grave peligro nuestra salud al intentar ponernos en forma.

De acuerdo con el nuevo modelo de flexibilidad metabólica, los deportistas pueden aprovechar las duras sesiones de entrenamiento para enseñarle al cuerpo cómo quemar un combustible más limpio de forma más eficaz, y no solo durante el ejercicio, sino a lo largo de toda la jornada. Eso significa que todo el trabajo duro realizado en el gimnasio o en la carretera puede promover por fin la longevidad, la protección frente a las enfermedades y el control del peso en lugar de sabotear esos mismos objetivos.

Este capítulo va a ser muy divertido. ¿Cómo no iba a tentarnos el concepto de «reajuste enérgico de las hormonas del apetito» que acuñó la doctora Cate Shanahan? Pero recordemos que estamos hablando de estrategias avanzadas. Si nos lanzamos de cabeza a entrenar en ayunas y agotamos nuestras reservas de glucógeno para reprogramar las hormonas del apetito cuando aún no nos hemos adaptado por completo a la dieta cetogénica, lo normal es que fracasemos de forma estrepitosa y acabemos contando nuestra triste historia en la cola de alguna pastelería. Lo digo muy en serio: he perdido la cuenta de las personas a las que he oído afirmar en tono categórico que «he intentado ese rollo de la dieta baja en carbohidratos, pero a mí no me funciona. Es que necesito carbohidratos porque... (soy triatleta), (soy italiano), soy (rellena tú el espacio en blanco)».

Si eres deportista y has conseguido finalizar el reajuste de 21 días además de un período de dieta Keto de seis semanas de duración, puedes combinar el fitness metabólico con el fitness físico y llegar a estar más delgado, sano, vigoroso y en forma que nunca.

REDUCCIÓN FOCALIZADA DE LAS GRASAS

Si conocemos nuestros niveles óptimos de carbohidratos y proteínas, deducimos que existe un nivel de ingesta de grasas que se corresponde con nuestro gasto calórico diario estimado. Es muy probable que ingerir esa cantidad de grasas contribuya a mantener nuestra actual composición corporal. Cuando estamos adaptados a la dieta Keto y decidimos perder grasa corporal, obtenemos nuestras necesidades de energía calórica de los muslos y el trasero en lugar de obtenerlas del bar de tortillas de la esquina.

Si así lo deseamos, podemos perseguir un objetivo concreto de reducción de grasa con los correspondientes niveles de ingesta de carbohidratos, proteínas y grasas, y perderemos esa cantidad dentro del plazo establecido. Aunque no nos interese un enfoque tan preciso, puede sernos útil comprender la fórmula que sirve para alinear la ingesta de macronutrientes con el gasto calórico diario estimado e introducir a continuación un factor de reducción de grasas a fin de generar una nueva pauta de ingesta de macronutrientes para perder grasa. Es indudable que podemos comer de forma intuitiva y experimentar pérdida de grasa como una consecuencia natural de la flexibilidad metabólica, pero vale la pena entender qué estará sucediendo a nivel metabólico cuando nos demos cuenta de que la ropa nos queda cada vez más holgada.

Si no he ofrecido esta información hasta ahora es porque no quería preocupar a los lectores con la pérdida de grasa corporal mientras daban los primeros pasos en la adopción de la dieta Keto. La primera vez que se intenta entrar en cetosis, el principal objetivo es salir indemne. Lo más importante es llegar a ese delicado punto de control de las tres semanas con un buen impulso que nos lleve hasta las seis semanas. Por consiguiente, lo mejor es ingerir abundantes calorías procedentes de las grasas de forma que el total de calorías proporcionadas por los carbohidratos, las proteínas y las grasas se corresponda con el gasto calórico diario estimado. Aunque comamos más grasa de la que necesitamos para asegurarnos tener los antojos bajo control, no pasa nada.

Resulta interesante comprobar que, aunque nuestro consumo de grasa sea superior al gasto diario, es difícil añadir grasa corporal cuando la insulina se reduce al mínimo gracias a una baja ingesta de carbohidratos. Lo que ocurre es que el organismo encuentra formas de quemar esas calorías adicionales mediante termogénesis de actividad sin ejercicio; es decir, tendemos a estar más activos, alertas y vigorosos de forma natural, o tal vez generamos más cetonas de las que quemamos o excretamos (no es posible almacenar cetonas como almacenamos grasa).

Tras iniciar con éxito el proceso de cetosis, podemos centrar nuestra atención en la reducción de la grasa localizada. En primer lugar, tendremos que evaluar nuestro gasto calórico diario estimado calculando la tasa metabólica basal (TMB) en reposo (en función de la estatura, el peso y la edad). A continuación, lo multiplicaremos por un factor de actividad llamado «fórmula de Harris-Benedict» (puedes consultar mi propio ejemplo, que incluyo más abajo, y después visitar la página bmi-calculator.net/bmr.calculator/ para generar tus propias cifras). Una vez que conozcamos nuestros objetivos de carbohidratos y proteínas, podemos calcular la cantidad correcta de grasas que debemos consumir cada día. Por ejemplo, si fijamos nuestra ingesta de grasas en 300 o 500 calorías diarias, podremos perder en un solo mes entre 1,5 kilos y 2 kilos de grasa corporal, o incluso más si nos lo tomamos muy en serio. Así es como se hace:

Déficit calórico diario de 466 calorías × 30 días = 14.000 calorías/1.575 calorías procedentes de las grasas por cada kilo = 1,8 kilos de pérdida de grasas.

Repasemos el proceso con mis datos:

CARBOHIDRATOS: Mi ingesta diaria de carbohidratos equivale a 50 gramos es decir, 200 calorías.

PROTEÍNAS: Mi peso corporal total, 76 kilos, 9 por ciento de grasa (6,8 kg) = masa corporal magra de 67 kilos;

67 × 0,3 g por kilo y día = 107 g de proteína: 428 calorías procedentes de las proteínas.

GASTO CALÓRICO DIARIO ESTIMADO: 177,8 cm de estatura, 76 kg de peso, varón de 64 años = TMB de 1.579. Ecuación de Harris-Benedict, categoría «Ejercicio fuerte»: TMB × 1,725 = 2.724 de gasto calórico diario estimado.

GRASAS: 2.724 – 628 (calorías procedentes de carbohidratos y proteínas) = 2.096 calorías procedentes de grasas al día/232 g de grasas para mantener la composición corporal actual.

PORCENTAJES DE MACRONUTRIENTES: Mi ejemplo se encuentra en consonancia con el perfil de macronutrientes recomendado por la dieta Keto:

- Carbohidratos (200 calorías): 7 %

- Proteínas (428 calorías): 16 %

- Grasas (2.096 calorías): 77 %

PÉRDIDA DE GRASA: Supongamos que deseo perder peso para interpretar el papel de un viejo pirata bondadoso en una función del instituto de mi barrio. Mi objetivo será perder unos 2 kilos de grasa corporal en un mes, a tiempo para el estreno: 2 kg × 7.000 calorías/kilo = 14.000 calorías de grasa perdida. Si dividimos 14.000 por treinta días, tendremos un déficit de grasa de 466 calorías al día. En efecto, el déficit calórico tiene que proceder siempre de las grasas, dado que el nivel de carbohidratos y proteínas ya es bastante bajo.

INGESTA DIARIA DE GRASAS PARA PERDER PESO: Gasto de 2.724 calorías – 628 calorías procedentes de carbohidratos y proteínas, – 466 (aportación de la grasa corporal almacenada) = 1.630 calorías diarias obtenidas de grasa dietética.

Si haces tú mismo los cálculos y utilizas un diario y una calculadora online para confirmar que estás alcanzando tus objetivos, tendrás garantizado el éxito. Observa que no he mencionado las calorías consumidas gracias al ejercicio porque ni siquiera tienes que hacer deporte para perder grasa corporal. Cuando nos hemos adaptado a la dieta cetogénica y entrenamos de forma razonable, nuestras sesiones de ejercicios constituyen un modo agradable de acelerar nuestros progresos. En cambio, si dependemos de los carbohidratos y hacemos ejercicio siempre del mismo modo, el entrenamiento puede llegar a sabotear nuestros progresos al estimular el apetito y causarnos más pereza a lo largo del día.

Añadiré unos últimos comentarios acerca del ejercicio y la pérdida de grasa: si dejas de progresar, asegúrate de moverte todo lo posible a lo largo del día y prueba a hacer algunas carreras cortas.

ENTRENAMIENTO EN AYUNAS

Para los entusiastas del fitness, entrenar en ayunas, realizando tanto breves e intensas sesiones de fuerza como prolongadas series de resistencia, contribuye a acelerar el proceso de adaptación a la dieta Keto, la biogénesis mitocondrial y la autofagia. Desde que descubrí ese secreto, casi siempre entreno por la mañana en ayunas. Además, permanezco en ayunas durante varias horas después de entrenar para optimizar el torrente de hormonas adaptativas en mi flujo sanguíneo y la autofagia estimulada por el esfuerzo.

Sin embargo, esta es una estrategia avanzada. Si no estamos keto-adaptados y ayunamos antes o después de hacer ejercicio, podemos reducir nuestras posibilidades de recuperación. Una regla general para los entusiastas del gimnasio sería no alargar el ayuno una vez que experimentan sensaciones de auténtica hambre, ya que podría generarse una reacción gluconeogénica que impidiese la deseable respuesta hormonal adaptativa al ejercicio y al ayuno.

Todo lo que viene a continuación resulta desaconsejable si no nos hemos liberado previamente de la dependencia de los carbohidratos ni hemos recorrido el largo camino necesario para adaptarnos a la dieta Keto. Si somos quemadores de azúcar y realizáramos una sola y ambiciosa sesión de entrenamiento en ayunas, provocaríamos una gluconeogénesis en respuesta al estrés. Es probable que, a pesar de las buenas intenciones, este tipo de arrebatos acaben fomentando la dependencia de los carbohidratos a largo plazo en vez de mejorar nuestro metabolismo. Una vez que nos hemos acostumbrado a la dieta Keto, podemos adaptar nuestro metabolismo y nuestro organismo, además de estimular la biogénesis mitocondrial al exigirles a nuestras células que trabajen con unos niveles de combustible inferiores a los habituales.

Llevar a cabo un trabajo físico significativo (recordemos que un simple paseo en bicicleta o una enérgica caminata nos lleva a una cifra de entre seis y diez equivalentes metabólicos de tarea, y que una carrera corta o un gran esfuerzo en el gimnasio puede llegar a alcanzar los treinta MET) sin la habitual abundancia de glucosa obliga a las células a quemar grasa mucho más rápido que el simple hecho de ayunar por la mañana mientras acudimos a nuestro puesto de trabajo o estamos sentados ante el escritorio.

Por muy adaptados que creamos estar a la dieta cetogénica, es necesario ser muy prudentes al entrenar en ayunas. Cuando estés en el gimnasio o en la carretera, ten siempre a mano una bebida a base de carbohidratos o un combustible energético adecuado por si los necesitas. Tal como comentamos con respecto a la teoría del gobernador central en el capítulo 2, el simple hecho de saber que dispones de un suministro de combustible de rescate proporciona un nivel de bienestar psicológico que puede ayudarte a mejorar el rendimiento físico. Si te sientes torpe, mareado, tembloroso, acalorado o débil, interrumpe al instante la sesión de entrenamiento para recargarte y rehidratarte. Lo mismo si intentas mantener el ayuno después del ejercicio y empiezas a sentirte raro. Débil equivale a DESAYUNO, ¿lo entiendes?

A continuación te sugiero una progresión de esfuerzos de entrenamiento en ayunas:

12 horas (por ejemplo, de 20.00 a 8.00) + sesión básica + desayuno al cabo de entre 0 y 2 horas. Haz estas sesiones de entrenamiento de forma rutinaria y espera a comer después de que el hambre aparezca de manera natural. Con un poco de suerte, progresarás muy deprisa e irás aguantando más. Si eres competente en ayunas pero experimentas hambre poco después de entrenar por la mañana, tienes que mejorar tu nivel de quema de grasas durante el ejercicio. Es posible que esta situación se deba a unas pautas de ejercicio rutinario que te llevan a seguir quemando azúcar durante el ejercicio aunque en reposo estés quemando grasa a buen ritmo.

12 horas + sesión básica + desayuno al cabo de entre 2 y 4 horas. Ahora llegas al mediodía sin calorías, pero incluyes una sesión de entrenamiento básica. Buen progreso hacia la adaptación a las grasas.

12 horas + sesión intensa + desayuno al cabo de entre 0 y 2 horas. Realizar en ayunas una larga sesión aeróbica, un entrenamiento de alta intensidad en grupo como el crossfit o una sesión guiada por un entrenador personal (sin tomar calorías procedentes de carbohidratos durante la sesión) es una forma fantástica de escapar con decisión de la dependencia de los carbohidratos. Si tienes hambre enseguida, no te cortes y date una recompensa. Sin embargo, pase lo que pase, mantente alejado de los carbohidratos refinados.

12 horas + sesión intensa + desayuno Keto al cabo de entre 0 y 2 horas. El siguiente avance sería keto-alinear tu comida al momento en que el hambre aparezca de forma natural, por ejemplo, una larga carrera aeróbica seguida de una deliciosa tortilla poco después de llegar a casa.

12-14 horas + sesión intensa + desayuno Keto al cabo de entre 2 y 6 horas. Si haces un esfuerzo intenso en las primeras horas de la tarde (una vez más, sin forzar y sin experimentar fuertes sensaciones de hambre ni obsesionarte por la comida) te verás catapultado a la categoría de auténtica bestia quemadora de grasas y cetonas.

REAJUSTE ENÉRGICO DE LAS HORMONAS DEL APETITO

Combinar el ayuno y el ejercicio intenso nos da un «tortazo» deliberado, ya que las reservas de glucógeno del hígado y de los músculos se reducen a la mitad (tal vez más) y se alcanzan niveles de cetona que pueden llegar a mínimos de 0,5 mmol/l. Si ayunamos durante toda la noche, realizamos ejercicio de alta intensidad durante cuarenta y cinco minutos o ejercicio aeróbico prolongado durante dos horas y después ayunamos un par de horas más, podremos conseguir en un solo día unos niveles de cetona en sangre que requerirían entre dos y siete días de comidas acordes con la dieta Keto.

Cuando nos encontramos en estado de agotamiento después de entrenar en ayunas, la grelina genera rápidas y profundas sensaciones de hambre en el estómago y el cerebro. «La grelina es la responsable de los gruñidos del estómago», afirma la doctora Cate Shanahan. Todos hemos sentido y oído en numerosas ocasiones el ruido que producen las secreciones gástricas mientras esperamos la llegada inminente del alimento. Además, la grelina atraviesa la barrera entre la sangre y el cerebro y provoca sensación de hambre en el hipotálamo, la parte del cerebro que regula la toma de decisiones, el control de los impulsos, emociones como la ira y el placer y muchas otras cosas. Es muy probable que un hipotálamo hambriento altere las pautas de comportamiento disciplinadas y racionales que presentamos cuando la grelina no gruñe.

Cuando respondemos al hambre intensa con un atracón de carbohidratos, desencadenamos una explosión de dopamina y opioides endógenos que actúan en el núcleo accumbens del hipotálamo influyendo en la mediación neural del uso de la comida como recompensa; se forma así en el centro de placer del cerebro una estrecha conexión entre carbohidratos y premio. Las propiedades de estimulación de los opioides que presentan el azúcar y el trigo refuerzan esta conexión. Es más, la doctora Cate Shanahan afirma que el cortisol es otro desencadenante de las asociaciones capaces de

generar hábitos. Cuando estamos estresados (debido al agotamiento causado por el ejercicio o a las complicaciones de la
vida diaria) y consumimos azúcar, nuestro cerebro consoli-
da la conexión entre esta sustancia y el estrés.

El incesante consumo y reabastecimiento de carbohidratos nos encierra en pautas de dependencia hormonal y psicológica tal vez mucho más intensas que las que experimentan
las personas menos activas, que no consumen ni queman
tantos carbohidratos. Esta es la premisa que los fabricantes
de alimentación para deportistas han convertido en un nego-
cio de muchos millones de dólares.

La potente mediación neural que consiste en usar la comida como recompensa resulta lógica desde una perspectiva
evolutiva, porque nuestros antepasados necesitaban genes
capaces de reaccionar con fuerza ante el hambre para asegurarse la supervivencia. Hoy en día, cuando en nuestra sociedad ha desaparecido el riesgo de morir de inanición, podemos imaginar una nueva y emocionante alternativa al típico
atracón de carbohidratos y emprender lo que la doctora Cate
Shanahan denomina la «reprogramación intensa de las hormonas del apetito». Cuando nos agotamos, nuestras sensibles
hormonas del apetito se preparan para reprogramarse. Si
ayunamos un rato en lugar de atiborrarnos de carbohidratos,
aumentaremos de forma drástica la quema de grasas y la producción de cetonas, porque el organismo se esforzará por
aprovechar los recursos disponibles y verter la energía necesaria en el flujo sanguíneo.

De forma similar, si nos recompensamos después de unas
sesiones de entrenamiento agotadoras con comidas cetogénicas, seguiremos provocando esa explosión de dopamina
y opioides, lo que adaptará nuestro centro de placer a los
alimentos ricos en grasas. La doctora Cate sugiere incluso

que, si no soportamos las sardinas o las aceitunas y nos obligamos a comerlas cuando estamos agotados, ¡acabarán gustándonos!

Puede que hayas experimentado la influencia de la mediación neural que consiste en usar la comida como recompensa si has comprado más de la cuenta cuando tenías hambre o si has renunciado de forma responsable al chocolate con leche en favor del chocolate negro y te has acabado acostumbrando tanto al sabor amargo que cuando vuelves a probar el chocolate con leche te resulta demasiado dulce.

Aunque a lo largo del libro he comentado repetidas veces que nunca debemos esforzarnos en exceso, sufrir ni pasar hambre para abandonar la dependencia de los carbohidratos y adaptarnos a la dieta cetogénica, vamos a dejar a un lado por un momento las palabras suaves para hablar sin tapujos. Si podemos romper moldes e ir más allá de nuestras capacidades para acceder a la energía almacenada y quemarla en lugar de recurrir a los alimentos, nuestro organismo responderá con rapidez a este estímulo volviéndose más resistente al hambre, a los antojos y al colapso de la fuerza de voluntad. Hoy en día tendemos a adelantarnos sin cesar al hambre comiendo con frecuencia y guardando provisiones de aperitivos en el coche, el maletín de trabajo, la mochila o el cajón de la oficina. Es cierto que a una persona dependiente de los carbohidratos no le conviene llegar a sentir hambre, porque se desencadenará una gluconeogénesis en respuesta al estrés agudo y aumentará su nivel global de estrés vital.

La situación es muy distinta cuando estamos parcial o completamente adaptados a la dieta Keto. Prolongar los períodos de ayuno hasta llegar a sentir hambre (o hacer ejercicio con algo de hambre si somos un poco chulos), tener la disciplina necesaria para completar un período de dieta ketogénica estricta de al menos seis semanas o incluso emprender cierta restricción calórica de vez en cuando ayudan a optimizar la sensibilidad a la insulina, a acelerar el metabolismo de las grasas y las cetonas, a mejorar nuestra apreciación de la comida y a quitarnos de encima de una vez por todas esos últimos dos kilos largos.

Estos comportamientos se consideran estresores horméticos, es decir, estresores naturales positivos que proporcionan un claro beneficio global y no son tan intensos como para resultar destructivos. Además, los estresores horméticos relacionados con las necesidades de energía celular estimularán la biogénesis mitocondrial. Cuando las células se enfrentan a una falta de energía calórica debido al ayuno, a un entrenamiento intenso o a ambas cosas, responden mejorando la función mitocondrial y creando nuevas mitocondrias. La hormesis es la distinción entre el breve estímulo proporcionado por un entrenamiento a base de esprints, que ofrece grandes beneficios, y el estímulo prolongado y estresante generado por unas pautas de ejercicio rutinario, que resulta muy destructivo.

Los baños de hielo y las sesiones de sauna pueden incluirse también en la categoría de los estresores horméticos. Cuando nuestro organismo se ve temporalmente estresado y forzado a termorregularse para alcanzar la homeostasis, nos sentimos llenos de energía y vigor, además de mejorar nuestra función inmunitaria y metabólica. Si llegásemos a extremos poco saludables, como ayunar, hacer ejercicio o permanecer en una sauna o un río de aguas gélidas durante demasiado tiempo, estos estresores se volverían destructivos en vez de horméticos. Así pues, existe una línea muy delgada que debemos respetar, ya que si superamos en exceso y con demasiada frecuencia nuestras capacidades metabólicas podemos experimentar una presión excesiva con consecuencias negativas para la salud.

La estrategia Fanta. Cómo Rob Hogan, el campeón mundial de speedgolf, acabó con su adicción al azúcar

Rob Hogan, de Galway, Irlanda, es campeón mundial de un insólito deporte: el speedgolf. En 2013 ganó diez mil dólares y el título profesional del mundo al marcar setenta y siete tantos en un campo de golf en solo treinta y nueve minutos (cargado con unos cuantos palos y corriendo de un hoyo a otro). Obtuvo así una puntuación de ciento dieciséis (sumando golpes y minutos). Para mejorar su resistencia, Hogan, que practicaba el golf profesional, se apuntó a un club de atletismo de su ciudad y empezó a correr los fines de semana, alargando de manera progresiva la distancia recorrida. Con el paso del tiempo, Hogan pasó de correr 20 kilómetros a 24 y luego a 27, una distancia que realizó cuatro fines de semana seguidos.

Hogan completó estas carreras sin consumir agua ni calorías. En la línea de meta, disfrutaba de su bebida favorita: una Fanta de naranja helada que pedía en un bar. El cuarto fin de semana consecutivo en que corrió 27 kilómetros, recuerda haber experimentado en las últimas etapas un intenso deseo de tomarse su Fanta, que surgía en su mente como una visión y no desaparecía. No le habría costado mucho saltarse la última vuelta del recorrido cuando se manifestó esa clara señal de peligro, pero Hogan persistió, decidido a completar una vez más toda la distancia. Para cuando consiguió llegar a la línea de meta a base de fuerza de voluntad, sucedió algo extraordinario: su deseo de beberse la Fanta remitió, al igual que su gusto por los dulces en las semanas y meses que siguieron. Es evidente que Hogan obligó con energía a su organismo a generar una elevada oxidación de grasas y cetonas para recorrer los últimos kilómetros que le llevó más allá del límite de sus capacidades metabólicas hasta ese momento. Al hacerlo, envió un potente mensaje a su hipotálamo: llamemos al Gobernador central, por decirlo con la expresión acuñada en el capítulo 2. Se liberó así de la dependencia del azúcar y se convirtió en una bestia quemadora de grasas para siempre. En un solo día.

La extraña conclusión de esta historia requería la validación de la doctora Shanahan: «Estas experiencias intensas, nuevas y únicas son potentes generadores de señales que le envían al organismo el mensaje de que tiene que cambiar, y el organismo reacciona cambiando. Hogan acortó la transición típica de quemador de azúcares a keto-adaptado (un cambio que podría requerir semanas de transición dietética gradual y ejercicio continuado) al llevar su organismo al límite sin aportarle calorías».

Aquí viene como anillo al dedo una de mis frases favoritas: «Si fuese fácil, todo el mundo lo haría». Es posible reprogramar las hormonas del apetito de forma rápida y eficaz, pero hay un motivo por el que la doctora Cate utiliza el adjetivo «enérgico»: ¡es muy duro! Tu misión, si decides aceptarla, es estimular una marcada respuesta de hambre en tu organismo una o dos veces por semana a través de la combinación de ayuno y sesiones de entrenamiento agotadoras. Cuando surjan esas sensaciones de hambre, intenta aguantar durante un período de tiempo significativo.

Cuando sientas hambre, puedes entretenerte dando un paseo o haciendo unos estiramientos o ejercicios de respiración, lo que activará la circulación y contribuirá a incrementar la oxidación de las grasas. Puede que después de unos cuantos esfuerzos notes que el pico de hambre remite y te es posible resistir durante un período de entre treinta y sesenta minutos antes de derrumbarte de verdad y necesitar alimento. Ten un poco de sentido común, asegúrate de que tus hábitos de ejercicio, sueño y gestión del estrés sean correctos y fuerza la máquina de vez en cuando.

II

La línea de meta y más allá

Tras seis semanas de cetosis nutricional continuada, te mereces una felicitación. Deberías sentirte muy bien: poca hambre, más claridad mental, pérdida de grasa corporal si lo deseabas y una mejor gestión del estrés. Llegados a este punto, puedes decidir mantener tu experimento cetogénico más tiempo o de forma indefinida, o bien abandonar de forma progresiva la cetosis añadiendo carbohidratos (o incluso un poco más de proteínas). Ten en cuenta que, según los principales expertos de todo el mundo, hay pocas afirmaciones categóricas en este campo y existen grandes variaciones personales cuando se trata de definir la mejor estrategia. Y no solo eso: la mejor estrategia para ti puede evolucionar de un año a otro.

Muchos de los expertos más respetados, como el doctor Phil Maffetone; Nora Gedgaudas, terapeuta nutricional autora de *Primal Fat Burner*, y el deportista y entrenador Luis Villasenor, proponen mantener la cetosis nutricional de forma constante y por tiempo indefinido. Otros, como la doctora Cate Shanahan, son partidarios de alternar períodos de ayuno y dieta Keto e ingerir al mismo tiempo carbohidratos de alto valor nutritivo en dosis moderadas, a ser posible antes, durante y después de sesiones de entrenamiento intensas. Incluso el doctor Peter Attia, que mantuvo una cetosis nutricional estricta durante tres años ininterrumpidos, de 2011 a 2014, ha adoptado una estrategia de alimentación más relajada. Attia sugiere que los carbohidratos solo son problemáticos cuando son tan excesivos que perturban la homeostasis.

Parece ser que $n = 1$ (notación científica que significa «experimento de uno») lo anula todo. Así pues, prueba, evalúa y vuelve a probar a fin de establecer tus propios criterios rectores para promover la flexibilidad metabólica. Por desgracia, en el mundo de la dieta y el fitness las verdades absolutas gozan de un gran prestigio. Fluye sin cesar un torrente incesante de dietas y programas de entrenamiento reglamentados que se presentan como la última y más eficaz de las novedades, y cada uno de ellos tiene sus días de gloria.

En este momento, los escépticos observan la estrategia cetogénica de la dieta Keto y creen que es la última dieta de moda, destinada a desaparecer con el paso del tiempo. Desde una perspectiva evolucionista, esta observación es discutible. Robb Wolf, bioquímico experimental y autor de los best sellers *La dieta Paleo: Transforma tu vida en 30 días con la dieta de nuestros orígenes* y *Comer sin ansiedad: Aprende a controlar los antojos, reprogramar tu apetito y descubrir los alimentos más adecuados para ti*, comenta que la dieta Keto es probablemente la configuración por defecto del *Homo sapiens*.

En efecto, hasta que llegaron los tiempos civilizados, el suministro estable de alimento y, en particular, de cantidades abundantes de carbohidratos, no formaba parte de la experiencia humana. Al mismo tiempo, el complejo cerebro humano, en rápida evolución, necesitaba de forma imperiosa que un elevado porcentaje de las calorías diarias (entre un 20 y un 25 por ciento) fuese ingerido en forma de glucosa o de las cetonas que la sustituyen. Si no hubiéramos evolucionado para generar cetonas, nos habríamos visto obligados a recurrir al ineficaz proceso de la gluconeogénesis cada vez que nuestro cerebro se quedara sin combustible. Tener que reducir el porcentaje de músculo magro para alimentar la función cerebral no resulta nada agradable cuando se desencadenan reacciones de estrés durante el bajón de la tarde, pero es todavía menos divertido cuando te estás muriendo de hambre sin saber cuándo volverás a comer.

Aunque sabemos que mantener la cetosis nutricional durante un largo período puede reprogramar los genes para pasar de la dependencia de los carbohidratos a la keto-adaptación, Wolf va mucho más allá al sugerir que el mantenimiento de la dieta Keto podría ejercer un efecto de reajuste sobre las mitocondrias que favoreciese una beneficiosa apoptosis, es decir, la muerte programada de las células disfuncionales. Por consiguiente, podemos utilizar la dieta cetogénica como herramienta para recuperarnos de los efectos destructivos del síndrome del intestino permeable, el agotamiento hormonal y unos hábitos demasiado estresantes de ejercicio o de vida cotidiana, e incluso de elementos como el uso de antibióticos prolongado o la exposición a los contaminantes ambientales.

Por otra parte, Wolf se pregunta si mantener la cetosis nutricional durante mucho tiempo podría llegar a disminuir la flexibilidad metabólica en algunos individuos al dar lugar a lo que se conoce como resistencia «fisiológica» a la insulina en las células musculares. Las investigaciones de Phinney y Volek han demostrado que las personas bien adaptadas condicionan a sus músculos para quemar sobre todo ácidos grasos con el objetivo de dar prioridad al uso de las cetonas por parte del cerebro. En un estado metabólico altamente keto-adaptado, una «realimentación» (consistente en introducir un día, un fin de semana o un período más prolongado una elevada ingesta de carbohidratos) podría llevar a algunas personas a experimentar un gran malestar, mientras que otras se encontrarían perfectamente.

Robb Wolf especula con la posibilidad de que dicho efecto sea consecuencia de la secreción adicional de insulina para almacenar esos carbohidratos ya poco habituales, dado que los músculos están muy acostumbrados a quemar grasa en lugar de glucosa o cetonas. Por ello, algunos expertos alertan contra los ciclos extremos, como mantener la cetosis nutricional entre semana y permitirse grandes atracones de carbohidratos el fin de semana. Aunque no se ha comprobado del todo, si estamos keto-adaptados y nos atiborramos de carbohidratos, es más probable que los almacenemos en forma de grasas y activemos la gluconeogénesis, porque el cerebro pierde de repente la reserva de cetonas a la que suele recurrir (la quema de cetonas se interrumpe justo después de un atracón de carbohidratos).

Un estudio del doctor Jacob Wilson todavía pendiente de publicación analizó a un grupo que mantenía la cetosis nutricional entre semana y se atiborraba de carbohidratos durante el fin de semana, comparándolo con un grupo de control que mantenía la cetosis nutricional. Los participantes que abusaron de los carbohidratos durante el fin de semana no solo tardaron casi una semana entera en regresar a la cetosis, sino que además incrementaron sus niveles de grasa corporal y perdieron masa muscular magra (probablemente debido a la gluconeogénesis). En cambio, los componentes del grupo de control que mantuvo la cetosis perdieron grasa corporal y lograron conservar su masa muscular magra.

La flexibilidad de los hábitos alimentarios estimula la flexibilidad metabólica, en el marco de unos patrones ancestrales basados en una dieta baja en carbohidratos, una ingesta moderada de proteínas y un elevado consumo de grasas.

A estas alturas de la historia conviene seguir el consejo del doctor D'Agostino, que recomienda desconfiar de las afirmaciones categóricas en este ámbito. Las entrevistas que le hice para escribir este libro se caracterizaron por una elevada frecuencia de respuestas como «no estoy seguro» y «no lo sé», así como la sensata frase que nos recuerda que «solo los científicos mediocres se muestran categóricos, y son los que salen en televisión. Los buenos científicos hacen más preguntas». De hecho, estas observaciones sugieren que la flexibilidad de los hábitos alimentarios estimula la flexibilidad metabólica. Es cierto que estamos hablando de la flexibilidad en el marco de un tipo de alimentación ancestral y óptima desde el punto de vista genético. Eso significa nada de cereales, azúcares ni aceites vegetales refinados, evitar la habitual ingesta excesiva de proteínas que deriva de la fobia a las grasas y obtener de las grasas nutritivas y naturales la gran mayoría de las calorías que ingerimos.

Si queremos vivir muchos años y seguir los consejos del doctor Attia para lograr una baja producción de insulina, la ingesta media diaria de carbohidratos tendrá que oscilar entre 20 y 150 gramos durante toda la vida, mientras que la de proteínas se situará en torno a 1,5 gramos por kilo de masa magra, un poco más para las personas con elevadas necesidades metabólicas.

En cuanto a los carbohidratos, recordemos que la doctora Shanahan subraya la importancia de elegir el momento adecuado para tomarlos. Si nuestras maletas de glucógeno están abiertas, es más difícil perturbar la homeostasis, la función inmunitaria o el equilibrio hormonal (y hasta los esfuerzos cetogénicos si hacemos mucho ejercicio), y no tendremos que preocuparnos por la posibilidad de desarrollar una resistencia a la insulina en los músculos. En cambio, es bien sabido que comer cantidades excesivas de carbohidratos y pasar mucho tiempo sentado promueve la resistencia a la insulina y el almacenamiento de grasas aunque entrenemos a diario, debido al llamado «síndrome del teleadicto activo».

Al planear nuestra estrategia futura, puede ser útil revisar algunas de las ideas que se ofrecen en este libro y que son prácticamente irrefutables:

- Adaptarse a la dieta Keto regula el apetito y el hambre, de forma que dejamos de ser esclavos de unas comidas regulares altas en carbohidratos para mantener la energía, el estado de ánimo y el enfoque cognitivo, y podemos mantener con facilidad la composición corporal ideal.
- Adquirir eficacia calórica, flexibilidad metabólica y sensibilidad a la insulina puede ser muy beneficioso para la salud general y la longevidad.
- Adaptarse a la dieta Keto representa la esencia de la flexibilidad metabólica y una forma de escapar de la condenación que supone la dependencia de los carbohidratos (síndrome metabólico, obesidad, cáncer, enfermedades cardíacas o, en el mejor de los casos, envejecimiento acelerado).
- Un reajuste metabólico de 21 días para abandonar la dependencia de los carbohidratos y optimizar el ejercicio, el sueño y la gestión del estrés es el principio del

viaje hacia la eficiencia calórica/flexibilidad metabólica.

- Un esfuerzo de cetosis nutricional que dure un mínimo de seis semanas proporciona el máximo nivel de eficiencia calórica y flexibilidad metabólica.

Si estás de acuerdo en la importancia del reajuste metabólico durante 21 días y dispuesto a realizar un sólido esfuerzo cetogénico nutricional de al menos seis semanas, ¿qué es lo que viene luego? Veamos varios comentarios e hipótesis abiertas que reflejan nuestro viaje hasta este punto del libro:

- La experimentación personal y la evaluación subjetiva (a través del examen de mitad de curso de *La dieta Keto* que aparece en el capítulo 8) podrían ser los factores de éxito más determinantes.
- Las personas con obesidad, síndrome metabólico, daño metabólico causado por décadas de dependencia de los carbohidratos, problemas de salud relacionados con la inflamación o factores de riesgo elevados para padecer enfermedades (en particular problemas cognitivos estrechamente vinculados con hábitos alimentarios inflamatorios con deficiencias nutricionales y alto contenido de carbohidratos) podrían ser los mayores beneficiarios de la cetosis nutricional a largo plazo.
- Los deportistas, los entusiastas del fitness y las personas que queman gran cantidad de calorías con una composición corporal óptima o con factores de riesgo mínimos para padecer enfermedades podrían beneficiarse en menor medida de la cetosis a largo plazo, debido a una flexibilidad metabólica preexistente y a unas posibles necesidades más elevadas de carbohidratos

para abastecerse de combustible y recuperarse del ejercicio extenuante.

- Los períodos de cetosis nutricional pueden constituir una práctica muy útil a lo largo de toda la vida para alcanzar nuestros objetivos de poner a punto la keto-adaptación, reajustar las mitocondrias, eliminar el exceso de grasa corporal en muy poco tiempo, mejorar el rendimiento deportivo y la recuperación de los esfuerzos, controlar el apetito y los antojos, y disminuir en la medida de lo posible los factores de riesgo para padecer enfermedades.

- Parece ser que no se recomiendan las fluctuaciones extremas y repentinas entre la cetosis nutricional y los atracones de carbohidratos. Por consiguiente, lo más probable es que sea preferible abandonar la cetosis nutricional y volver a añadir carbohidratos de forma gradual. La mayoría de las personas nunca necesitan más de 150 gramos de carbohidratos al día, a no ser que sean deportistas extremos o se hallen en fases de crecimiento de la vida (como los jóvenes o las mujeres embarazadas o lactantes).

Confío en que la información que te he proporcionado hasta este momento te sirva para decidir cuál es la estrategia cetogénica más conveniente para ti. Tal vez hayas descubierto igual que yo que los intervalos alimentarios comprimidos representan la mejor estrategia diaria para conseguir todos los beneficios que conlleva el ayuno o la quema de cetonas, manteniendo una ingesta de carbohidratos más flexible que aquella que impone la rígida norma cetogénica, es decir, un límite máximo de 50 gramos de carbohidratos brutos al día, todos los días.

ESTRATEGIAS DE ALIMENTACIÓN A LARGO PLAZO

Resumiendo el material que hemos ido viendo a lo largo del libro, presento ahora breves descripciones y argumentos para estrategias de alimentación variadas:

Cetosis nutricional prolongada. Sí, es cierto, podemos sobrevivir y funcionar comiendo una cantidad mínima de carbohidratos y una cantidad moderada de calorías procedentes de las proteínas durante el resto de nuestra vida. Es una opción excelente para salir de forma progresiva del estado de síndrome metabólico/obesidad/diabetes de tipo II, recuperarse del daño metabólico causado por décadas de alimentación rica en carbohidratos y dietas yoyó o reducir el riesgo de padecer enfermedades, sobre todo en poblaciones sensibles o de alto riesgo. Puede ser difícil de llevar para muchos, e incluso resultar contraproducente para deportistas o mujeres con problemas de tiroides u otras sensibilidades hormonales.

Cetosis cíclica (o dieta Keto cíclica). En este caso, los períodos de cetosis se equilibran con realimentaciones o «días trampa» con la intención de aumentar la sensibilidad a la insulina y facilitar el seguimiento de la dieta Keto. Muy popular en los círculos del culturismo, se presenta como una forma de mantener la cetosis y al mismo tiempo comer dulces. Villasenor proclama que la dieta Keto cíclica es «el peor de ambos mundos, según mi experiencia personal y la de mis clientes. Te deja en un limbo de pocos carbohidratos en el que obtienes poco o ningún efecto positivo de cetosis y puede promover la inflexibilidad metabólica y un equilibrio proteico negativo». Villasenor sostiene que la justificación de las realimentaciones y los días trampa procede de la falsa premisa que afirma que los carbohidratos son esenciales para el culturismo, una falsa creencia que «ha sido adoptada por mamás futbolistas y luchadores de fin de semana, que nunca deberían necesitar demasiados carbohidratos».

Un estudio del doctor Jacob Wilson y Ryan Lowery aún sin publicar sugiere que los marcados altibajos en la cetosis, como atracarse de carbohidratos el fin de semana y regresar a una profunda restricción de estos durante la semana, pueden ser demasiado confusos y perjudiciales desde el punto de vista metabólico. Cuando se siguen ciclos extremos, se puede presentar una mayor tendencia a añadir grasa y perder músculo magro. Además, puede aumentar el riesgo de desarrollar un trastorno alimentario.

Prefiero que consideres que la cetosis es una herramienta de tu arsenal que puedes utilizar en cualquier momento para obtener beneficios metabólicos específicos: pérdida de peso, rendimiento deportivo o cognitivo máximo o un simple reajuste hormonal y metabólico que te devuelva a la programación de fábrica humana original. Cuando estamos keto-adaptados, podemos beneficiarnos de incursiones más breves en la cetosis nutricional siempre que sintamos que nos hace falta una puesta a punto metabólica. En nuestro primer esfuerzo cetogénico, o en cualquier otro momento en el que no estemos keto-adaptados del todo, es esencial un mínimo de seis semanas de cetosis nutricional. Al parecer, es mejor salir de la cetosis con un aumento gradual de la ingesta de carbohidratos (hasta un máximo de 150 gramos al día) en vez de hacerlo de golpe con un atracón. Por otra parte, podemos pasar directamente a una fase de cetosis sin miedo a sufrir efectos metabólicos negativos si ya estamos adaptados a las grasas.

Cetosis anual. Puede que sea la mejor recomendación general. Igual que llevar a la familia a una visita nostálgica al hogar de la infancia, entrar en cetosis nos devuelve al «ajuste de fábrica» genético del *Homo sapiens*. Este régimen supone una verdadera limpieza para contrarrestar los hábitos incorrectos de alimentación, ejercicio, sueño y estrés de la vida moderna, por lo que vale la pena reservarle seis semanas al año. Contribuiremos así a regenerar las mitocondrias, realizar una limpieza intracelular mediante la autofagia y tal vez perder unos cuantos kilos de grasa corporal.

Como ocurre al adoptar una rutina de mañanas en ayunas o unos intervalos alimentarios comprimidos, un regreso anual a la cetosis puede tener un fantástico impacto en nuestro metabolismo global, además de proporcionarnos los beneficios terapéuticos que se detallan en el capítulo 3 para reducir grasa, mejorar la función cerebral, controlar la inflamación y aumentar el rendimiento deportivo. El invierno es el mejor momento para adoptar una dieta cetogénica, ya que se alinea con nuestra programación genética para reducir la ingesta (y el gasto) de carbohidratos durante esa estación, con sus días más cortos y sus noches más largas.

Dieta Keto focalizada. Es una opción interesante para los deportistas que desean disfrutar de los beneficios generales de la keto-adaptación y al mismo tiempo asegurarse de contar con un rendimiento y una recuperación adecuados durante las sesiones de entrenamiento intenso que suelen dar lugar al agotamiento de las reservas de glucógeno. Si quemamos muchas calorías, podemos fijar un punto de partida compuesto de ayunos intermitentes y comidas keto-alineadas, permitiendo la ingesta focalizada de carbohidratos antes o después de las sesiones de ejercicio intenso o durante los módulos de entrenamiento más difíciles del año.

Si pasamos un montón de horas en ayunas o tomamos una serie de comidas keto-alineadas, disfrutaremos de las fabulosas ventajas de la adaptación a la dieta Keto y nuestra ingesta focalizada de carbohidratos (en torno a las sesiones de entrenamiento o al final de la jornada) perfeccionará nuestra flexibilidad metabólica. El doctor Phinney se hace eco de esa opinión cuando dice que pasar seis horas de vigilia al día en cetosis puede generar beneficios durante un período más prolongado. Tengamos en cuenta que las seis horas de vigilia en cetosis se suman a las ocho horas de ayuno durante el sueño, por lo que el compromiso diario con la dieta cetogénica es considerable. Es más, resulta muy probable que podamos permanecer oficialmente en cetosis nutricional consumiendo mucho más de 50 gramos de carbohidratos al día si quemamos una tonelada de calorías durante los entrenamientos.

Tal como nos recuerda la doctora Cate: «Cuando las maletas de glucógeno están abiertas, los carbohidratos tienen prioridad y no se experimenta una perjudicial subida de insulina. Tampoco experimentaremos ese riesgo elevado de retroceso al que podría enfrentarse una persona menos activa». Aunque el estudio que hemos mencionado antes sugiere que tanto los deportistas de resistencia como los de fuerza pueden lograr un buen rendimiento en cetosis nutricional a largo plazo, incluso a nivel de élite, es posible que adoptar este sistema de buenas a primeras y mantenerlo de forma indefinida no sea demasiado fácil ni eficaz para muchos entusiastas del gimnasio que queman muchas calorías. Cuando estemos más keto-adaptados, con el paso del tiempo, tal vez observemos que nuestras necesidades de carbohidratos van disminuyendo.

En mis tiempos de triatleta de Ironman me pasaba todo el día entrenando y funcionaba como una auténtica máquina de quemar azúcares. Calculo que debía de consumir unos bochornosos 600 gramos de carbohidratos como mínimo al día (tampoco es para tanto; al fin y al cabo, ¡esta cantidad solo supera en doce veces la que se consume en la dieta Keto!). Sin embargo, también disponía de un buen nivel de flexibilidad metabólica, porque no me costaba demasiado correr durante tres horas o pasarme seis horas sobre la bicicleta sin ingerir calorías. Es cierto que tras esas sesiones de entrenamiento agotadoras necesitaba una enorme cantidad de carbohidratos para no desmayarme.

Cuesta pensar que hoy en día haya deportistas de élite adaptados a la dieta Keto que sean capaces de realizar hazañas similares y seguir adelante con su jornada sin comer nada o tomando solo comidas cetogénicas. Uno de ellos es Zach Bitter, que obtuvo la mejor marca de un estadounidense al completar cien millas en un total de once horas y cuarenta y siete minutos, quemando unas 900 calorías por hora y consumiendo solo 156 calorías adicionales cada hora, o que fue capaz de aguantar una noche entera a base de agua y aminoácidos mientras subía y bajaba por varios desfiladeros durante los últimos 60 kilómetros de la Western States 100.

Intervalo alimentario comprimido. Limitar la ingesta de calorías a un intervalo alimentario de diez horas (por ejemplo, de 10.00 a 20.00) o de ocho horas al día (por ejemplo, de 12.00 a 20.00) nos permite llevar a cabo muchas horas de ayuno con todos los beneficios que ello conlleva, aunque la ingesta de macronutrientes supere de vez en cuando o con frecuencia las pautas recomendadas por la dieta Keto. Si permanecemos activos en torno a la hora de la ingesta de carbohidratos, reduciremos en gran medida las probabilidades de experimentar efectos negativos por culpa de un exceso de insulina o del trauma que ocasiona la realimentación, tal como hemos explicado con anterioridad.

Flexibilidad metabólica/estrategia intuitiva. Este es un guiño a aquellos de mis lectores que no están interesados en un enfoque reglamentado (hacer un seguimiento de los carbohidratos y proteínas, medir las cetonas y la glucosa en sangre o incluso estar pendientes del reloj para alcanzar los objetivos de ayuno o intervalo alimentario), pero que sí creen en los beneficios del ayuno y la dieta cetogénica y están dispuestos a alinear con ellos sus hábitos alimentarios.

Crear una estrecha conexión con nuestro apetito y nuestras sensaciones de saciedad y dejarnos guiar por ellos puede representar una estrategia eficaz a largo plazo, sobre todo si estamos muy ocupados. Si necesitas una nota que llevar en la cartera, aquí la tienes: deshazte de los cereales, los azúcares y los aceites de mala calidad. Refuerza las grasas naturales y nutritivas y los vegetales con alto contenido en fibra. Céntrate en mejorar el ejercicio, el sueño y la gestión del estrés. Luego, ayuna tantas horas como te sea posible sin experimentar malestar para potenciar la función celular, cognitiva e inmunitaria y, en última instancia, aumentar al máximo la longevidad. Ten en cuenta que las comidas cetogénicas y los suplementos de cetonas permiten imitar los beneficios del ayuno sin tener que morirse de hambre.

Reajuste metabólico de 21 días más cetosis nutricional. Si tú o alguno de tus seres queridos habéis abandonado el buen camino y habéis vuelto a la dependencia de los carbohidratos, la mejor estrategia consiste en repetir el reajuste metabólico de 21 días y luego iniciar una fase cetogénica de entre tres y seis semanas. Así recuperaréis con rapidez la forma metabólica y podréis adoptar con mayor facilidad unos hábitos alimentarios ancestrales libres de cereales, azúcares y aceites de mala calidad.

Mi intervalo alimentario comprimido, una genial rutina diaria

Mi principal objetivo dietético y de salud es disfrutar de la vida, así que nunca renuncio a los alimentos que me apetece comer en ninguna comida. Por lo tanto, entrar en cetosis no es una obsesión para mí, sino más bien una consecuencia natural de unos hábitos alimentarios de estilo ancestral; en particular, una abstinencia casi completa y permanente de cereales, azúcares y aceites vegetales refinados. Además, doy preferencia a una estrategia de intervalos alimentarios comprimidos, en la que aplazo mi primera comida del día al menos hasta la una de la tarde, a veces incluso más, y termino de comer antes de las siete de la tarde casi todos los días. Ello me permite aprovechar los beneficios hormonales, metabólicos, inmunitarios y cognitivos de permanecer en ayunas o en estado cetogénico unas dieciocho horas al día y seguir disfrutando de alimentos naturales muy saciantes con un alto contenido en grasas, como carne, pescado, caza, huevos, frutos secos y semillas, vegetales grasos como los aguacates, las aceitunas y los derivados del coco (y sus aceites), chocolate negro con un alto porcentaje de cacao y productos lácteos ricos en grasas de buena calidad.

La ingesta de carbohidratos durante mi intervalo alimentario comprimido de entre seis y ocho horas se suele
situar por debajo de 50 gramos. Por consiguiente, acostumbro a encadenar un ayuno de dieciocho horas, un período
de cetosis nutricional de seis horas y otro ayuno de dieciocho horas. De vez en cuando, añado aceite MCT al café
matinal y además tomo un suplemento de cetonas antes de
la sesión de entrenamiento del final de la mañana. Por lo
tanto, debería matizar mi empleo generoso del término
«ayuno», que significa literalmente abstenerse de toda clase de comida o bebida. En el Apéndice menciono el estudio
del doctor Satchin Panda, que sugiere que también posee-
mos un reloj circadiano para la ingestión de alimento. Por
consiguiente, en los últimos tiempos he estado más atento
a limitar mi ingestión de todo tipo de calorías u otros meta-
bolitos (por ejemplo, café o vitaminas) a un intervalo diario
de doce horas.

De vez en cuando, la ingesta de carbohidratos durante
mi intervalo alimentario es lo bastante significativa como
para apartarme de la cetosis durante el resto del día. Tratán-
dose de carbohidratos adicionales, me gusta disfrutar de
fruta fresca (¡con queso mascarpone y nata!), boniatos y
chocolate negro, pero también de algunos caprichos espo-
rádicos, como las increíbles tartaletas de coco, almendra y
chocolate negro que prepara mi hija Devyn (y que aparecen
en su libro de cocina Kitchen Intuition), o incluso un trozo de
pan untado en aceite y vinagre en un buen restaurante si me
apetece. Nunca me preocupo por eso, porque con mi fuerte
rutina de base, un solo período de ayuno durante la noche
y hasta la comida del mediodía (al menos dieciséis horas)
devuelve la preferencia por las grasas a mis músculos y la
predilección por las cetonas a mi cerebro, restableciendo

unos niveles en sangre de entre 1,0 y 3,0 mmol/l. Una intensa sesión de entrenamiento a media mañana acelera mi regreso a la cetosis.

Soy muy consciente de las consecuencias de mis decisiones alimentarias. Si estoy de vacaciones en Italia y me enfrento a una cena con vino, pasta y helado, comprendo que saldré de la cetosis al cabo de pocos bocados, que mi sensible intestino se llevará un buen palo (gases, hinchazón, etc.) y que sufriré una leve reacción inflamatoria e inmunosupresora, con aleteo cardíaco, un ligero dolor de cabeza o una mayor rigidez de las articulaciones al despertar. Por eso, en los restaurantes acostumbro a tomar decisiones sensatas, alejadas de la categoría de los cereales/azúcares, o consumo cantidades muy moderadas cuando opto por darme un capricho.

Puede que parezca una *prima donna* al mencionar la letanía de síntomas que me produce tomarme un pequeño helado. Lo reconozco. Mi maquinaria metabólica está calibrada para consumir gasolina de alto octanaje, soy mucho más sensible a los cereales que el común de los mortales y, por consiguiente, tengo más motivos para quejarme cuando lleno mi depósito de gasolina barata. Este aumento de la sensibilidad y del conocimiento de uno mismo, la mejor toma de decisiones, el sano respeto hacia las consecuencias a corto y largo plazo de los hábitos alimentarios y, en definitiva, el mayor disfrute y aprecio de la comida son elementos que definen la flexibilidad metabólica.

12

Recetas de la dieta Keto

En este capítulo he recogido una serie de recetas deliciosas que puedes incluir en todas tus comidas, desde el desayuno hasta la cena, pasando por las «bombas de grasa» (tentempiés saciantes con un alto contenido en grasa) y riquísimos postres, utilizando los ingredientes cetogénicos más sanos. Cada receta se acompaña de un cálculo de los macronutrientes que debe servir de orientación para alcanzar los objetivos diarios de proteínas y carbohidratos. Si te interesa calcular los valores con mucha precisión, introduce las marcas y cantidades específicas que utilizas en una aplicación de seguimiento de macronutrientes como FitDay, MyFitnessPal o My Macros+.

Observarás que muchas de las recetas no se corresponden con los márgenes cetogénicos de macronutrientes: 65-75 por ciento de grasa, 15-25 por ciento de proteínas y 5-10 por ciento de carbohidratos. En muchos casos, perseguir tus objetivos cetogénicos diarios te obligará a añadir más grasa a la receta o a incorporar más tentempiés y comidas ricas en grasas durante el día. Por ejemplo, a las carnitas en olla de cocción lenta (página 334) se les puede añadir aguacate y crema agria, así como un acompañamiento de calabaza asada con vinagreta a base de aceite de oliva. Diluiremos así la gran aportación proteica de la carne y alinearemos un poco más los macronutrientes totales del plato con la dieta cetogénica.

Aunque las recetas se dividen en categorías, estas no son estrictas. Por ejemplo, el delicioso plato de acompañamiento de los aguacates horneados (página 387) resulta fantástico también para el desayuno. Con sinceridad, yo me comería cualquiera de estas recetas en cualquier momento del día. Incluso muchos de los postres resultan fantásticos para el desayuno, porque proporcionan grasas nutritivas y no estimulan una respuesta insulínica. Cuando se come al estilo primitivo o cetogénico, el concepto de desayuno o cena no tiene demasiado sentido.

Hablando de postres, no recomiendo usar edulcorantes de ninguna clase como mínimo durante el primer mes de dieta. Evitarlos nos ayudará a romper el ciclo de dependencia de los carbohidratos y a acabar con conductas aprendidas, como tomar un postre dulce después de la cena. Cuando estés listo para permitirte un postre de vez en cuando, no te pases. Aunque el uso de la miel o el jarabe de arce resulta aceptable en pequeñas cantidades, también puedes experimentar con los edulcorantes aptos para la dieta Keto, como el eritritol y la estevia. El eritritol es menos dulce que el azúcar convencional, mientras que el extracto de estevia resulta mucho más intenso. Las mezclas comerciales de estevia con maltodextrina o eritritol están concebidas para sustituir el azúcar empleando las mismas cantidades. Prueba distintas opciones hasta encontrar la que más te guste.

Te animo a utilizar estas recetas como inspiración para tu propia aventura cetogénica. No dudes en ajustarlas o desmontarlas por completo para expresar tu creatividad y complacer a tu paladar.

Desayunos

Tortilla primitiva
1 ración abundante

CALORÍAS: 610   GRASAS: 49 G
CARBOHIDRATOS: 12 G   PROTEÍNAS: 30 G

1 cucharada (15 ml) de mantequilla con sal
30 g de setas picadas
30 g de cebolla picada
30 g de pimiento rojo picado
4 huevos medianos

30 ml de crema de leche
¼ de cucharadita (1 ml) de sal
⅛ de cucharadita (0,5 ml) de pimienta recién molida
14 g de queso cheddar desmenuzado (opcional)

Este es el desayuno primitivo por excelencia y un fantástico modo de abandonar progresivamente el típico desayuno a base de carbohidratos. Si estás acostumbrado a empezar el día con cereales, tostadas y zumo, tomar una deliciosa tortilla te mantendrá saciado durante horas y convertirá tus primeros pasos en la dieta paleolítica y cetogénica en un auténtico placer.

1. Fundir la mitad de la mantequilla a fuego medio en una sartén. Añadir las verduras y saltearlas de cinco a siete minutos. Retirar las verduras de la sartén.

2. En la misma sartén, fundir el resto de la mantequilla. En un cuenco pequeño, batir los huevos con la crema de leche, la sal y la pimienta. Ladear la sartén para que la mantequilla cubra todo el fondo. Echar la mezcla de huevo y repetir el movimiento.

3. Cocinar sin remover. Cuando el huevo cuaje en los bordes, utilizar una espátula de silicona para apartarlo de los lados de la sartén. Ladear la sartén para que la mezcla de huevo que ocupa el centro pueda llegar a los bordes.

4. Cuando esté cuajada la mezcla de huevo, echar las verduras sobre una de las mitades de la tortilla. Espolvorear con la mitad del queso (si se usa) y doblar con cuidado la tortilla para cubrirlas. Poner la tortilla en un plato y espolvorear con el resto del queso. Servir inmediatamente.

Ensalada de huevo para el desayuno
4 raciones

CALORÍAS: 326	GRASAS: 30 G
CARBOHIDRATOS: 3 G	PROTEÍNAS: 13 G

½ aguacate mediano
⅓ de taza (75 ml) de mahonesa Primal Kitchen u otra mahonesa apta para la dieta paleolítica (véase Nota)
6 huevos duros grandes
4 lonchas de beicon (sin azúcar añadido), cocinado hasta que quede crujiente

2 cucharadas (30 ml) de cebolleta muy picada
½ cucharadita (2 ml) de tahini (véase Nota)
Pimienta recién molida

Esta sabrosa ensalada de huevo es fantástica servida sola o sobre un lecho de espinacas. También se puede tostar ligeramente una rebanada de pan Keto (como el de la página 399) y preparar un sándwich con la ensalada.

1. En un cuenco mediano, aplastar el aguacate con un tenedor. Añadir la mahonesa y remover hasta formar una masa homogénea.

2. Picar los huevos duros. Añadirlos a la mezcla de mahonesa y revolverlo todo con un tenedor, aplastando el huevo (debe quedar un poco grueso).

3. Picar el beicon. Incorporar los trozos, las cebolletas y el tahini a la mezcla de huevo. Remover. Probar y añadir pimienta.

NOTA: La mahonesa Primal Kitchen es un producto comercial mío elaborado con una base de aceite de aguacate en lugar del aceite vegetal refinado que llevan casi todas las mahonesas. Si utilizas mahonesa en alguna receta, asegúrate siempre de que esté hecha con aceites saludables. Haz la tuya propia o compra Primal Kitchen u otra marca elaborada con un aceite saludable.

El tahini es una mezcla de especias compuesta de chile, lima y sal que se vende en tiendas de comestibles o en internet. También puedes prescindir de ella y emplear mahonesa Primal Kitchen Chipotle Lime o sustituirla por ¼ de cucharadita (1 ml) de sal kosher o ½ cucharadita (2 ml) de zumo fresco de lima, adaptando las cantidades a tu gusto.

Crepes de harina de coco con nuez de macadamia

Masa para 8 crepes; ración por persona: 1 crepe

CALORÍAS: 154	GRASAS: 14 G
CARBOHIDRATOS: 4 G	PROTEÍNAS: 4 G

3 huevos grandes
¼ de taza (60 g) de mantequilla sin azúcar fundido
¼ de taza (60 g) de nata espesa
¼ de taza (60 g) de leche de coco entera
½ cucharadita (2 ml) de extracto de vainilla
¼ de taza (30 g) de harina de coco

¼ de cucharadita (1 ml) de sal kosher
½ cucharadita (2 ml) de canela molida
Edulcorante apto para la dieta cetogénica, al gusto (opcional; véase Nota)
¼ de taza (30 g) de nueces de macadamia picadas o molidas
Aceite de coco para engrasar la parrilla

Las crepes de harina de coco son un excelente sustituto de las elaboradas con harina blanca o integral. Las nueces de macadamia añaden grasas saludables y una textura interesante; si las dejas en trozos más grandes, obtendrás unas crepes crujientes. Puedes reemplazar la nata espesa por más leche de coco si no quieres usar productos lácteos. Sírvelas calientes con mantequilla, mantequilla de almendras, mantequilla de coco o nata de leche de coco (página 410).

1. En un cuenco mediano, batir los huevos junto con la mantequilla, la nata, la leche de coco y la vainilla.

2. En un cuenco pequeño, mezclar con un tenedor la harina, la sal, la levadura, la canela y el edulcorante. Deshacer los grumos e incorporar los ingredientes secos.

3. Echar las nueces de macadamia y remover. La masa quedará espesa. Añadir agua muy poco a poco hasta que adquiera la consistencia deseada.

4. Calentar a fuego medio una parrilla o sartén de fondo plano. Cuando esté lista, engrasar ligeramente con aceite de coco. Poner la masa en la parrilla a grandes cucharadas. Habrá que utilizar una cuchara o espátula para extender la masa con suavidad hasta formar una crepe más delgada, porque su textura no será la de la masa tradicional.

5. Cocer despacio, varios minutos por cada lado, hasta que se formen burbujas. Dar la vuelta. Servir caliente.

NOTA: Si prescindes del edulcorante de esta receta, las crepes seguirán estando deliciosas, aunque menos dulces. Las crepes sin endulzar son fantásticos sustitutos del pan. Si optas por endulzar la masa, prepara una sola crepe de prueba y ajusta el dulzor. Para empezar, prueba a añadir ¼ de cucharadita (1 ml) de estevia en polvo o una cucharadita y media de eritritol.

Sartén de hamburguesas
4 raciones

CALORÍAS: 414	GRASAS: 30 G
CARBOHIDRATOS: 4 G	PROTEÍNAS: 32 G

900 g de carne picada de vacuno
2 dientes de ajo fileteados
1 cucharadita (5 ml) de orégano seco
1 cucharadita (5 ml) de sal kosher
½ cucharadita (2 ml) de pimienta negra

3 tazas (85 g) de espinacas baby frescas
1 ½ tazas (170 g) de queso desmenuzado (cheddar o similar)
4 huevos grandes

Recurro a este plato a cualquier hora del día, pero sobre todo en el desayuno. No dudes en añadir un par de trozos de beicon frito para disfrutar de una hamburguesa con queso y beicon.

1. Precalentar el horno a 200 °C.

2. En una sartén apta para el horno (por ejemplo, de hierro colado), dorar la carne picada. Al cabo de unos cinco minutos, cuando esté un poco hecha, apartarla hacia los bordes y añadir el ajo. Saltearlo durante un minuto más o menos y mezclarlo con la carne. Añadir el orégano, la sal y la pimienta y remover bien.

3. Añadir las espinacas de puñado en puñado a medida que se ablanden. En cuanto estén incorporadas todas las espinacas, sacar la sartén del horno. Añadir ½ taza (120 g) de queso y remover.

4. Extender la carne de forma homogénea en la sartén. A continuación, crear cuatro huecos en la parte superior de la carne y cascar un huevo con cuidado en cada uno. Espolvorear con el resto del queso.

5. Hornear diez minutos. Las claras tienen que quedar cuajadas y las yemas aún líquidas. Dejar en el horno unos minutos más para obtener unas yemas más firmes. Servir cada ración en un plato.

Hash browns de nabo
4 raciones

CALORÍAS: 159	GRASAS: 14 G
CARBOHIDRATOS: 5 G	PROTEÍNAS: 3 G

2 nabos medianos (230 g) lavados y
   pelados
1 huevo grande
1 cucharada (15 ml) de harina de coco
   (opcional)
1 cucharadita (5 ml) de sal kosher
   y un poco más, al gusto

½ cucharadita (2 ml) de pimienta negra
2 cucharadas (30 ml) de grasa de
   beicon o mantequilla, o más si
   hace falta
Crema agria (opcional)
Cebollino picado (opcional)

Cuando hayas probado estas *hash browns*, la versión con patatas te parecerá sosa en comparación. Sírvelas con una *frittata* (véase receta en la página 304) para disfrutar de un brunch cetogénico completo.

1. Cortar los nabos en juliana con un rallador de caja o robot de cocina.

2. Batir el huevo en un cuenco grande y añadir los nabos. Incorporar removiendo la harina, la sal y la pimienta.

3. Calentar a fuego medio-alto una sartén grande de fondo plano. Una vez que esté caliente, añadir la grasa de beicon; cuando se haya fundido, bajar un poco el fuego.

4. Remover un poco más los nabos e ir añadiéndolos en raciones de ½ taza (120 ml) aproximadamente en la grasa caliente. Apretarlos un poco con una espátula para aplanarlos. Guisar entre tres y cinco minutos, hasta que los bordes queden dorados. A continuación, dar la vuelta y guisar por el otro lado.

5. Servir en un plato y añadir un poco más de sal. Si se desea, cubrir con una porción de crema agria y decorar con cebollino.

Tazón de yogur griego con crujiente de almendra
2 raciones

CALORÍAS: **481**   GRASAS: **37** G
CARBOHIDRATOS: **18** G   PROTEÍNAS: **19** G

¼ de taza (15 g) de copos de coco sin endulzar
2 cucharadas (15 g) de almendras fileteadas
1 taza (250 ml) de yogur griego entero
⅓ de taza (80 ml) de leche de coco entera

Edulcorante apto para la dieta Keto, al gusto (opcional)
2 cucharadas (30 ml) de mantequilla de almendras crudas (sin azúcar añadido)
2 cucharadas (15 g) de granos de cacao
Un poco de canela molida

Los granos de cacao son simplemente las habas tostadas de la planta del cacao con las que se elabora el chocolate. Pero no esperes que sepan igual que tu chocolatina preferida. Son cacao puro, es decir, chocolate no procesado, sin azúcar ni otros ingredientes. Los granos de cacao tienen muchísimos beneficios para la salud; por ejemplo, son una magnífica fuente de magnesio, hierro y antioxidantes. Aportan por ración 5 gramos de carbohidratos, pero 0 de azúcar, así que a ti te toca decidir si los incluyes en esta receta y, en tal caso, en qué cantidad lo haces.

1. En una sartén pequeña, tostar los copos de coco a fuego medio-bajo y sin nada de grasa, hasta que se doren ligeramente. Repetir la operación con las almendras fileteadas.

2. Mezclar removiendo el yogur, la leche de coco y el edulcorante, si se utiliza. Repartir la mezcla entre dos cuencos. Añadir una cucharada (15 ml) de mantequilla de almendras a cada uno y remover para amalgamar (no pasa nada si queda todo mezclado). Espolvorear por encima un poco de coco tostado, almendras molidas, granos de cacao y canela.

Frittata de carne picada, kale y queso de cabra
6 raciones

CALORÍAS: 494   GRASAS: 38 G
CARBOHIDRATOS: 4 G   PROTEÍNAS: 34 G

½ manojo de kale (4 o 5 hojas), de cualquier variedad
1 cucharada (15 ml) de aceite de aguacate
450 g de carne picada de cerdo
1 cucharadita (5 ml) de salvia seca
1 cucharadita (5 ml) de tomillo seco
¼ de cucharadita (1 ml) de nuez moscada molida

¼ de cucharadita (1 ml) de pimiento rojo picado
1 cebolla pequeña o ½ grande en dados
2 dientes de ajo fileteados
8 huevos grandes
½ taza (120 ml) de nata espesa
1 taza (90 g) de queso de cabra desmenuzado, o más, al gusto

Todo entusiasta de la dieta Keto debería saber hacer una *frittata*. Se puede utilizar la combinación de carne, queso, verduras, hierbas y especias que se prefiera.

1. Con un cuchillo afilado, retirar los tallos gruesos de las hojas de kale. Cortar los tallos en dados y picar las hojas. Reservar.

2. Calentar el aceite a fuego medio en una sartén grande apta para grill (por ejemplo, de hierro colado). Cuando esté caliente, añadir la carne de cerdo. Cocinar durante cinco minutos, removiendo de vez en cuando.

3. En un cuenco pequeño, mezclar la salvia, el tomillo, la nuez moscada y el pimiento rojo. Incorporarlo todo a la carne de la sartén y remover bien. Seguir cocinando unos cinco minutos más, hasta que el cerdo esté bien hecho.

4. Con una espumadera, trasladar la carne a un cuenco. Si queda mucha grasa en la sartén, retirar una parte dejando solo una o dos cucharadas (de 15 a 30 ml).

5. Añadir la cebolla y los tallos de kale en la sartén. Saltear unos cinco minutos, hasta que se ablande la cebolla. Añadir el ajo y remover durante un minuto. Si es necesario, desglasar la sartén con un poco de agua, removiendo las partículas tostadas.

6. Añadir las hojas de kale de puñado en puñado y remover para ablandarlas hasta que todas las hojas estén en la sartén y un poco hechas. Incorporar la carne a la sartén y mezclar bien.

7. Batir los huevos con la crema en un cuenco mediano. Verter la mezcla sobre la carne y las verduras de la sartén formando una capa homogénea. Cocinar sin remover unos cinco minutos, hasta que el huevo empiece a cuajar.

8. Colocar la rejilla del horno a media altura (a unos 15 o 20 cm de la parte superior) y encender el grill. Cubrir los huevos con el queso de cabra. Meter la sartén en el horno y gratinar hasta que el huevo cuaje y el queso de cabra esté ligeramente tostado. Vigilar con frecuencia para que no se queme.

9. Sacar la sartén del horno y dejar que repose durante unos minutos. Cortar en triángulos y servir.

Copos de «cetoavena» al estilo Brad
2 raciones

CALORÍAS: 656   GRASAS: 62 G
CARBOHIDRATOS: 16 G   PROTEÍNAS: 15 G

½ taza (120 ml) de leche de
   coco
3 yemas de huevo
¼ de taza (60 ml) de copos de
   coco
½ cucharadita (2 ml) de canela molida
1 cucharadita (5 ml) de extracto
   de vainilla

½ taza (60 g) de frutos secos muy
   molidos (nueces, almendras,
   pacanas, nueces de macadamia
   o una mezcla)
2 cucharadas (30 ml) de mantequilla
   de almendras
⅛ de cucharadita (0,5 ml) de sal
   (prescindir de ella si la mantequilla
   de almendras ya contiene sal)
1 cucharada (15 ml) de granos
   de cacao (opcional)

COBERTURAS
¼ de taza (60 ml) de leche de coco
2 cucharaditas (10 ml) de granos
de cacao (opcional)

Esta es la respuesta de Brad a los detractores de la dieta Keto que afirman no poder vivir sin sus cereales de desayuno. Brad está negociando con el hotel Ritz-Carlton para que añada este plato a su bufet de desayunos saludables... ¡Es broma! Reserva las claras de huevo para preparar los macarons de la página 416.

1. Mezclar la leche y los copos de coco, las yemas de huevo, la canela, la vainilla, los frutos secos, la mantequilla de almendras, la sal y los granos de cacao (si se usan) en un cazo mediano. Calentar a fuego medio-bajo, removiendo sin parar, durante tres o cuatro minutos.

2. Servir en dos cuencos pequeños. Echar en cada uno dos cucharadas (30 ml) de leche de coco y una cucharadita de granos de cacao. Comer enseguida.

Magdalenas de huevo en moldes de jamón
6 raciones

CALORÍAS: 178	GRASAS: 13 G
CARBOHIDRATOS: 0,5 G	PROTEÍNAS: 14 G

1 cucharada (15 ml) de aceite de coco fundido
6 lonchas de jamón cocido (mejor cortado fino)

6 huevos grandes
Sal y pimienta al gusto
3 cucharadas (45 ml) de queso cheddar desmenuzado (opcional)

Estas magdalenas son el desayuno rápido perfecto. Prepáralas la noche anterior para poder meter una en el microondas o en el horno al día siguiente. Asegúrate de comprar jamón de buena calidad y no embutido barato.

1. Precalentar el horno a 200 °C. Pintar seis cavidades de una placa para magdalenas con el aceite de coco fundido.

2. Poner en cada cavidad una loncha de jamón y un huevo. Salpimentar y rociar ½ cucharada (7,5 ml) de queso encima de cada huevo.

3. Hornear entre trece y dieciocho minutos según el grado de cocción preferido para las yemas de huevo.

4. Sacar la placa del horno y dejarla enfriar durante unos minutos antes de retirar las «magdalenas» con cuidado. Refrigerar en un recipiente de vidrio o plástico para que no se sequen.

Pastel de desayuno con chai y chía

2 raciones

CALORÍAS: 352	GRASAS: 32 G
CARBOHIDRATOS: 12 G	PROTEÍNAS: 4 G

1 taza (250 ml) de leche de coco entera
¼ de taza (20 g) de semillas de chía
¾ de cucharadita (4 ml) de mezcla de especias chai
¼ de cucharadita (1 ml) de extracto de vainilla

10 gotas de estevia líquida o ¼ de cucharadita (1 ml) de estevia en polvo
Frutos secos picados (almendras, pacanas, nueces), copos de coco o granos de cacao para decorar (opcional)

MEZCLA DE ESPECIAS CHAI

2 cucharaditas (10 ml) de canela molida
2 cucharaditas (10 ml) de cardamomo molido

1 cucharadita (5 ml) de jengibre molido
1 cucharadita (5 ml) de clavo molido
1 cucharadita (5 ml) de pimienta de Jamaica molida

Este sencillo pastel puede prepararse con antelación y solo tarda unos minutos en montarse. Mételo en la nevera y estará listo por la mañana. Si lo preparas en frascos pequeños con tapón de rosca, puedes llevártelos a donde quieras. De la mezcla de especias saldrá más cantidad de la que necesitas para esta receta; guarda lo que te sobre en un frasco de especias vacío.

1. Mezclar en un cuenco la leche de coco con las semillas de chía, la mezcla de especias, la vainilla y la estevia (puede emplearse una batidora de mano o de vaso si se prefiere una textura más homogénea).

2. Repartir la mezcla por igual en dos frascos o cuencos pequeños.

3. Refrigerar al menos cuatro horas (a ser posible toda la noche), para que espese.

4. Añadir las coberturas, si se usan, y servir.

Huevos revueltos con cúrcuma

2 raciones

CALORÍAS: 213   GRASAS: 18 G
CARBOHIDRATOS: 2 G   PROTEÍNAS: 10 G

3 huevos grandes
2 cucharadas (30 ml) de nata espesa
(opcional)
1 cucharadita (5 ml) de cúrcuma
molida

Sal al gusto
Pimienta negra recién molida al
gusto
1 cucharada (15 g) de mantequilla

Esta sencilla variante de los huevos revueltos de toda la vida es una forma deliciosa de empezar la jornada y tiene efectos antiinflamatorios. La cúrcuma es muy apreciada en los ambientes de la salud porque contiene el compuesto llamado «curcumina», que ha demostrado en diversos estudios ser beneficioso en numerosas dolencias, desde la artritis hasta la prevención del cáncer. No prescindas de la pimienta negra, porque contiene piperina, que mejora la absorción de la curcumina por parte del organismo.

1. En un cuenco pequeño, batir ligeramente los huevos con la crema. Añadir la cúrcuma, sal y pimienta.

2. Fundir la mantequilla a fuego medio en una sartén. Cuando empiece a hacer burbujas, verterla con suavidad sobre la mezcla de huevos. Remover con frecuencia cuando los huevos empiecen a cuajar y cocinar durante dos o tres minutos.

3. Retirar del fuego, probar, añadir más sal y pimienta si es necesario y servir.

Granola Keto de Katie

Masa para 6 tazas aproximadamente; ración por persona: ½ taza

Granola (½ taza)

CALORÍAS: 453   GRASAS: 38 G
CARBOHIDRATOS: 20 G   PROTEÍNAS: 11 G

Leche de coco

CALORÍAS: 487   GRASAS: 41 G
CARBOHIDRATOS: 21 G   PROTEÍNAS: 11 G

Leche de coco y ¼ de taza de arándanos frescos

CALORÍAS: 510   GRASAS: 42 G
CARBOHIDRATOS: 22 G   PROTEÍNAS: 11 G

1 taza (100 g) de almendras crudas
1 taza (100 g) de anacardos crudos
1 taza (100 g) de pipas de calabaza crudas
1 taza (100 g) de pipas de girasol crudas
¼ de taza (60 ml) de aceite de coco ablandado

1 cucharada (15 ml) de miel cruda
1 cucharadita (5 ml) de extracto de vainilla
1 cucharadita (5 ml) de sal rosa del Himalaya
1 taza (60 g) de copos de coco sin endulzar
1 taza (60 g) de granos de cacao

INGREDIENTES OPCIONALES
¾ de taza (180 ml) de leche de coco entera o leche de almendras sin endulzar

¼ de taza (40 g) de arándanos frescos

Katie French, autora de *Paleo Cooking Bootcamp*, ha creado un plato rápido y sencillo que puede devolver los cereales a tu vida. Sírvelo con leche de coco entera o leche de almendras, bayas frescas y yogur griego entero, o mete la granola en bolsitas para bocadillos y llévatela por ahí.

1. Precalentar el horno a 180 °C. Cubrir con papel de horno la placa o una olla de hierro.

2. Si se desea, trocear los frutos secos y semillas con un robot de cocina, una picadora manual o un cuchillo afilado.

3. En un cuenco grande, mezclar el aceite de coco, la miel y la vainilla. Añadir los frutos secos y semillas, sal marina, copos de coco y granos de cacao y remover bien.

4. Trasladar la mezcla de granola a la fuente de horno. Hornear veinte minutos, dándole la vuelta una vez, hasta que quede ligeramente tostada.

5. Dejar que se enfríe la mezcla durante media hora y trasladarla a un recipiente hermético. Conservarla en el frigorífico durante tres semanas como máximo.

6. Añadir los ingredientes opcionales preferidos.

Bocados de huevo de los Curley

4 raciones

CALORÍAS: 287   GRASAS: 21 G
CARBOHIDRATOS: 2 G   PROTEÍNAS: 22 G

1 cucharada (15 ml) de aceite de coco
¼ de cebolla muy picada
250 g de carne picada de vacuno
    criado con pasto
1 diente de ajo fileteado
1 cucharadita (5 ml) de comino molido
1 cucharadita (5 ml) de sal kosher

½ cucharadita (2 ml) de pimienta negra
¼ de cucharadita (1 ml) de cayena
    (opcional)
6 huevos grandes
½ taza (45 g) de quesos variados
    desmenuzados

Los bocados de huevo alimentaron una década de viajes por todo el mundo de Tyler y Connor Curley, viejos amigos de Brad.

1. Precalentar el horno a 200 °C. Cubrir una fuente cuadrada de 15 cm con papel de horno (o engrasar bien con una cucharada [15 ml] de aceite de coco fundido).

2. Calentar el aceite en una sartén grande y saltear la cebolla durante unos minutos hasta que empiece a dorarse.

3. Añadir la carne picada, remover bien y guisar unos diez minutos, hasta que pierda casi todo el tono rosado.

4. Empujar la carne picada y la cebolla hacia los bordes de la sartén. Poner el ajo en el centro y cocinarlo hasta que desprenda su aroma. Mezclarlo todo muy bien.

5. Añadir el comino, la sal, la pimienta y la cayena (si se usa). Remover bien y seguir cocinando unos cinco minutos más, hasta que la carne esté hecha del todo. Retirar del fuego.

6. En un cuenco grande, batir los huevos. Añadir una taza de la mezcla de carne a los huevos, removiendo sin parar para que no acaben de cuajar. Añadir el resto de la carne y remover bien.

7. Echar en la fuente de horno la mezcla de huevo y carne. Espolvorear el queso por encima y cocinar durante veinte minutos. Introducir un cuchillo para mantequilla en el centro; cuando salga limpio, sacar del horno. Dejar que se enfríe unos minutos y cortar en cuadrados del tamaño de un bocado.

Gofres con salsa de carne
4 raciones

CALORÍAS: **644**	GRASAS: **56** G
CARBOHIDRATOS: **7** G	PROTEÍNAS: **28** G

SALSA DE CARNE

450 g de carne picada de cerdo (o de vacuno o de pavo)
1 cucharadita (5 ml) de salvia seca
½ cucharadita (2 ml) de tomillo seco
½ cucharadita (2 ml) de ajo molido

¼ de cucharadita (1 ml) de sal kosher
¼ de cucharadita (1 ml) de pimienta negra
300 ml de leche de coco entera (véase Nota)

GOFRES

2 huevos grandes
1 cucharada (15 ml) de aceite de coco fundido
½ taza (120 ml) de leche de coco entera
¾ de taza (80 g) de harina de almendra o de pulpa de frutos secos (véase Nota)

¼ de cucharadita (1 ml) de sal
½ cucharadita (2 ml) de levadura
1 ½ cucharaditas (7 ml) de arrurruz en polvo

Esta receta representa una buena forma de aprovechar la pulpa que queda después de elaborar leche de frutos secos (véase receta en la página 323). Yo prefiero tomarme el tiempo necesario para preparar mi propia salsa de carne partiendo de cero, pero se pueden usar salchichas compradas siempre que no contengan azúcar añadido ni otros ingredientes inaceptables.

1. Calentar una sartén grande a fuego medio y añadir la carne picada. Desmenuzar con un tenedor mientras se cocina.

2. Al cabo de unos cinco minutos, cuando el cerdo esté casi hecho, añadir las especias y remover bien. Guisar otros dos o tres minutos, hasta que se dore del todo. Añadir la leche de coco y esperar a que rompa a hervir. Cuando eso ocurra, bajar el fuego.

3. En un cuenco mediano, batir los huevos con el aceite de coco y la leche de coco. Añadir la pulpa, sal, levadura y arrurruz en polvo. Mezclar bien. La masa de gofres saldrá más espesa que la tradicional; si hace falta, añadir un poco de agua de cucharada en cucharada hasta que adquiera la textura adecuada.

4. Echar un poco de masa en una gofrera a calor medio-bajo (también puede usarse una sartén o parrilla ligeramente engrasada y hacer crepes). Retirar el gofre cuando esté hecho y repetir con el resto de la masa.

5. Servir los gofres cubiertos de salsa.

NOTA: Necesitarás una lata de leche de coco entera para preparar la salsa y los gofres. Calcula media taza para los gofres y aprovecha el resto para elaborar la salsa. Esta receta funciona también con otros tipos de pulpa de frutos secos, por ejemplo, de avellana. Si no tienes pulpa de frutos secos, utiliza harina de almendra y añade un poco de agua al final para conseguir la consistencia deseada.

Bebidas y smoothies

Café alto en grasas
1 ración

CALORÍAS: 358	GRASAS: 38 G
CARBOHIDRATOS: 3 G	PROTEÍNAS: 1 G

1 taza (250 ml) de café de buena calidad
1-2 cucharadas (de 15 a 30 ml) de mantequilla sin sal

1-2 cucharadas (de 15 a 30 ml) de aceite MCT (o aceite de coco, aunque es preferible el MCT)

INGREDIENTES OPCIONALES
½ cucharadita (2 ml) de extracto de vainilla
¼ de cucharadita (1 ml) de cacao negro en polvo sin edulcorar

1 cucharada (15 ml) de hidrolisato de colágeno en polvo
Una pizca de canela molida

Si solías tomarte un café con azúcar cada mañana, no lo echarás de menos una vez que empieces a disfrutar de este café, lleno de grasas deliciosas que fomentan la producción de cetonas. Muchos adeptos de la dieta cetogénica toman un café alto en grasas en lugar del desayuno y aguantan hasta el almuerzo o la cena. Empieza con una cucharada de mantequilla y otra de aceite MCT y ve aumentando las dosis a tu ritmo.

Batir el café, la mantequilla y el aceite con una batidora de vaso o de mano hasta que se forme espuma. Beber.

NOTA: El inimitable doctor Phil Maffetone prepara una versión del café alto en grasas que lleva una yema de huevo cruda. La receta está disponible en su sitio web, philmaffetone.com. ¡Pruébala!

Moca proteico cetogénico
1 ración

CALORÍAS: 432	GRASAS: 40 G
CARBOHIDRATOS: 7 G	PROTEÍNAS: 11 G

½ taza (120 ml) de café fuerte o 1 dosis de café expreso
1 cucharada (15 ml) de mantequilla sin sal
1 cucharada (15 ml) de aceite MCT (o aceite de coco, aunque es preferible usar MCT)
¼ de taza (60 ml) de leche de coco entera, calentada o vaporizada

1 cacito (20 g) del sustitutivo de comidas en polvo Chocolate Coconut Primal Fuel (véase Nota)
¼ de cucharadita (1 ml) de cacao en polvo sin edulcorar
Agua caliente
Una pizca de canela molida
Nata montada (página 414) o nata de leche de coco (página 410) (opcional)

Prueba esto tras una sesión de entrenamiento matinal o cuando se te antoje una carísima bomba de azúcar de la cafetería de la esquina.

1. Mezclar el café, la mantequilla, el aceite, la leche de coco, la proteína en polvo y el cacao en polvo con una batidora de vaso o de brazo hasta que forme espuma. Si la bebida queda demasiado espesa, ir añadiendo un poco de agua caliente de cucharada en cucharada hasta obtener la consistencia deseada.

2. Verter en una taza caliente y espolvorear con una pizca de canela. Si se desea, añadir un poco de nata montada.

NOTA: Primal Fuel es un producto sustitutivo de comidas que está elaborado con sólidos de leche de coco y proteína de suero de leche. Puedes reemplazarlo por cualquier proteína de suero de leche en polvo normal que sea microfiltrada y de alta calidad.

Smoothie verde

2 raciones

CALORÍAS: 558	GRASAS: 50 G
CARBOHIDRATOS: 13 G	PROTEÍNAS: 14 G

1 lata (400 ml) de leche de coco entera
1 cucharadita (5 ml) de extracto de vainilla
Un gran manojo de verdura, como kale o espinacas (2 tazas aproximadamente)
1 cucharada (15 ml) de aceite MCT o aceite de coco

⅔ de taza (150 g) de hielo picado
2 cacitos (42 g) del sustitutivo de comidas en polvo Primal Fuel (Vanilla Coconut o Chocolate Coconut; véase Nota, página 316) o proteína de suero de leche en polvo normal.

Cuando solo dispones de un minuto, esta opción resulta fantástica y sencilla. No dejes pasar la oportunidad de tomar una ración abundante de verdura.

1. Batir la leche de coco, la vainilla, las verduras, el aceite y el hielo en una batidora de vaso.

2. Añadir la proteína en polvo y mezclar a potencia baja hasta que se incorpore. Servir.

Smoothie de remolacha y jengibre
1 ración

CALORÍAS: 589   GRASAS: 53 G
CARBOHIDRATOS: 20 G   PROTEÍNAS: 8 G

½ remolacha mediana
   (la remolacha asada es más
   fácil de batir; si está cruda,
   antes habrá que cortarla en
   dados)
¼ de taza (110 g) de arándanos,
   frescos o congelados
1 taza (250 ml) de leche de almendras
   u otra leche vegetal de frutos
   secos sin edulcorar

Un gran manojo de verdura,
   como kale o espinacas (2 tazas
   aproximadamente)
10 nueces de macadamia
Un trozo de 3 cm de jengibre fresco
   pelado y cortado en dados
2 cucharadas (30 ml) de aceite MCT
   o aceite de coco
5-10 gotas de estevia líquida,
   o al gusto (opcional)
⅔ de taza (150 g) de hielo picado

Este smoothie está repleto de antioxidantes, vitaminas y minerales, lo que lo convierte en una bebida fantástica para recuperarse en esos días en que se ha entrenado de manera muy intensa. Además, las nueces de macadamia y el aceite de MCT proporcionan una buena cantidad de grasas saludables.

1. Batir la remolacha, los arándanos, la leche de almendras, las verduras, las nueces de macadamia, el jengibre, el aceite y la estevia en una batidora de vaso. Es posible que haya que realizar un segundo ciclo si se utiliza remolacha cruda o si las nueces de macadamia no quedan batidas del todo.

2. Añadir el hielo y batirlo todo hasta que la mezcla quede homogénea.

Smoothie de lo que haya
1 ración

CALORÍAS: 927	GRASAS: 67 G
CARBOHIDRATOS: 53 G	PROTEÍNAS: 41 G

3 tazas (50 g) de hojas de kale
½ taza (120 ml) de leche de coco entera
½ aguacate mediano (aproximadamente ¼ de taza; 60 g)
¼ de taza (30 g) de almendras crudas
3 nueces de Brasil
½ taza (30 g) de hierbas frescas (véase Nota)

2 cacitos del sustitutivo de comidas en polvo Chocolate Coconut Primal Fuel (véase Nota, página 316) o proteína de suero de leche en polvo normal
1 cucharada (15 ml) de cacao en polvo (a ser posible, chocolate negro)
1 cucharadita (5 ml) de canela molida
1 cucharadita (5 ml) de sal rosa del Himalaya
2 o 3 gotas de extracto de hierbabuena (opcional)
1 o 2 tazas de cubitos de hielo

Este smoothie está inspirado en uno de los desayunos preferidos de Ben Greenfield, famoso triatleta y entrenador. ¡Lo llamo el «smoothie de lo que haya» porque puedes poner todo lo que tengas en el frigorífico! No dudes en adaptar esta receta para incluir los frutos secos y hierbas de que dispongas. Constituye una auténtica comida llena de calorías y nutrientes, por lo que, si lo deseas, puedes dividirlo en dos raciones.

1. Colocar una cesta para cocinar al vapor dentro de una cazuela pequeña con 2 o 3 cm de agua en el fondo. Llevar el agua a ebullición y cocer el kale al vapor durante cinco minutos.

2. Poner el kale en una batidora de vaso. Añadir la leche de coco, el aguacate, los frutos secos y las hierbas. Batir a máxima potencia durante treinta segundos.

3. Añadir la proteína en polvo, el cacao en polvo, la canela, la sal, el extracto de hierbabuena y el hielo, y batir hasta conseguir una textura homogénea. Añadir agua si es necesario para obtener la consistencia deseada.

NOTA: Mi mezcla favorita consiste en usar ¼ de taza de hojas de menta fresca y ¼ de taza de cilantro fresco. El perejil también da buen sabor. Utiliza las hierbas que tengas a mano.

Golden Chai
1 ración

CALORÍAS: 219	GRASAS: 19 G
CARBOHIDRATOS: 5 G	PROTEÍNAS: 7 G

1 ½ tazas (375 ml) de leche de frutos secos (véase receta en la página 323)
1 cucharadita (5 ml) de cúrcuma molida
1 cucharadita (5 ml) de mezcla de especias chai (véase receta en la página 308)
½ cucharadita (2 ml) de pimienta negra

½ cucharadita (2 ml) de extracto de vainilla
1 cucharada (15 ml) de aceite de coco o aceite MCT
1 cucharada (15 ml) de colágeno en polvo (opcional)
5-10 gotas de estevia líquida, o al gusto

Dado que contiene cúrcuma y jengibre, dos especias antiinflamatorias, muchas personas creen que la *golden milk* o leche dorada tiene propiedades terapéuticas. Esta versión lleva añadidas las clásicas especias chai. Una taza caliente te ayudará a relajarte por la noche.

1. Calentar la leche de frutos secos, la cúrcuma, las especias chai y la pimienta en un cazo sin que lleguen a hervir. Cocer despacio durante unos minutos.

2. Incorporar la vainilla, el aceite de coco, el colágeno en polvo (si se usa) y la estevia.

3. Con una batidora de mano, mezclar bien hasta que forme espuma. Probar y ajustar el dulzor con estevia (sin pasarse).

Caldo de huesos de pollo

Con esta receta salen entre 8 y 12 tazas, según los ingredientes utilizados, el método de cocción y el tamaño de la cazuela; ración por persona: 1 taza.

CALORÍAS: 50   GRASAS: 1 G
CARBOHIDRATOS: 0 G   PROTEÍNAS: 10 G

4 tazas (de 300 a 400 g) de huesos o carcasas de pollo de un pollo de 1,4 kg
2 o 3 tazas (de 150 a 300 g) de restos de verdura (véase Consejo); o 1 cebolla grande cortada en dados, con piel y raíz si es de cultivo ecológico, 2 ramas de apio y 2 zanahorias cortadas en dados, incluyendo las hojas

2 dientes de ajo machacados
1 cucharada (15 ml) de jengibre fresco cortado en rodajas
10 granos de pimienta negra
1 hoja de laurel
Hierbas frescas, como tomillo o romero (opcional)

El caldo, sobre todo la sopa de pollo, es la base de todo remedio casero de la abuela para cualquier dolencia. El caldo de huesos ha recuperado la popularidad gracias a sus beneficios antiinflamatorios y de mejora del sistema inmunitario, y también a que es una excelente fuente de colágeno y minerales. Además, es una forma fantástica de aprovechar las sobras de comida para no tirar nada. Esta receta es flexible y te permite utilizar los restos de verdura, las hierbas y las especias que quieras. No podrás creerte lo bien que sabe tu sopa favorita cuando la preparas con caldo casero. Disfruta de una taza de caldo caliente en las mañanas frías o como parte de tu ritual para antes de acostarte.

Método 1: Poner los huesos, los restos de verdura, el ajo, el jengibre, la pimienta y el laurel en una olla grande con agua suficiente para cubrir todos los ingredientes. Llevar a ebullición y, cuando rompa a hervir, bajar la temperatura para que cueza a fuego lento. Cocer durante varias horas, cuanto más tiempo mejor, vigilando el nivel de agua y añadiendo más líquido si baja demasiado.

Método 2: Poner los ingredientes en una olla de cocción lenta con agua suficiente para cubrirlos bien. Tapar y regular el calor al mínimo. Dejar que cueza durante al menos ocho horas, aunque el resultado será mejor si cuece más tiempo. Puede cocerse el caldo durante veinticuatro horas o más.

Método 3: Poner todos los ingredientes en una olla a presión eléctrica Instant Pot o similar y llenarla de agua (sin superar la línea que marca el máximo). Cerrar la tapa y cocer durante dos horas. Dejar que salga la presión de forma natural antes de abrir la olla.

1. Cuando el caldo esté hecho, colar con un colador de malla fina y refrescar rápidamente. La forma más fácil de hacerlo es poniendo el tapón del fregadero y llenándolo de agua con hielo hasta media altura. Poner un cuenco metálico o una olla metálica limpia en el agua con hielo y verter el caldo pasándolo por el colador.

2. Cuando el caldo esté frío, trasladarlo a unos recipientes limpios (por ejemplo, unos frascos de cristal con tapa de rosca) y meterlo en la nevera, o congelarlo si no se tiene previsto utilizarlo en un par de días.

CONSEJO: Conserva en el congelador una bolsa de plástico grande con cremallera y, siempre que tengas restos de verdura, como hojas y troncos de apio, hojas y pieles de zanahoria, tallos de brócoli y sobras similares, añádelos a la bolsa. Puedes hacer lo mismo con los huesos de pollo que te sobren.

Leche de frutos secos

4 tazas; ración por persona: 1 taza

CALORÍAS: **35**   GRASAS: **3** G
CARBOHIDRATOS: **1** G   PROTEÍNAS: **1** G

1 taza (100 g) de frutos secos crudos (almendras, avellanas, anacardos, pacanas o nueces de macadamia)
4 tazas (1 l) de agua filtrada más una cantidad adicional para el remojo

1 cucharadita (5 ml) de extracto de vainilla (opcional)
¼ de cucharadita (1 ml) de sal (opcional)
½ cucharadita (2 ml) de canela molida (opcional)
Edulcorante apto para la dieta Keto, al gusto (opcional)

Esta leche es deliciosa y puede suponer una opción fantástica para los entusiastas de la dieta cetogénica que quieren evitar comer muchos productos lácteos. Sin embargo, las leches de frutos secos comerciales suelen contener ingredientes y edulcorantes inaceptables. Por suerte, elaborarla es muy fácil y puedes usar los frutos secos que tengas a mano.

1. Poner los frutos secos en un cuenco o frasco de vidrio y cubrirlos por completo con agua filtrada. Dejar que reposen a temperatura ambiente durante cuatro horas como mínimo, aunque será mejor tenerlos ocho horas o toda la noche (hasta veinticuatro horas).

2. Escurrir y lavar los frutos secos. Ponerlos en el vaso de la batidora y batirlos a máxima potencia con cuatro tazas de agua filtrada hasta formar una pasta homogénea.

3. Colar a través de una tela fina o un trapo de cocina limpio. Exprimir la pulpa para sacar toda la leche posible (véase Consejo).

4. Si se decide añadir alguno de los ingredientes opcionales, aclarar el vaso, echar la leche y los ingredientes opcionales y batir hasta obtener una textura homogénea.

5. Pasar la leche de frutos secos a un recipiente hermético y guardarla en la nevera. Durará cinco días.

CONSEJO: Guarda la pulpa de frutos secos para utilizarla en smoothies, pan o masa de crepes o gofres, como los gofres con salsa de carne (página 313) o el pan de pulpa de frutos secos (página 399).

Aliños, patés y salsas calientes y frías

Salsa de falso cacahuete
1 taza aproximadamente; ración por persona: 2 cucharadas

CALORÍAS: 153	GRASAS: 13 G
CARBOHIDRATOS: 5 G	PROTEÍNAS: 4 G

½ taza (120 g) de mantequilla
de almendras crudas
½ taza (120 g) de leche de coco entera
2 dientes de ajo grandes fileteados
El zumo de 1 lima pequeña
2 cucharadas de (30 ml) de tamari
(salsa de soja sin gluten)
1 cucharada (15 ml) de jengibre
fresco rallado

½ cucharada (8 ml) de aceite de
sésamo tostado (véase Nota)
½ cucharada (8 ml) de aceite
de aguacate
¼ de cucharadita (1 ml) de
pimiento rojo troceado (opcional)

Me encanta la salsa de cacahuete para las verduras, el pollo y las gambas. Sin embargo, muchos entusiastas de las dietas paleolítica y cetogénica intentan evitar los cacahuetes debido a problemas de alergia y a que técnicamente son una legumbre, no un fruto seco. Además, proporcionan algo más de carbohidratos que cualquier fruto seco o semilla. Por suerte, esta salsa de falso cacahuete preparada con mantequilla de almendras está tan buena como la original y no lleva edulcorantes añadidos. ¡Intenta no comértela toda de una sentada!

Mezclar todos los ingredientes en un cuenco mediano o bien usar un pequeño robot de cocina o una batidora de mano. Guardar en la nevera dentro de un recipiente hermético. Durará dos o tres días.

NOTA: Si te gusta el sabor del aceite de sésamo tostado, puedes utilizar una cucharada (15 ml) y prescindir del aceite de aguacate. A algunas personas, el sabor del aceite de sésamo les resulta demasiado intenso.

Aliño de mahonesa Primal Kitchen y queso azul
1 taza aproximadamente; ración por persona: 2 cucharadas

CALORÍAS: 71	GRASAS: 7 G
CARBOHIDRATOS: 1 G	PROTEÍNAS: 1 G

½ taza (120 g) de mahonesa Primal Kitchen (véase Nota, página 299)
El zumo de ½ limón
¼ de taza (60 ml) de leche de coco entera o nata espesa

¼ de cucharadita (1 ml) de pimienta negra, o más si hace falta
¼ de taza (60 ml) de queso azul desmenuzado
Sal (opcional)

Puede que yo no sea muy imparcial, pero la mahonesa Primal Kitchen es uno de los productos favoritos de mi despensa. Además, su sabor intenso es perfecto para esta receta. También puedes usar mahonesa casera u otra mahonesa envasada si encuentras alguna sin aceites poliinsaturados, aunque es posible que tengas que ajustar la condimentación para obtener el sabor deseado.

1. Con un batidor de varillas, mezclar la mahonesa, el zumo de limón, la leche de coco y la pimienta.

2. Añadir el queso azul y remover bien. Probar y añadir sal y más pimienta si se desea.

CONSEJO: Esta receta es bastante tolerante. Puedes calcular a ojo cuándo te queda media taza (120 ml) aproximadamente de mahonesa en el frasco, añadir los demás ingredientes y agitar muy bien para preparar este aliño.

Vinagreta perfecta (con variantes)
1 taza aproximadamente; ración por persona: 2 cucharadas

CALORÍAS: 182   GRASAS: 20 G
CARBOHIDRATOS: 0,5 G   PROTEÍNAS: 0 G

1 chalota pequeña muy picada
3 cucharadas (45 ml) de vinagre
   de sidra
¼ de cucharadita (1 ml) de sal
   kosher
¼ de cucharadita (1 ml) de pimienta
   negra

½ cucharadita (2 ml) de mostaza de
   Dijon
¾ de taza (180 ml) de aceite de oliva
   virgen extra

Casi todos los aderezos para ensalada industriales contienen aceites poliinsaturados que promueven la inflamación. Por suerte, prepararlos en casa es rápido y fácil, y representa una forma estupenda de añadir grasas saludables a una comida.

1. En un frasco pequeño con tapa, mezclar la chalota, el vinagre, la sal y la pimienta.

2. Añadir la mostaza y el aceite de oliva. Cerrar bien el frasco y agitar enérgicamente.

VARIANTES

Vinagreta de limón: reemplazar
   el vinagre por una cantidad
   equivalente de zumo de limón
   recién exprimido y añadir
   1 cucharada (15 ml) de
   ralladura de limón.

Aliño griego: añadir 1 cucharadita
   (4 ml) de orégano seco, albahaca
   seca y ajo molido.

«Queso» de nueces de macadamia y cebollino
1 ½ tazas aproximadamente; ración por persona: 2 cucharadas

CALORÍAS: 347   GRASAS: 34 G
CARBOHIDRATOS: 7 G   PROTEÍNAS: 4 G

2 tazas (250 g) de nueces de macadamia crudas
2 cucharadas (30 ml) de zumo de limón recién exprimido
¼ de cucharadita (1 ml) de sal marina fina
¼ de cucharadita (1 ml) de pimienta negra
¼ de cucharadita (1 ml) de cebolla en polvo
¼ de cucharadita (1 ml) de ajo molido
1 o 2 cucharadas (de 15 a 30 ml) de agua caliente
3 o 4 cucharadas (de 45 a 60 ml) de cebollino fresco cortado

El «queso» de frutos secos es una opción fantástica para los entusiastas de la dieta Keto que no toleran muchos productos lácteos pero aun así adoran la deliciosa cremosidad del queso. Esta receta utiliza nueces de macadamia, pero también se pueden usar otros frutos secos. Los anacardos son muy versátiles, aunque contienen más carbohidratos (véase la receta de la crema de anacardos básica, página 390). Empieza siempre con frutos secos crudos, ya que las variedades tostadas suelen contener aceites inaceptables.

1. Con una batidora de vaso o un robot de cocina, batir las nueces de macadamia con el zumo de limón, la sal, la pimienta, la cebolla en polvo y el ajo molido hasta formar una pasta espesa y con tropezones. Rascar las paredes si es necesario.

2. Con la batidora o el robot de cocina en funcionamiento, añadir agua poco a poco hasta que la mezcla adquiera la consistencia deseada. Se puede parar cuando el «queso» tenga todavía una textura ligera o seguir batiendo hasta que quede muy homogénea.

3. Echar el cebollino y pulsar el interruptor varias veces para mezclarlo todo.

Pesto de hojas de zanahoria
1 ½ tazas aproximadamente; ración por persona: 2 cucharadas

CALORÍAS: 166	GRASAS: 18 G
CARBOHIDRATOS: 1 G	PROTEÍNAS: 2 G

1 taza (30 g) de hojas y tallos de zanahoria
¼ de taza (30 g) de nueces de macadamia crudas
¼ de taza (30 g) de avellanas crudas
1 diente de ajo pequeño machacado
¼ de taza (25 g) de queso parmesano rallado
¾ de taza (180 g) de aceite de oliva virgen extra
Sal y pimienta

Las hojas de la zanahoria están muy subestimadas. Yo acostumbro a guardar las mías para añadirlas a la olla al hacer un caldo de huesos, pero si tengo caldo suficiente preparo un poco de este pesto.

1. En un robot de cocina pequeño, batir las hojas de zanahoria, los frutos secos, el ajo y el queso hasta que se mezclen bien. Rascar las paredes del cuenco.

2. Con el robot de cocina en funcionamiento, añadir poco a poco el aceite de oliva hasta que el pesto adquiera la consistencia deseada. Probar y salpimentar.

Mantequilla con guindilla y beicon
¾ de taza aproximadamente; ración por persona: 2 cucharadas

CALORÍAS: **229**   GRASAS: **25** G
CARBOHIDRATOS: **1** G   PROTEÍNAS: **2** G

2 lonchas de beicon (no demasiado gruesas)
½ taza (100 g) de mantequilla sin sal a temperatura ambiente
1 diente de ajo fileteado muy fino
½ cucharadita (2 ml) de pimentón dulce
½ cucharadita (2 ml) de pimentón picante

½ cucharadita (2 ml) de orégano seco machacado
¼ de cucharadita (1 ml) de comino molido
⅛ de cucharadita (0,5 ml) de cebolla en polvo
½ cucharadita (2 ml) de sal kosher
¼ de cucharadita (1 ml) de pimienta negra

Sí, lo has leído bien; esta receta combina dos de nuestros productos favoritos, el beicon y la mantequilla. Es perfecta para fundirla sobre un filete jugoso o un plato de huevos revueltos. Para variar, pruébala con pinchos de gambas, coles de Bruselas asadas o un boniato muy caliente el día en que decidas tomar más carbohidratos.

1. Tostar el beicon unos tres minutos en una sartén hasta que esté crujiente. Trasladarlo a una hoja de papel de cocina para escurrirlo. Reservar la grasa del beicon para usarla en otra receta.

2. Cortar la mantequilla en trozos y ponerlos en un cuenco pequeño. Aplastarlos con un tenedor.

3. Añadir el ajo, el pimentón dulce y picante, el orégano, el comino, la cebolla en polvo, la sal y la pimienta, y mezclar bien.

4. Desmenuzar o picar el beicon. Incorporarlo a la mantequilla y remover.

5. Extender la mezcla de mantequilla sobre un trozo de papel de horno de unos 30 cm. Darle forma de cilindro y enrollar apretando bien. Retorcer los extremos para cerrarlo.

6. Guardar la mantequilla en la nevera hasta el momento de usarla (también puede congelarse).

Paté de hígado de pollo
2 tazas aproximadamente; ración por persona: 2 cucharadas

CALORÍAS: 322	GRASAS: 28 G
CARBOHIDRATOS: 2 G	PROTEÍNAS: 14 G

225 g de hígados de pollo
6 cucharadas (85 g) de mantequilla
2 cucharadas (30 ml) de grasa de beicon
½ cebolla pequeña cortada en aros
1 diente de ajo grande fileteado
2 cucharadas (30 ml) de vinagre de vino tinto

1 cucharada (15 ml) de vinagre balsámico
1 cucharadita (5 ml) de mostaza de Dijon
½ cucharada (75 ml) de romero fresco cortado
Sal y pimienta al gusto
Sal en escamas (del tipo Maldon) para decorar

El hígado es uno de los alimentos más sanos que existen, por lo que es una lástima que tenga tan mala fama. Esperemos que este sabroso paté te ayude a cambiar de opinión acerca de este alimento estrella. Puede comerse con ramas de apio, rodajas de pepino o pimientos rojos. E incluso con rodajas de manzana.

1. Retirar las partes fibrosas de los hígados. Fundir dos cucharadas (30 ml) de la mantequilla y la grasa de beicon a fuego medio en una sartén mediana. Añadir la cebolla y los hígados y saltear entre seis y ocho minutos.

2. Echar el ajo y saltear un minuto más. Bajar un poco el fuego y añadir los dos tipos de vinagre, la mostaza y el romero. Cocer unos cinco minutos, hasta que se evapore casi todo el líquido y los hígados estén bien hechos.

3. Trasladar todo el contenido de la sartén a un robot de cocina. Pulsar el interruptor varias veces para mezclarlo todo. Rascar las paredes del cuenco y añadir dos cucharadas (30 g) de la mantequilla. Procesar hasta que adquiera una textura bastante homogénea. Volver a rascar las paredes del cuenco. Añadir las otras dos cucharadas (30 g) de mantequilla y procesar hasta que adquiera una textura perfectamente homogénea.

4. Probar y salpimentar. Trasladar la pasta a unos cuencos individuales y cubrirla con film transparente. Guardarla en la nevera. Antes de servir, espolvorear cada cuenco con un poquito de sal marina en escamas.

Mantequilla de coco
1 taza aproximadamente; ración por persona: 2 cucharadas

CALORÍAS: 210	GRASAS: 21 G
CARBOHIDRATOS: 8 G	PROTEÍNAS: 2 G

4 tazas (de 350 a 400 g) de copos de
coco sin edulcorar (véase Nota)

Si nunca has probado la mantequilla de coco, te espera una agradable sorpresa. Puedes añadirla al café o a los smoothies, mezclarla con verduras de raíz, utilizarla en platos con curri o comerla extendida en una capa gruesa sobre unas rodajas de manzana o un trozo de chocolate negro. Además, es el principal ingrediente de las bombas de grasa (véase receta en la página 400). ¡Querrás tener un frasco siempre a mano!

1. Si utilizas un robot de cocina: Pon los copos de coco en un robot de cocina y bátelos durante un máximo de quince minutos, rascando las paredes si es necesario (algunos robots de cocina tardan un poco más).

2. Si utilizas una batidora de vaso: Pon la mitad de los copos de coco en el vaso y bate durante un minuto. Añade el resto y sigue batiendo durante un máximo de diez minutos, rascando las paredes si es necesario. ¡Asegúrate de que la batidora no se caliente demasiado!

3. Trasladar la mantequilla de coco a un recipiente hermético hasta el momento de usarla (puede conservarse a temperatura ambiente). Si hace falta, calentarla en el microondas de cinco a diez segundos antes de servirla.

Con ambos métodos, la mantequilla de coco pasará por tres etapas. Primero quedará muy desmenuzada, luego se convertirá en un líquido granulado y, por último, adquirirá una textura homogénea. Si no estás seguro de que el proceso haya finalizado, pruébala. El producto acabado debe ser homogéneo y un poco granulado, como la mantequilla de frutos secos recién molidos.

NOTA: Solo puede utilizarse coco seco en esta receta. Puedes usar coco desmenuzado en lugar de copos, pero es posible que el resultado no sea tan homogéneo. No utilices coco deshidratado, edulcorado, bajo en grasa ni fresco.

Paté de salmón ahumado
2 ½ tazas aproximadamente; ración por persona: 2 cucharadas

CALORÍAS: 83   GRASAS: 6 G
CARBOHIDRATOS: 1 G   PROTEÍNAS: 7 G

4 cucharadas (60 g) de mantequilla a temperatura ambiente
1 cucharada (15 g) de aceite de oliva virgen extra
2 cucharadas (30 ml) de cebollino fresco cortado
2 cucharadas (30 ml) de alcaparras secas (30 ml)
2 cucharadas (30 ml) de zumo de limón recién exprimido
225 g de filete de salmón cocido, sin espinas ni piel
115 g de salmón ahumado cortado en dados pequeños
Sal y pimienta al gusto

Esta receta se publicó originalmente en mi blog, *Mark's Daily Apple*. Es una forma fantástica de aprovechar las sobras de salmón (como el salmón de la página 348). Este preparado, repleto de grasas saludables, puede tomarse en el desayuno, el almuerzo o la cena, o bien como un sano tentempié. Se elabora en cuestión de minutos, pero tiene tan buen sabor que es capaz de impresionar a los comensales de la cena más selecta. Pon unas cuantas cucharadas en unas hojas de achicoria o endibia para presentarlo de manera elegante.

1. En un cuenco mediano, mezclar con un tenedor la mantequilla y el aceite de oliva. Incorporar el cebollino, las alcaparras y el zumo de limón.

2. Utilizar un tenedor para dividir en pequeños trozos el salmón cocido y añadirlo a la mezcla de mantequilla. Añadir el salmón ahumado y remover bien, aplastándolo ligeramente. Llenar un cuenco, taparlo y guardarlo en la nevera hasta el momento de servir el paté.

Olivada con nueces
1 ½ tazas aproximadamente; ración por persona: 2 cucharadas

CALORÍAS: 39　　GRASAS: 4 G
CARBOHIDRATOS: 1 G　PROTEÍNAS: 1 G

1 taza (250 ml) de aceitunas sin hueso (usar una mezcla de verdes y negras)
2 filetes de anchoa en aceite de oliva (véase Consejo)
¼ de taza (60 ml) de nueces troceadas
1 diente de ajo machacado
1 cucharada (15 ml) de alcaparras escurridas
1 cucharada (15 ml) de albahaca fresca picada
3 cucharadas soperas (45 ml) de aceite de oliva virgen extra

La olivada tradicional es una mezcla de aceitunas, alcaparras, anchoas y cebollas machacadas en el almirez, y suele servirse con pequeñas tostadas. Es una forma fantástica de introducir en nuestra dieta estos pescaditos ricos en ácidos grasos omega. El toque crujiente de las nueces sustituye el de las tostadas. Sirve esta olivada sobre rodajas de pepino o pimiento rojo, unta con ella el pollo al horno o añádele más aceite de oliva para utilizarla como aliño de ensaladas.

1. En un robot de cocina pequeño (o en un almirez), mezclar los ingredientes y pulsar el interruptor diez veces. Rascar las paredes del cuenco y seguir pulsando hasta que la olivada adquiera la consistencia deseada.

2. Poner en un cuenco, cubrir con film transparente y meter en la nevera hasta el momento de servir.

CONSEJO: Utiliza las anchoas que queden en la lata para preparar una ensalada César con anchoas y panceta (véase receta en la página 383).

Platos principales

Carnitas en olla de cocción lenta
10 raciones aproximadamente; ración por persona: 1 taza

CALORÍAS: 336	GRASAS: 19 G
CARBOHIDRATOS: 1 G	PROTEÍNAS: 32 G

1 cucharadita (5 ml) de sal kosher
1 cucharadita (5 ml) de comino molido
1 cucharadita (5 ml) de orégano seco
½ cucharadita (2 ml) de pimienta
   negra

1 paletilla de cerdo deshuesada
   (1,8 kg)
1 taza (250 ml) de caldo de pollo
   o vacuno
1 naranja cortada en rodajas finas

INGREDIENTES OPCIONALES
Cebolla muy picada
Cilantro fresco cortado
Aguacate en dados
Rabanitos en rodajas finas

Gajos de lima
Aros de jalapeño
Hojas de lechuga o col

Si me espera una semana ajetreada, el domingo preparo carnitas para toda la semana. La mejor manera de recalentarlas es poniéndolas en la placa del horno, debajo del grill.

1. En un cuenco pequeño, mezclar sal, comino, orégano y pimienta. Retirar el exceso de grasa de la carne (nos interesa conservar algo de grasa, por lo que solo habrá que quitar los trozos grandes). Frotar la carne con la mezcla de sal y especias.

2. Añadir el caldo en el fondo de una olla de cocción lenta. Colocar la carne en su interior y cubrirla con las rodajas de naranja. Cocerla entre ocho y diez horas a temperatura baja (la opción preferible) o seis horas a temperatura alta.

3. Sacar la carne con cuidado de la olla de cocción lenta y desechar las rodajas de naranja. Con dos tenedores, desmenuzar la carne.

4. Si se desea, extender la carne desmenuzada en una placa o fuente de horno. Encender el grill a temperatura baja y colocar la rejilla del horno a unos 10 cm del calor. Colocar la fuente de carne debajo del grill y dejar que se ponga crujiente, vigilando que no se queme.

5. Dividir en porciones y servir con los ingredientes opcionales. Si se desea, servir con hojas de lechuga o col para preparar unos tacos de estilo paleolítico.

Revuelto de carnitas con kale
2 raciones

CALORÍAS: 592	GRASAS: 41 G
CARBOHIDRATOS: 12 G	PROTEÍNAS: 39 G

2 cucharadas (30 ml) de grasa de beicon o aceite de aguacate
¼ de taza (50 g) de cebolla roja picada y 40 g de pimiento rojo picado
1 diente de ajo fileteado
1 cucharada (5 g) de tomates secados al sol o al horno (véase Nota)
2 tazas (475 g) de carnitas en olla de cocción lenta
1 cucharadita (5 ml) de sal kosher
1 cucharadita (5 ml) de orégano seco
¾ de cucharadita (4 ml) de comino molido
Pimienta negra recién molida
2 tazas (30 g) de hojas de kale cortadas (½ manojo)
El zumo de ½ limón
⅓ de taza (30 g) de queso cheddar rallado

Esta es una forma estupenda de aprovechar las carnitas sobrantes (página 334) para preparar otro plato. Me encanta desayunarlo cuando no me apetece comer huevos.

1. Calentar a fuego medio la grasa de beicon en una sartén grande. Echar la cebolla y el pimiento. Freír durante cinco minutos, hasta que las verduras empiecen a ablandarse. Añadir el ajo y freír un minuto más.

2. Incorporar los tomates y la carne. Mezclar hasta que se calienten.

3. En un cuenco pequeño, mezclar la sal, el orégano, el comino y la pimienta. Añadir a la sartén y remover bien.

4. Echar el kale picado (puede que haya que hacerlo en dos veces, según el tamaño de la sartén). Cuando el kale empiece a ablandarse, añadir el zumo de limón y remover bien.

5. Espolvorear con el queso de forma homogénea, bajar el fuego y tapar. Cocinar hasta que se funda el queso (si la sartén es apta para el horno, puede ponerse debajo del grill para dorar la parte superior).

6. Dividir en dos porciones y servir.

NOTA: Asegúrate de comprar tomates secados al sol que estén envasados en aceite de oliva, no de cártamo, colza, soja u otro aceite poliinsaturado. Si no encuentras una opción aceptable, sustitúyelos por tomates frescos en dados o ½ cucharada de pasta de tomate.

Falso sándwich cubano

6 raciones

CALORÍAS: 426	GRASAS: 26 G
CARBOHIDRATOS: 8 G	PROTEÍNAS: 36 G

1 cucharadita (5 ml) de aceite de aguacate
4 tazas (1 kg) de carnitas en olla de cocción lenta
1 cucharadita (5 ml) de sal kosher
Pimienta negra recién molida
El zumo de ½ lima
1 taza (250 ml) de pepinillos en rodajas (normales o picantes, no dulces)

6 lonchas delgadas de jamón cocido (de la mejor calidad posible)
3 cucharadas (45 ml) de mostaza de Dijon
2 tazas (180 g) de queso suizo desmenuzado

Otra idea fantástica para aprovechar las carnitas sobrantes (página 334). Esta variante del sándwich cubano tradicional elimina el pan y deja lo mejor: el delicioso relleno. Cómelo con cuchillo y tenedor o envuélvelo en hojas de col (véase receta en la página 349).

1. Poner la rejilla del horno a una distancia de entre 10 y 15 cm del grill y encenderlo a la temperatura mínima. Utilizar el aceite de aguacate para engrasar un poco la placa del horno o una fuente apta para el grill. Extender el cerdo desmenuzado formando una capa de unos 2 cm. Salpimentar y rociar con el zumo de lima. Colocar debajo del grill y gratinar unos dos minutos, hasta que la parte superior empiece a dorarse.

2. Sacar la placa del horno sin apagar el grill. Disponer encima las rodajas de pepinillo, seguidas del jamón. Utilizar el dorso de una cuchara o una espátula para extender con cuidado la mostaza sobre las lonchas de jamón. Espolvorear el queso en una capa homogénea encima del jamón.

3. Volver a poner la placa bajo el grill de uno a dos minutos para dorar la parte superior. Vigilar el queso para que se funda y empiece a burbujear y a dorarse sin llegar a quemarse.

Carne picada de las cavernas
con mantequilla de almendras
4 raciones

CALORÍAS: 616	GRASAS: 46 G
CARBOHIDRATOS: 6 G	PROTEÍNAS: 46 G

700 g de carne picada de vacuno
1 cucharadita (5 ml) de sal rosa
   del Himalaya
½ cucharadita (2 ml) de pimienta
   molida

½ cucharadita (2 ml) de canela molida
½ taza (120 ml) de mantequilla
   de almendras crudas

Con una receta tan sencilla, lo más importante es la calidad de los ingredientes. Recomiendo carne picada de wagyu, un tipo de vaca japonesa similar al Kobe (si no la encuentras en las tiendas de tu zona, puedes pedirla por internet). A primera vista, esta receta puede parecer un poco rara, pero pruébala la próxima vez que necesites resistir durante mucho tiempo. Este plato te proporcionará mucha energía y una sensación de saciedad prolongada que te permitirá hacer una caminata de seis horas por una selva tropical. Si te toca a ti cocinar, multiplica por cinco los ingredientes para dar de comer a tus compañeros.

1. En una sartén mediana, dorar la carne a fuego medio entre seis y ocho minutos hasta que esté bien hecha. Añadir la sal, la pimienta y la canela. Remover bien.

2. Añadir la mantequilla de almendras a cucharadas y remover enérgicamente. Cuando esté bien incorporada, retirar del fuego. Repartir en cuatro cuencos y servir enseguida.

Atún claro braseado con aliño de hierbas y lima
2 raciones

CALORÍAS: 551	GRASAS: 49 G
CARBOHIDRATOS: 7 G	PROTEÍNAS: 24 G

170 g de filete de atún claro para sushi
Sal marina
Pimienta negra recién molida

2 cucharadas (30 ml) de aceite
de aguacate

ALIÑO DE HIERBAS + LIMA

1 taza (150 g) de cilantro fresco
1 taza (150 g) de perejil fresco
1 cucharadita (5 ml) de ralladura de lima
El zumo de 2 limas pequeñas
(de 1 ½ a 2 cucharadas; 25 ml)
2 cucharadas (30 ml) de tamari
(salsa de soja sin gluten)
1 cucharada (15 ml) de aceite
de sésamo tostado

1 diente de ajo, fileteado fino
o aplastado
Un trozo de 2,5 cm de jengibre fresco,
fileteado fino o rallado
¼ - ½ taza (de 60 a 120 ml) de aceite
de oliva virgen extra o
aceite de aguacate
Una pizca de pimiento rojo en trozos
pequeños (opcional)

Preparar atún claro braseado puede parecer difícil, pero no lo es. Si quieres un plato rápido y sencillo que impresione a tus invitados, este resulta ideal. Sirve el atún con una simple ensalada verde.

1. Cortar el filete de atún en dos o tres porciones rectangulares alargadas. Salpimentar los dos lados de cada trozo.

2. Poner el cilantro y el perejil en un robot de cocina pequeño (véase Nota). Picar las hierbas. Añadir la ralladura y el zumo de lima, el tamari, el aceite de sésamo, el ajo y el jengibre. Pulsar el interruptor varias veces para mezclar bien. Rascar las paredes del cuenco.

3. Con el robot en marcha, agregar despacio el aceite de oliva. Volver a rascar las paredes y pulsar el interruptor varias veces. Si la salsa queda muy espesa, añadir más aceite hasta obtener la consistencia deseada.

4. En una sartén grande, calentar el aceite de aguacate a fuego medio-alto hasta que esté bastante caliente. Colocar suavemente el atún en el aceite y brasear durante un minuto por cada lado sin mover. El atún estará rosado en el centro. Si se desea hacerlo más, habrá que prolongar un poco el tiempo de cocción.

5. Sacar el atún de la sartén, cortarlo en trozos de unos 15 mm de grosor, añadir el aliño y servir.

NOTA: Si no tienes robot de cocina, pica las hierbas a mano y mezcla en un cuenco los ingredientes del aliño.

Rollitos de col
6 raciones

CALORÍAS: 233	GRASAS: 14 G
CARBOHIDRATOS: 7 G	PROTEÍNAS: 21 G

1 col china
2 coliflores pequeñas
2 cucharadas (30 ml) de grasa de beicon o aceite de aguacate
¼ de taza (40 g) de cebolla en dados
¼ de taza (40 g) de pimiento verde
1 taza (250 ml) de caldo de vacuno

1 huevo grande
1 lata (400 g) de tomates en dados, escurridos y reservando el líquido
1 cucharadita (5 ml) de sal kosher
½ cucharadita (2 ml) de pimienta negra
450 g de carne picada de vacuno

En la preparación tradicional de la col rellena se utiliza arroz para espesar, pero, por supuesto, los adeptos de la dieta Keto no utilizan este ingrediente. En esta receta se emplea coliflor para dar consistencia al relleno. Puede cocinarse en la placa o en una olla de cocción lenta.

1. Retirar doce hojas externas de la col. Ponerlas en una olla grande con agua hirviendo. Cocerlas durante dos minutos, hasta que se ablanden, y luego colocarlas planas sobre un paño de cocina para que se escurran y se enfríen.

2. Utilizar un robot de cocina equipado con hoja de desmenuzar (o usar un rallador de caja) para rallar los floretes de coliflor. Medir dos tazas (300 g) de la coliflor rallada y reservar el resto para otra receta (por ejemplo, los rollitos de sushi vegetariano de la página 372).

3. En una sartén mediana, calentar a fuego medio la grasa de beicon. Añadir la cebolla y el pimiento verde. Saltear durante un par de minutos. Agregar la coliflor y ½ taza (120 ml) de caldo. Cocinar cinco minutos removiendo de vez en cuando, hasta que la coliflor esté hecha pero aún firme. Debería conservar cierta consistencia. Retirar del fuego y dejar que se enfríe un poco.

4. En un cuenco grande, batir ligeramente el huevo. Poner los tomates escurridos, la sal y la pimienta. Añadir la carne y mezclar bien. Incorporar la mezcla de coliflor y remover.

5. Repartir la mezcla por igual entre las hojas de col, colocando el relleno en el centro. Doblar los laterales y enrollar cada hoja apretando bien. Sujetar con un palillo.

6. Mezclar el zumo de tomate con el resto del caldo.

7. Si se prepara en la placa: Colocar los rollitos de col formando una sola capa en la sartén que se ha utilizado para guisar la coliflor. Verter la mezcla de caldo por encima y tapar. Calentar a fuego medio-alto hasta que hierva y bajar el fuego. Cocer durante unos cuarenta minutos, bañando los rollitos con el líquido de vez en cuando.

Si se prepara en una olla de cocción lenta: Poner los rollitos en el interior. Verter la mezcla de caldo por encima, tapar y cocinar a fuego lento durante siete u ocho horas.

8. Con un termómetro de lectura instantánea, comprobar los rollitos de col para ver si la carne está bien hecha; la temperatura interna debe alcanzar los 70 °C.

Tomates rellenos

6 raciones; ración por persona: 1 tomate

CALORÍAS: 204	GRASAS: 12 G
CARBOHIDRATOS: 5 G	PROTEÍNAS: 18 G

6 tomates medianos
225 g de carne picada de vacuno
1 cucharadita (5 ml) de albahaca
    seca
½ cucharadita (2 ml) de sal
    kosher

¼ de cucharadita (1 ml)
    de pimienta negra
6 huevos medianos

Esta sencilla receta queda mejor si se prepara con tomates recién cogidos de la huerta. Si lo prefieres, puedes usar carne de pavo o pollo, e incluso de cordero.

1. Precalentar el horno a 200 °C. Con un cuchillo afilado, cortar los tallos de los tomates. Con cuidado, sacar las semillas con una cuchara y descartarlas.

2. Poner los tomates en una cazuela pequeña apta para el horno o utilizar una placa para magdalenas de cavidades grandes. Hornear cinco minutos.

3. Dorar la carne en una sartén mediana unos veinticinco minutos, hasta que esté bien hecha. Salpimentar y añadir la albahaca.

4. Sacar los tomates del horno y encender solo el grill (si es regulable, a temperatura baja). Dividir la carne en seis porciones e introducirla en los tomates con una cuchara.

5. Cascar un huevo dentro de cada tomate y salpimentar un poco más.

6. Meter los tomates en el horno durante unos cinco minutos, a una distancia del grill de entre 10 y 15 cm, hasta que las claras de huevo estén cuajadas y las yemas aún líquidas.

El mejor pollo asado
De 4 a 8 raciones; ración por persona: 140 g

CALORÍAS: **245**   GRASAS: **6** G
CARBOHIDRATOS: **0** G   PROTEÍNAS: **44** G

4 medias pechugas de pollo
  deshuesadas y sin piel
  (1 kg aproximadamente)
3 cucharadas (45 ml) de sal kosher
Cubitos de hielo

2 cucharadas (30 ml) de aceite
  de aguacate
2 cucharadas (30 ml) de condimento
  para pollo (asegúrate de que
  no lleve azúcar añadido)

Seguro que este sabroso pollo se convertirá rápidamente en uno de los platos favoritos de la familia. Está delicioso acompañado de una ensalada variada, envuelto en hojas de col con una porción de mahonesa Primal o simplemente servido con tus verduras asadas preferidas. El secreto es la salmuera, que deja el pollo sabroso y tierno.

1. Cortar cada pechuga de pollo en diagonal, en tres porciones alargadas.

2. Llevar a ebullición una taza (240 ml) de agua. Mezclar el agua hirviendo y la sal en un cuenco grande metálico o de vidrio. Cuando la sal se disuelva, verter un litro de agua fría y unos cubitos de hielo. Añadir los trozos de pollo y cubrirlos con 2-5 cm de agua fría. Meter en la nevera quince minutos.

3. Escurrir el pollo. Si se desea evitar que quede salado, aclararlo ahora, aunque no es necesario. Mezclar el aceite y el condimento para pollo en el cuenco vacío. A continuación, poner el pollo en el aceite. Dejar que repose durante unos minutos.

4. Calentar una parrilla a fuego medio-alto. Cuando esté caliente, colocar los trozos de pollo y tapar. Asar durante unos cuatro minutos, dar la vuelta y seguir asando tres o cuatro minutos más, hasta que la temperatura interna alcance los 75 °C.

5. Retirar el pollo de la parrilla y servir.

Pinchos de pollo

8 raciones; ración por persona: 1 pincho

CALORÍAS: 286   GRASAS: 12 G
CARBOHIDRATOS: 14 G   PROTEÍNAS: 32 G

1 kg de medias pechugas de pollo deshuesadas y sin piel
24 champiñones pequeños (225 g aproximadamente)
1 cebolla amarilla grande
2 pimientos (del color que prefieras)
¼ de taza (60 ml) de aceite de aguacate
1 cucharadita (5 ml) de orégano seco
1 cucharadita (5 ml) de albahaca seca
½ cucharadita (2 ml) de ajo molido
½ cucharadita (2 ml) de sal kosher
½ cucharadita (2 ml) de pimienta negra
8 brochetas cortas (remojadas en agua si son de madera o bambú)

Los pinchos son mi plato favorito cuando viene gente a casa para disfrutar de una informal barbacoa de verano. Puedes prepararlos con antelación, o incluso dejar que los preparen los invitados. Como se asan en un momento, no tendrás que ocuparte de la parrilla mientras tus invitados se divierten.

1. Cortar cada pechuga de pollo en ocho o diez trozos de tamaño similar y ponerlos en un cuenco de vidrio. Lavar los champiñones y quitarles los pies. Cortar la cebolla y los pimientos en grandes trozos. Ponerlo todo en otro cuenco.

2. Mezclar el aceite y los condimentos. Echar la mitad de la mezcla en cada cuenco y remover bien. Meter los dos cuencos en la nevera y marinar durante veinte minutos.

3. Montar los pinchos alternando el pollo y las verduras en las brochetas. Precalentar la plancha a temperatura media-alta.

4. Poner los pinchos en la parrilla (o bajo el grill) durante unos tres minutos por cada lado, dándoles la vuelta para que se doren bien por todas partes, unos diez o doce minutos en total. Comprobar el pollo con un termómetro de lectura instantánea para asegurarse de que esté bien hecho (la temperatura interna debe ser de 75 °C).

5. Trasladar los pinchos a una fuente y servir.

Bandeja de gambas y espárragos
6 raciones

CALORÍAS: **267**   GRASAS: **17** G

CARBOHIDRATOS: **2** G   PROTEÍNAS: **28** G

2 cucharadas (30 ml) de aceite
de aguacate
3 dientes de ajo fileteados
4 cucharadas (60 g) de mantequilla
1 manojo de espárragos (450 g)
2 cucharaditas (10 ml) de sal kosher
1 cucharadita (5 ml) de pimienta
negra recién molida

680 g de gambas peladas
¼ - ½ cucharadita (1-2 ml) de pimiento
rojo troceado (opcional)
1 limón mediano cortado por la mitad
1 taza (90 g) de queso parmesano
desmenuzado
2 cucharadas (30 ml) de perejil fresco
picado (opcional)

No me gusta nada lavar cazuelas, así que lo mío es preparar la comida en un solo recipiente. Además, este sencillo plato se elabora en menos de veinte minutos. ¡Te encantará!

1. Precalentar el horno a 200 °C. En una sartén pequeña, calentar el aceite de aguacate a fuego medio. Saltear los ajos hasta que desprendan su aroma y sin que lleguen a dorarse, unos tres minutos. Añadir la mantequilla y cocinar hasta que empiece a burbujear. Retirar del fuego.

2. Retirar los extremos duros de los espárragos y poner las puntas en la placa del horno. Echarles por encima dos cucharadas (30 ml) de la mantequilla con ajo y darles unas vueltas para cubrirlos bien. Extenderlos en una sola capa y rociarlos con la mitad de la sal y la pimienta. Meterlos en el horno durante cinco minutos, hasta que queden tiernos y ligeramente tostados.

3. Colocar los espárragos en una mitad de la placa. Poner las gambas en la otra mitad. Verterles por encima el resto de la mantequilla con ajo y darles unas vueltas para cubrirlas bien. Extenderlas en una sola capa y rociarlas con el resto de la sal y la pimienta. Añadir el pimiento rojo, si se usa. Exprimir el limón sobre las gambas y cortarlo en cuartos. Poner los cuartos entre las gambas.

4. Espolvorear el queso parmesano solo sobre los espárragos y meter la placa en el horno entre cinco y ocho minutos, hasta que las gambas queden opacas. Echar el perejil sobre las gambas, si se usa, y servir enseguida.

Salchichas con kale
4 raciones

CALORÍAS: 276	GRASAS: 21 G
CARBOHIDRATOS: 5 G	PROTEÍNAS: 21 G

1 manojo de kale de cualquier variedad
½ cebolla mediana en dados
1 paquete de salchichas de pollo
2 cucharadas (30 ml) de aceite de coco o aguacate
2 cucharadas (30 ml) de mantequilla
8 champiñones limpios y fileteados

1 cucharadita (5 ml) de sal kosher
½ cucharadita (2 ml) de pimienta negra
1 taza (250 ml) de caldo de pollo (preferentemente casero, véase receta en la página 321)
¼ de cucharadita (1 ml) de pimiento rojo troceado (opcional)

Si alguno de tus amigos o los miembros de tu familia asegura que no les gusta el kale, dales a probar este plato. Esta receta puede personalizarse al gusto, añadiendo las verduras que se deseen y cualquier tipo de salchicha. Prueba distintas combinaciones para ver cuál te gusta más. Sin embargo, asegúrate de escoger salchichas que solo contengan ingredientes limpios, sin azúcares añadidos, nitratos y demás.

1. Con un cuchillo afilado, cortar los tallos gruesos del kale presentes en las porciones de hoja. Picarlos en trozos de un tamaño parecido al de la cebolla en dados. Cortar las hojas de kale en tiras finas.

2. Cortar las salchichas en trozos de 2,5 cm. Calentar una cucharada (15 ml) de aceite en una sartén grande. Poner la mitad de las salchichas formando una sola capa y freírlas hasta que estén doradas. Darles la vuelta y freírlas dos minutos por el otro lado. Retirarlas y repetir la operación con la otra mitad de las salchichas. Sacarlas de la sartén.

3. Calentar a fuego medio la otra cucharada (15 ml) de aceite en la misma sartén. Añadir la cebolla y los tallos de kale cortados y freír las verduras durante unos cinco minutos, hasta que empiecen a ablandarse. Empujar las verduras hasta el borde de la sartén y fundir la mantequilla en el centro. Añadir los champiñones y saltearlos durante unos minutos. Añadir la sal y la pimienta. Remover bien.

4. Añadir las hojas de kale y mezclarlo todo. Freír de tres a cinco minutos, hasta que las hojas estén blandas. Devolver las salchichas a la sartén junto con el caldo y el pimiento rojo troceado, si se usa. Subir un poco el fuego. Cuando el líquido empiece a hervir, bajar el fuego y esperar a que se evapore casi todo. Probar y añadir sal si es necesario. Servir enseguida.

Ensalada de fajitas de pavo con aliño de chipotle y lima
4 raciones

CALORÍAS: 645 GRASAS: 48 G
CARBOHIDRATOS: 19 G PROTEÍNAS: 40 G

CONDIMENTO PARA FAJITAS
1 cucharada (15 ml) de pimentón picante
1 cucharadita (5 ml) de comino molido
1 cucharadita (5 ml) de sal

½ cucharadita (2 ml) de pimentón dulce
½ cucharadita (2 ml) de orégano seco
¼ de cucharadita (1 ml) de pimienta negra

ALIÑO DE CHIPOTLE Y LIMA
¼ de taza (60 ml) de mahonesa Primal Kitchen Chipotle Lime (véase Nota, página 299)
3 cucharadas (45 ml) de leche de coco entera

1 cucharadita (5 ml) de zumo de lima recién exprimido
¼ de cucharadita (1 ml) de condimento para fajitas

ENSALADA
½ taza (120 ml) de crema agria
2 cucharadas (30 ml) de condimento para fajitas
2 cucharadas (30 ml) de aceite de aguacate
1 cebolla amarilla pequeña cortada en dados
1 pimiento verde sin semillas y cortado en dados

450 g de carne picada de pavo
1 lata (400 g) de tomate troceado con guindilla
1 col verde pequeña
2 tazas (50 g) de espinacas baby
½ taza (50 g) de queso cheddar desmenuzado
1 aguacate cortado en dados
Gajos de lima

En esta receta se utiliza carne picada de pavo, pero también puede elaborarse con sobras de pollo asado (como el mejor pollo asado, página 342). La col verde cruda proporciona una satisfactoria textura crujiente en sustitución de las tortillas para taco que suelen formar parte de las ensaladas de fajitas.

1. En un cuenco pequeño, mezclar los ingredientes del condimento para fajitas.

2. Preparar el aliño batiendo la mahonesa, la leche de coco, el zumo de lima y ¼ de cucharadita de condimento para fajitas. Si el aliño queda demasiado espeso, añadir agua poco a poco hasta alcanzar la consistencia deseada.

3. En un cuenco pequeño, mezclar la crema agria con una cucharadita (4 ml) de condimento para fajitas.

4. Calentar a fuego medio-alto una cucharada (15 ml) del aceite en una sartén grande. Añadir la cebolla y el pimiento verde. Saltear de tres a cinco minutos, hasta que queden crujientes pero tiernos. Retirar de la sartén.

5. Bajar un poco el fuego y añadir la otra cucharada (15 ml) de aceite. Añadir el pavo y freírlo, rompiéndolo en trozos grandes, hasta que quede solo un poco rosado. Añadir las cinco cucharaditas (25 ml) restantes de condimento para fajitas y remover muy bien. Añadir los tomates escurridos y cocinar unos minutos más, hasta que el pavo deje de estar rosado.

6. Cortar la col en cuartos y eliminar el corazón. Con un cuchillo afilado, cortar cada cuarto en tiras muy finas.

7. Repartir por igual la col cruda y las espinacas en cuatro cuencos amplios y poco hondos. Echar por encima la cebolla y los pimientos, el pavo, una porción de la crema agria condimentada, el queso desmenuzado y el aguacate cortado en dados. Rociar con el aliño y servir con gajos de lima.

Salmón horneado con alioli al eneldo
4 raciones

CALORÍAS: 462	GRASAS: 36 G
CARBOHIDRATOS: 1 G	PROTEÍNAS: 33 G

4 filetes de salmón cón piel, de 170 g cada uno aproximadamente
½ cucharada (7,5 ml) de aceite de aguacate

La ralladura de ½ limón grande
Sal kosher
Pimienta negra recién molida

ALIOLI AL ENELDO
½ taza (120 ml) de mahonesa Primal Kitchen (véase Nota, página 299) u otra mahonesa apta para la dieta paleolítica
2 dientes de ajo pequeños fileteados
2 cucharaditas (15 ml) de zumo de limón recién exprimido

1 cucharada (15 ml) de eneldo fresco picado
¼ de cucharadita (1 ml) de sal kosher
¼ de cucharadita (1 ml) de pimienta negra recién molida
La ralladura de ½ limón grande

Este filete de salmón horneado a baja temperatura se funde en la boca. Preparado así, el salmón queda bastante rosado, así que no te alarmes cuando lo saques del horno y siga pareciendo crudo. Al contrario, ¡será el pescado mejor hecho que hayas comido nunca!

1. Precalentar el horno a 135 °C. Poner los filetes de salmón en una olla de hierro o fuente para horno. Mezclar el aceite con la mitad de la ralladura de limón y pintar la parte superior del pescado. Salpimentar. Hornear el salmón entre dieciséis y dieciocho minutos, hasta que se pueda dividir en trozos pequeños con un tenedor.

2. Mientras el salmón está dentro del horno, mezclar la mahonesa con el ajo, la ralladura y el zumo de limón, el eneldo, la sal y la pimienta.

3. Servir el salmón acompañado del alioli.

NOTA: Cuando selecciones productos del mar, consulta la web seafoodwatch.org para obtener recomendaciones actualizadas sobre las variedades más saludables.

Rollos de pavo y col
2 raciones

CALORÍAS: 364   GRASAS: 26 G
CARBOHIDRATOS: 10 G   PROTEÍNAS: 23 G

2 hojas de col, cuanto más grandes
  mejor
4 lonchas de pechuga de pavo de
  buena calidad (sin azúcar añadido
  ni nitritos u otros ingredientes
  nocivos)

4 lonchas de beicon pasado por
  la sartén
2 lonchas de queso suizo cortadas
  por la mitad
½ taza (120 ml) de ensalada de col
  paleolítica (página 369)

Después de experimentar con diferentes opciones, he llegado a la conclusión de que la col es el ingrediente que mejor sustituye el pan plano y las tortillas mexicanas. Posee un sabor muy suave, y sus hojas grandes y gruesas sujetan muy bien el relleno. Este sándwich es un poco complicado de comer, pero está buenísimo.

1. Con un cuchillo afilado, retirar el grueso tallo central de la col (es posible que haya que cortar un poco la hoja, dejándola en forma de corazón).

2. En el centro de cada hoja, colocar en capas dos lonchas de pavo, dos lonchas de beicon y dos medias lonchas de queso, dejando un margen en los bordes. Con una cuchara, poner ¼ de taza (60 ml) de ensalada de col sobre cada hoja, cerca de la parte superior (lejos del extremo del tallo).

3. Empezando por arriba, envolver con la punta de la hoja la ensalada de col y enrollar el sándwich. Remeter los bordes como si fuera un burrito. Cerrar los rollos con dos palillos cada uno y cortar por la mitad para servir.

Rollitos de pollo, queso y jamón
4 raciones

CALORÍAS: 507	GRASAS: 40 G
CARBOHIDRATOS: 4 G	PROTEÍNAS: 33 G

4 medias pechugas de pollo deshuesadas y sin piel (1 kg aproximadamente)
4 lonchas de jamón serrano
4 lonchas de queso suizo
1 cucharadita (5 ml) de sal o más, al gusto
1 cucharadita (5 ml) de pimienta o más, al gusto
2 cucharaditas (10 ml) de tomillo seco
Aceite de aguacate

1 taza (250 ml) de queso gruyer desmenuzado
½ taza (120 ml) de caldo de pollo, preferentemente casero (véase receta en la página 321)
1 cucharada (15 ml) de mostaza de Dijon
2 cucharadas (30 g) de mantequilla
½ taza (120 ml) de nata espesa
½ taza (120 ml) de queso parmesano rallado

Esta es una variante del tradicional pollo *cordon bleu*, un plato en el que se rellena el pollo con jamón y queso, se reboza y se fríe en la sartén. Por supuesto, el rebozado no tiene cabida en una dieta cetogénica, pero con esta receta no lo echarás de menos.

1. De una en una, poner las pechugas de pollo entre dos hojas de papel de horno y machacarlas con un mazo de carne o un rodillo hasta que cada trozo tenga un espesor de unos 10 mm. Procurar que el pollo adquiera forma de rectángulo alargado y no de círculo.

2. Cortar las lonchas de jamón por la mitad a lo largo. Poner media loncha de jamón y una de queso suizo sobre cada trozo de pollo y enrollar. Sujetar con palillos.

3. Mezclar la sal, la pimienta y el tomillo en un cuenco pequeño. Utilizar la mezcla para condimentar abundantemente la parte externa de cada rollito.

4. Calentar el aceite en una sartén en la que quepan los cuatro rollitos. Dorarlos por todos los lados, empezando por el lado de la unión.

5. Cuando los rollitos estén dorados, poner media loncha de jamón encima de cada uno y espolvorear con gruyer. Verter el caldo, tapar bien la sartén y cocer a fuego medio-bajo durante treinta minutos o hasta que el pollo esté bien hecho (véase Nota).

6. Con unas pinzas, pasar los rollitos de pollo a una placa o fuente de horno y dejar que reposen. Precalentar el grill (si es regulable, a temperatura baja).

7. Calentar a fuego medio el líquido que quede en la sartén. Echar la mostaza, luego la mantequilla y, a continuación, la nata, batiendo sin parar. Por último, añadir el queso parmesano y batir hasta que se funda. Probar y rectificar de sal y pimienta si es necesario.

8. Poner el pollo bajo el grill durante un minuto para darle al queso un bonito color dorado. Echar la salsa encima del pollo y servir enseguida.

NOTA: Esta receta puede prepararse también en una olla a presión eléctrica Instant Pot o similar. Dorar los rollitos de pollo con la función de saltear y luego cocer con el ajuste manual durante siete minutos. Dejar que salga la presión y volver a la función de saltear para elaborar la salsa.

Ensalada crujiente de atún
4 raciones

CALORÍAS: 407   GRASAS: 35 G
CARBOHIDRATOS: 4 G   PROTEÍNAS: 19 G

2 latas de atún de 140 g cada una (no escurrir)
½ taza (120 ml) de mahonesa Primal Kitchen (véase Nota, página 299) u otra mahonesa apta para la dieta paleolítica
2 cucharadas (30 ml) de alcaparras escurridas
1 tallo de apio cortado en dados

1 zanahoria pequeña cortada en dados
4 rabanitos cortados en dados
Sal y pimienta al gusto
½ taza (60 g) de almendras fileteadas
2 cucharadas (15 g) de pipas de girasol

Otra idea para utilizar las hojas de col (véase receta en la página 349). También puedes disfrutar esta ensalada con verduras, con rodajas de rabanito, con chips de pepino o sola. Asegúrate de seleccionar atún capturado de forma sostenible y envasado en agua o aceite de oliva.

1. Vaciar en un cuenco el atún junto con el líquido de enlatado. Desmenuzarlo con un tenedor. Incorporar la mahonesa, las alcaparras, el apio, la zanahoria y los rabanitos. Probar y salpimentar.

2. Picar las almendras con un cuchillo de chef. Justo antes de servir, incorporarlas a la ensalada de atún y espolvorearlo todo con las pipas de girasol.

Hamburguesas de pavo rellenas de queso de cabra
4 raciones

CALORÍAS: **510**   GRASAS: **37** G
CARBOHIDRATOS: **1** G   PROTEÍNAS: **43** G

1 cucharadita (5 ml) de sal kosher
¾ de cucharadita (4 ml)
  de orégano seco
¾ de cucharadita (4 ml)
  de tomillo seco
¼ de cucharadita (1 ml)
  de pimienta negra

320 g de queso de cabra en
  rollo
700 g de carne picada de
  pavo, dividida en
  4 porciones
Aceite de aguacate

La incorporación de este único ingrediente sencillo transforma una hamburguesa de pavo normal en algo muy especial.

1. Mezclar la sal, el orégano, el tomillo y la pimienta en un cuenco pequeño.

2. Cortar cuatro rodajas de queso de cabra de 6 mm de espesor aproximadamente (el resto del queso se utilizará en el paso 5).

3. Partir por la mitad una porción de carne y formar dos hamburguesas delgadas de unos 8 cm de diámetro (si el pavo resulta pegajoso, conviene mojarse las manos). Poner una rodaja de queso entre las dos hamburguesas, presionar los bordes y aplanar con suavidad. Repetir la operación con las otras tres porciones.

4. En una sartén grande, calentar a fuego medio la cantidad justa de aceite para cubrir el fondo. Sazonar la parte de arriba de cada hamburguesa con la mezcla de especias y colocar el lado sazonado en contacto con el fondo de la sartén. Freír unos cinco minutos, hasta que las hamburguesas estén ligeramente doradas en su parte inferior.

5. Sazonar la parte de arriba de las hamburguesas con el resto de la mezcla de especias y darles la vuelta. Desmenuzar o cortar en rodajas el resto del queso de cabra y repartirlo de forma homogénea sobre la parte superior de las hamburguesas. Tapar la sartén y freírlas entre cinco y ocho minutos más, o hasta que estén bien hechas.

6. Si se desea, poner las hamburguesas debajo del grill del horno para tostar un poco el queso de cabra.

Vieiras envueltas en beicon
2 raciones

CALORÍAS: 288　　　GRASAS: 12 G
CARBOHIDRATOS: 9 G　　PROTEÍNAS: 36 G

6 lonchas de beicon cortado
　grueso
12 vieiras grandes (unos 280 g)

Sal y pimienta
El zumo de ½ limón

Las vieiras envueltas en beicon son deliciosas... salvo que el beicon esté blando. Este método de cocción garantiza un beicon crujiente y unas vieiras bien hechas.

1. Precalentar el horno a 200 °C. Colocar una rejilla apta para el horno sobre una placa. Poner el beicon en la rejilla sin superponer los trozos y hornear entre ocho y diez minutos, según el grosor. El beicon tiene que quedar medio hecho. Sacar del horno sin apagarlo.

2. Lavar las vieiras y secarlas dándoles unos toques con papel de cocina.

3. Cortar por la mitad a lo largo las tiras de beicon (conviene hacerlo con tijeras de cocina). Envolver cada vieira con medio trozo de beicon y sujetarlo todo con un palillo.

4. Retirar la grasa de beicon sobrante de la placa (guardándola para elaborar otras recetas). Poner las vieiras en la misma placa y salpimentar. Meter las vieiras en el horno y hornear de doce a quince minutos, dándoles la vuelta a media cocción.

5. Rociar las vieiras con zumo de limón y servir.

Copas de carne y col con kimchi
10 raciones

CALORÍAS: 226	GRASAS: 12 G
CARBOHIDRATOS: 9 G	PROTEÍNAS: 19 G

Una pieza de carne de vacuno con hueso para asar (2,250 kg)
2 cucharadas (30 ml) de sal kosher
2 cucharaditas (10 ml) de pimienta negra
2 cucharadas (30 ml) de aceite de aguacate
1 taza (240 ml) de caldo de vacuno
½ cebolla amarilla picada
3 cebollas tiernas picadas

Un trozo de jengibre de 2,5 cm, pelado y picado
¼ de taza (60 ml) de tamari (salsa de soja sin gluten)
2 cucharadas (30 ml) de salsa de pescado tailandesa o vietnamita
6 dientes de ajo machacados
1 cucharada (15 ml) de miel
1 col verde o roja pequeña
1 frasco de kimchi de cualquier sabor

El kimchi es un producto básico de la cocina coreana. Igual que el chucrut, es una mezcla de verduras fermentadas y especias. Como todos los alimentos fermentados, es fantástico para la salud del intestino. Podrás encontrarlo en la sección de refrigerados de muchas tiendas de comestibles y, desde luego, en todos los mercados asiáticos.

1. Salpimentar la carne por todos los lados. Calentar el aceite a fuego medio-alto en una sartén pesada. Cuando esté caliente, sellar la carne por todos los lados, unos cinco minutos por lado.

2. Mezclar el caldo, la cebolla y las cebolletas, el jengibre, el tamari, la salsa de pescado, los ajos y la miel en una batidora de vaso hasta que la mezcla adquiera una consistencia homogénea.

3. Poner la carne en una olla de cocción lenta. Echar por encima el líquido de la batidora, tapar y cocer a potencia alta durante cinco o seis horas, hasta que la carne esté muy tierna. Sacarla de la olla y desmenuzarla con dos tenedores, descartando el hueso.

4. Para servir, retirar cuidadosamente diez hojas externas de la col y colocarlas en una fuente formando una sola capa de modo que parezcan cuencos pequeños. Llenar cada una con ½ taza (120 ml) de la carne desmenuzada y dos cucharadas del kimchi.

Gratén de pollo (o pavo) y brócoli
6 raciones

CALORÍAS: 453	GRASAS: 33 G
CARBOHIDRATOS: 9 G	PROTEÍNAS: 31 G

2 tazas (300 g) de brócoli cortado
en floretes
2 cucharadas (30 ml) de aceite
de aguacate
2 cucharaditas (5 ml) de sal kosher
2 cucharadas (30 ml) de mantequilla
225 g de champiñones fileteados
1 diente de ajo fileteado
3 tazas (750 g) de pollo o pavo cocido,
cortado en dados
1 frasco pequeño (de unos 170 g) de
corazones de alcachofa en agua
(no en aceite), escurridos y picados

1 taza (250 ml) de leche de coco
entera
1 taza (250 ml) de caldo de pollo,
preferentemente casero (véase
receta en la página 321)
2 huevos grandes
½ cucharadita (2 ml) de pimienta negra
½ cucharadita (2 ml) de nuez moscada
molida
1 taza (90 g) de queso parmesano
rallado

Esta receta es estupenda si te apetece algo con sabor a cocina casera tradicional. También puedes usar sobras de brócoli y pollo asado para preparar este plato en un abrir y cerrar de ojos.

1. Precalentar el horno a 220 °C. Bañar el brócoli con 1 ½ cucharadas de aceite y extenderlo en la placa del horno. Echarle una cucharadita de sal. Hornear durante diez minutos, hasta que esté tierno.

2. Fundir la mantequilla en una sartén mediana y añadir los champiñones. Saltearlos a fuego medio unos cuatro minutos, hasta que se ablanden. Añadir el ajo y freír durante un minuto. Incorporar el pollo y las alcachofas. Cuando esté todo bien caliente, retirar del fuego.

3. Bajar la temperatura a 180 °C. Incorporar el brócoli al pollo.

4. En un cuenco pequeño, batir la leche de coco, el caldo, los huevos, la cucharadita de sal restante, la pimienta y la nuez moscada.

5. Con la ½ cucharadita que queda de aceite de aguacate, engrasar ligeramente una olla de hierro. Poner el pollo y las verduras en la olla, extenderlo todo en una capa homogénea y echar la mezcla de huevo por encima, asegurándose de que penetre en todos los huecos.

6. Meter la olla en el horno durante media hora. Espolvorear con el queso y hornear durante diez minutos más. Dejar que repose entre cinco y diez minutos antes de servir.

Arroz sucio con coliflor
6 raciones

CALORÍAS: 432	GRASAS: 33 G
CARBOHIDRATOS: 11 G	PROTEÍNAS: 23 G

1 cucharada (15 ml) de aceite de aguacate

4 salchichas *andouille*, un tipo de embutido bastante sazonado (340 g aproximadamente), cortadas en trozos de 6 mm

230 g de hígados de pollo

1 cucharada (15 g) de mantequilla

½ taza (120 ml) de cebolla cortada en dados

½ taza (120 ml) de apio en dados

1 pimiento verde cortado en dados

1 coliflor mediana rallada (véase receta en la página 374), unas 4 tazas (600 g)

1 cucharada (15 ml) de pimentón ahumado (o dulce, al gusto)

1 cucharada (15 ml) de orégano seco

1 cucharadita (5 ml) de tomillo seco

1 cucharadita (5 ml) de sal

½ cucharadita (2 ml) de pimienta negra

½ taza (120 ml) de caldo de pollo, a ser posible casero (véase receta en la página 321)

Crema agria

Puede que ya sepas lo delicioso que es el arroz con coliflor, pero seguro que nunca lo has probado así. Los hígados de pollo combinan muy bien con los aromas intensos de las salchichas y las especias sin dar un sabor demasiado fuerte para los que no aprecian demasiado este alimento (aunque, si se desea, se puede prescindir de él).

1. Calentar el aceite a fuego medio-alto en una sartén grande. Echar la mitad de las salchichas formando una sola capa y dorarlas cinco minutos por los dos lados; repetir la operación con las demás rodajas. Poner las salchichas fritas en un cuenco y reservar.

2. Retirar las partes fibrosas de los hígados y cortarlos en trozos del tamaño de un bocado. Fundir la mantequilla en el aceite que ya está en la sartén. Añadir los hígados y saltear dos o tres minutos por cada lado, hasta que estén dorados. Retirar de la sartén.

3. Saltear la cebolla, el apio y el pimiento cinco minutos, hasta que se ablanden. Añadir el ajo y saltear otro minuto.

4. Agregar a la sartén la coliflor rallada. Mezclar en un cuenco pequeño el pimentón, el orégano, el tomillo, la sal y la pimienta. Añadirlo todo a la coliflor y mezclar bien. Bajar un poco el fuego y cocinar tres o cuatro minutos.

5. Devolver a la sartén los hígados y las salchichas. Incorporar el caldo y remover. Cocer hasta que la coliflor esté tierna, pero no demasiado. Probar y rectificar de sal si es necesario.

6. Poner encima de cada ración una porción de crema agria.

Tilapia al horno
4 raciones

CALORÍAS: 318   GRASAS: 20 G
CARBOHIDRATOS: 5 G   PROTEÍNAS: 27 G

3 filetes medianos o 4 pequeños
   de tilapia (450 g en total
   aproximadamente)
1 cucharadita (5 ml) de sal kosher
1 cucharadita (5 ml) de pimienta
   negra
2 cucharadas más 1 cucharadita
   (35 g) de mantequilla
1 puerro mediano (la parte blanca)
   cortado en rodajas finas
   (¾ de taza; 175 ml)

300 g de espinacas baby
¼ de taza (60 ml) de nata espesa
½ cucharadita (2 ml) de perejil
   seco
½ cucharadita (2 ml) de orégano
   seco
¼ de cucharadita (1 ml) de pimiento
   rojo fileteado
1 taza (250 ml) de queso feta
   desmenuzado

El queso y el pescado no suelen asociarse entre sí, pero esta combinación resulta deliciosa.

1. Precalentar el horno a 220 °C. Condimentar la tilapia con media cucharadita de sal y otra media cucharadita de pimienta.

2. En una sartén grande, fundir a fuego medio-alto dos cucharadas (30 ml) de la mantequilla. Añadir el puerro y saltear unos minutos, hasta que esté blando pero no dorado. Echar las espinacas de puñado en puñado; reducirán mucho su volumen. Añadir la nata y el perejil, el orégano y el pimiento rojo troceado, así como la otra media cucharadita de sal y de pimienta. Bajar el fuego y guisar removiendo con frecuencia, hasta que la mezcla espese un poco.

3. Con la cucharadita restante de mantequilla, engrasar un poco una fuente pequeña de vidrio apta para el horno. Trasladar las tres cuartas partes de la mezcla de espinacas a la fuente de horno y colocar el pescado encima formando una sola capa. Disponer el resto de las espinacas sobre la tilapia. Espolvorear con el feta y hornear de veinte a veinticinco minutos, hasta que el pescado esté bien hecho.

Sopa tailandesa con gambas
4 raciones

CALORÍAS: **464**   GRASAS: **40** G
CARBOHIDRATOS: **15** G   PROTEÍNAS: **11** G

1 cucharadita (5 ml) de sal kosher
1 cucharadita (5 ml) de pimienta negra
1 cucharadita (5 ml) de cúrcuma molida
½ cucharadita (2 ml) de comino molido
¼ de cucharadita (1 ml) de canela molida
2 cucharadas (30 ml) de aceite de coco
4 cebollas tiernas cortadas
1 cucharada (15 ml) de jengibre fresco rallado o cortado en rodajas finas
3 tazas (700 ml) de caldo de pollo, a ser posible casero (véase receta en la página 321)

2 cucharadas (30 ml) de tamari (salsa de soja sin gluten)
1 cucharadita (5 ml) de salsa de pescado tailandesa o vietnamita
½ cucharadita (2 ml) de pimiento rojo troceado
1 lata (400 ml) de leche de coco entera
12 gambas medianas (60 g) peladas
El zumo de 1 lima
¼ de taza (75 g) de hojas de cilantro fresco (opcional)
1 aguacate grande cortado en dados

El sabor algo especiado de esta sopa combina muy bien con el aroma de la lima y la cremosa leche de coco. Si eres una de esas personas que opinan que el cilantro sabe a jabón (¿sabías que es un rasgo genético?), solo tienes que eliminarlo de la receta.

1. En un cuenco pequeño, mezclar la sal, la pimienta, la cúrcuma, el comino y la canela.

2. En una olla, calentar el aceite de coco. Añadir las cebollas tiernas y el jengibre y saltearlos unos dos minutos hasta que desprendan su aroma. Añadir la mezcla de especias y remover. Freír unos treinta segundos.

3. Verter despacio el caldo de pollo, removiendo sin parar. Añadir el tamari, la salsa de pescado y el pimiento rojo troceado. Llevar a ebullición y bajar el fuego. Hervir despacio durante cinco minutos.

4. Incorporar la leche de coco. Llevar a ebullición, añadir las gambas y hervir despacio hasta que las gambas estén hechas.

5. Retirar del fuego y añadir el zumo de lima y el cilantro. Servir en cuatro cuencos individuales y poner encima de cada uno la cuarta parte del aguacate cortado en dados.

Buey con anacardos
4 raciones

CALORÍAS: 429	GRASAS: 25 G
CARBOHIDRATOS: 6 G	PROTEÍNAS: 44 G

½ taza (120 ml) de tamari
  (salsa de soja sin gluten)
¼ de taza (60 ml) de mantequilla
  de almendras crudas
1 cucharada (15 ml) de aceite de
  sésamo tostado
½ cucharadita (2 ml) de pimiento
  rojo troceado fino (opcional)
2 cucharadas (30 ml) de aceite
  de aguacate

700 g de bistec de falda cortado
  en contra de la veta en
  filetes finos
2 calabacines cortados en rodajas
  de 6 mm
1 diente de ajo fileteado
3 cebollas tiernas cortadas en
  rodajas finas
1 taza (150 g) de anacardos
  crudos, enteros o troceados

Esta versión sencilla y saciante del buey con anacardos se prepara en un momento cuando apetece un poco de comida china. Sírvelo acompañado de arroz de coliflor (página 374).

1. En un cuenco pequeño, batir el tamari, la mantequilla de almendras, el aceite de sésamo y el pimiento rojo troceado.

2. Calentar el aceite de aguacate en un wok o una sartén grande a fuego medio-alto. Añadir las tiras de carne y freír dos minutos; dar la vuelta, añadir los calabacines y freír dos minutos más.

3. Añadir el ajo y las cebollas tiernas. Freír durante un minuto aproximadamente.

4. Agregar la salsa y remover bien. Guisar dos minutos más, o hasta que los calabacines estén tiernos pero no blandos.

5. Retirar del fuego. Incorporar los anacardos y servir enseguida.

Bacalao frito con salsa de eneldo y alcaparras

6 raciones

CALORÍAS: 336   GRASAS: 24 G
CARBOHIDRATOS: 10 G   PROTEÍNAS: 19 G

SALSA DE ALCAPARRAS Y ENELDO

¼ de taza (60 ml) de alcaparras escurridas

1 cucharada (15 ml) de eneldo fresco picado

¼ de taza (60 ml) de aceite de oliva virgen extra

El zumo de 1 limón pequeño

Sal y pimienta al gusto

PESCADO

700 g de filetes de bacalao, o cualquier otro pescado blanco de sabor suave

Sal y pimienta al gusto

1 cucharada (15 g) de mantequilla

2 cucharaditas (10 g) de aceite de aguacate

El zumo de ½ limón

Me gusta tener a mano alguna salsa casera (como esta aromática salsa de eneldo con alcaparras, la salsa de falso cacahuete, un pesto o un chimichurri) para añadirla a carnes y verduras y evitar la monotonía en las comidas. Esta salsa aguanta bien en la nevera, así que puedes preparar una gran cantidad con antelación y tener listo este plato en cinco minutos. La salsa sobrante está deliciosa con zanahorias asadas.

1. Preparar primero la salsa, incluso uno o dos días antes. Mezclar las alcaparras, el eneldo, el aceite de oliva y el zumo de limón en un frasco bien tapado. Agitar enérgicamente. Si se desea, se puede batir la mezcla durante unos segundos en un robot de cocina o con una batidora de vaso. Probar y salpimentar al gusto.

2. Salpimentar el pescado por ambos lados. Calentar a fuego medio una sartén grande. Añadir la mantequilla y el aceite de aguacate, y calentar hasta que la mantequilla burbujee; darle unas vueltas a la sartén para mezclarlo todo bien. Añadir el pescado y freírlo unos dos minutos, según el grosor. Darle la vuelta con cuidado y rociarlo con el zumo de limón. Guisar durante uno o dos minutos más. No hacer demasiado.

3. Poner el pescado en una fuente y cubrir cada ración con dos cucharadas de salsa.

Pollo estofado con aceitunas
6 raciones

CALORÍAS: **368**   GRASAS: **26** G
CARBOHIDRATOS: **7** G   PROTEÍNAS: **27** G

6 muslos de pollo con hueso y piel (900 g aproximadamente)
2 cucharaditas (10 ml) de sal kosher
Pimienta negra recién molida
3 cucharadas (45 ml) de aceite de aguacate, o más si es necesario
1 cebolla pequeña cortada en juliana (70 g más o menos)
4 dientes de ajo picados
2 cucharaditas (10 ml) de comino molido
1 cucharadita (5 ml) de pimentón ahumado

1 cucharadita (5 ml) de jengibre molido
1 cucharadita (5 ml) de canela molida, o 2 palitos de canela (opcional)
2 tazas (500 ml) de caldo de pollo, a ser posible casero (véase receta en la página 321)
1 hoja de laurel
2 limones
1 taza (250 ml) de aceitunas deshuesadas (de cualquier tipo: verdes, negras, kalamata o una mezcla)

Puedes utilizar cualquier pieza de pollo para preparar esta receta, pero creo que lo mejor es usar los muslos (o muslos y contramuslos) con hueso y piel. Los muslos de pollo quedan muy bien, mientras que las pechugas pueden resultar secas. Las piezas con hueso tienen más sabor. Además, puedes conservar los huesos para preparar caldo de huesos (véase página 321); eso sí, congélalos si no vas a preparar el caldo muy pronto.

1. Condimentar la parte superior de los muslos de pollo con una cucharadita de sal y un poco de pimienta. En una sartén grande, calentar el aceite a fuego medio-alto hasta que esté muy caliente. Poner el pollo con la piel hacia abajo en el aceite caliente y freír entre tres y cinco minutos sin remover. Condimentar el pollo con más sal y pimienta, darle la vuelta y sellar la cara inferior durante unos tres minutos más.

2. Poner el pollo en un plato. Añadir aceite a la sartén si hace falta y bajar un poco el fuego. Echar la cebolla y saltearla durante cinco minutos, hasta que se ablande. Añadir el ajo y saltear durante un minuto. Añadir el comino, el pimentón y el jengibre, así como la canela molida, si se usa, y remover bien (si es canela en rama, añadirla más tarde).

3. Agregar el caldo despacio y desprender las partículas tostadas de las paredes y el fondo de la sartén. Subir un poco el fuego y devolver el pollo a la sartén junto con el jugo que haya quedado en el plato. Añadir al caldo la hoja de laurel y la canela en rama, si se usan.

4. Cortar un limón en gajos y colocarlos entre los muslos de pollo. Repartir las aceitunas de forma homogénea por encima del pollo. Exprimir el zumo del otro limón por encima de todo.

5. Llevar el líquido a ebullición y bajar el fuego. Tapar y hervir despacio durante treinta minutos. Retirar la hoja de laurel y los palitos de canela. Servir los muslos de pollo con la salsa por encima.

Lampuga en costra de nueces de macadamia con mantequilla tostada
4 raciones

CALORÍAS: 852	GRASAS: 74 G
CARBOHIDRATOS: 8 G	PROTEÍNAS: 43 G

1 taza (120 g) de nueces de macadamia crudas
3 cucharadas (45 ml) de harina de coco
½ cucharadita (2 ml) de sal kosher
½ cucharadita (2 ml) de pimienta negra
½ cucharadita (2 ml) de ajo molido

½ taza (120 ml) de mahonesa Primal Kitchen (véase Nota, página 299) u otra mahonesa apta para la dieta paleolítica
4 filetes de lampuga de unos 150 g cada uno
½ taza (120 ml) de mantequilla salada ecológica, cortada en 8 porciones

La lampuga o «lirio» es un pescado blanco de sabor bastante suave, más grueso que el bacalao o la tilapia, por lo que resulta ideal para preparar esta receta. Si puedes encontrar pez luna en el mercado, también es perfecto para esta receta. Y siempre que comas pescado, puedes consular seafoodwatch.org para encontrar las recomendaciones y opciones más eco-saludables.

1. Precalentar el horno a 220 °C. Engrasar una fuente de vidrio con aceite de coco o de aguacate. Colocar el pescado en la fuente.

2. Picar las nueces de macadamia en un robot de cocina sin que lleguen a formar una pasta. Añadir la harina de coco, la sal, la pimienta y el ajo molido, y pulsar el interruptor varias veces para mezclar.

3. Extender la mahonesa sobre el pescado formando una capa homogénea. Cubrir cada filete con la mezcla de frutos secos hasta que se adhiera a la mahonesa. Hornear durante veinticinco minutos.

4. Poner la mantequilla en un cazo a fuego medio. Calentar unos cinco minutos removiendo con frecuencia, hasta que se tueste ligeramente.

5. Sacar el pescado del horno. Verter por encima la mantequilla tostada. También se puede servir la mantequilla en unos cuencos pequeños acompañando al pescado.

NOTA: La mantequilla tostada es muy fácil de hacer, pero puede quemarse. Después de tostar la mantequilla, no la dejes en el cazo caliente. Échala en un cuenco hasta el momento de servirla.

Ensalada de pollo
4 raciones

CALORÍAS: 487	GRASAS: 36 G
CARBOHIDRATOS: 9 G	PROTEÍNAS: 31 G

225 g de queso para untar
1 taza (90 g) de migas de queso
   azul
2 tazas (500 g) de pollo cocido
   y desmenuzado
2 ramas de apio cortadas en
   rodajas
1 zanahoria grande cortada
   en daditos

½ cucharadita (2 ml) de sal kosher
   o más, al gusto
¼ de cucharadita (1 ml) de pimienta
   negra o más, al gusto
¼ de taza (60 ml) de salsa picante
   (véase Nota)

Esta ensalada es muy fácil de preparar con sobras de pollo asado. Puedes servirla sobre un lecho de kale o lechuga, envuelta en hojas de col o sobre un boniato asado si quieres una ración extra de carbohidratos.

1. Poner el queso para untar en un cuenco apto para el microondas y calentarlo veinte segundos. Remover y seguir calentando en ciclos de diez segundos hasta que esté blando, pero no fundido del todo. Añadir el queso azul, el pollo, el apio, la zanahoria, la sal y la pimienta. Remover.

2. Echar la mitad de la salsa picante y remover bien. Probar y añadir el resto de la salsa picante si se desea. Salpimentar si es necesario. La ensalada puede servirse templada o fría.

NOTA: Asegúrate de buscar una salsa picante que no contenga ingredientes inaceptables. La de la marca Cholula es una de ellas. Unas picarán más que otras, y por eso te aconsejo que empieces con solo un par de cucharadas de salsa picante la primera vez que prepares esta receta.

Champiñones portobello rellenos de cangrejo
2 raciones

CALORÍAS: 796   GRASAS: 68 G
CARBOHIDRATOS: 10 G   PROTEÍNAS: 36 G

2 cucharadas más 1 cucharadita
(35 ml en total) de aceite de
aguacate
2 champiñones portobello grandes
sin los tallos
Sal y pimienta
2 cucharadas (30 g) de mantequilla
1 chalota cortada en rodajas finas
230 g de carne de cangrejo
225 g de queso para untar
ablandado

¼ de taza (60 ml) de mahonesa Primal
Kitchen (véase Nota,
página 299) u otra mahonesa
apta para la dieta paleolítica
El zumo de 1 limón pequeño
(2 cucharadas aproximadamente)
⅔ de taza (165 g) de queso parmesano
rallado
2 cucharadas (30 ml) de cebollino
fresco cortado
¼ de cucharadita (1 ml) de pimiento
rojo fileteado (opcional)

Una vez que aprendas a preparar champiñones portobello rellenos, podrás elaborar muchas variantes a tu gusto. Para esta receta, si no te va el cangrejo, prueba a sustituirlo por pollo desmenuzado.

1. Precalentar el horno a 200 °C. Engrasar una fuente para horno pequeña con una cucharadita de aceite de aguacate. Poner los champiñones en la fuente con la cara externa hacia abajo. Untarlos con el resto del aceite y salpimentarlos. Asarlos durante doce minutos.

2. Mientras tanto, fundir la mantequilla en una sartén pequeña y saltear la chalota unos tres minutos, hasta que se ablande.

3. En un cuenco mediano, mezclar la carne de cangrejo con el queso para untar, la mahonesa, el zumo de limón, la mitad del parmesano, la chalota salteada, el cebollino, media cucharadita de sal y el pimiento rojo troceado, si se usa.

4. Sacar del horno los champiñones y darles la vuelta. Repartir la mezcla de cangrejo entre las dos setas, apilando el relleno y extendiéndolo con suavidad hacia los bordes. Espolvorear con el resto del queso parmesano. Hornear durante diez minutos más.

Verduras, ensaladas y guarniciones

Ensalada gigante
1 ración

CALORÍAS: 843	GRASAS: 63 G
CARBOHIDRATOS: 24 G	PROTEÍNAS: 54 G

3 o 4 tazas (de 150 a 200 g) de lechuga o verduras mixtas para ensalada
1 o 2 tazas (de 75 a 100 g) de verduras (setas, pimientos, calabacines, zanahorias, brócoli, remolacha, etc.)
¼ de taza (30 g) de queso cheddar desmenuzado (opcional)
1 lata (140 g) de atún envasado en agua, escurrido
¼ de taza (30 g) de frutos secos (nueces, pacanas, almendras, etc.)
2 cucharadas (30 ml) de pipas de girasol o calabaza
2 cucharadas (30 ml) de aceite de oliva

Disfruto de alguna versión de esta ensalada casi todos los días, para el almuerzo o la cena. Por supuesto, puedes añadir o quitar elementos para personalizarla a tu gusto. Yo suelo aliñarla con un simple chorrito de aceite de oliva para tomar una dosis de grasas saludables, pero también puedes probarla con uno de los aliños para ensalada de la página 326.

1. En un cuenco grande y poco hondo, colocar en capas la lechuga, las verduras y el queso, en ese orden. Poner encima el atún dividido en trozos.

2. Antes de servir, añadir por encima los frutos secos y las pipas, y rociar con el aceite de oliva.

Ensalada de espinacas con vinagreta de beicon tibio
1 ración

CALORÍAS: 335   GRASAS: 30 G
CARBOHIDRATOS: 9 G   PROTEÍNAS: 7 G

1 loncha de beicon frito crujiente
y 2 cucharadas de su grasa
1 cucharada (15 ml) de vinagre
balsámico
Sal y pimienta al gusto
2 tazas (56 g) de espinacas baby
crudas

⅛ de taza (20 g) de cebolla
roja cortada en rodajas
¼ de taza (20 g) de champiñones
fileteados
¼ de taza (40 g) de tomates
cherry cortados por la mitad

Esta sencilla ensalada es estupenda como comida ligera o para acompañar un jugoso filete en la cena.

1. Batir la grasa del beicon reservada y el vinagre balsámico para preparar el aliño. Probar y salpimentar si es necesario.

2. En un cuenco mediano, bañar las espinacas y la cebolla roja con el aliño hasta que queden bien cubiertas. Trasladarlas a una fuente de servir. Cubrir con el beicon desmenuzado, los champiñones y los tomates. Acabar con una pizca de pimienta negra recién molida.

Ensalada de col paleolítica

4 tazas aproximadamente como guarnición; ración por persona: 1 taza

CALORÍAS: 204   GRASAS: 20 G
CARBOHIDRATOS: 5 G   PROTEÍNAS: 1 G

¾ de taza (180 ml) de mahonesa Primal Kitchen (véase Nota, página 299) u otra mahonesa apta para la dieta paleolítica
¼ de taza (60 ml) de crema agria
2 cucharadas (30 ml) de vinagre de sidra
1 cucharadita (5 ml) de semillas de alcaravea
1 cucharadita (5 ml) de sal de apio
½ cucharadita (2 ml) de mostaza seca
1 col china cortada en trozos pequeños (4 o 5 tazas, unos 300 g)
3 zanahorias medianas ralladas
Sal y pimienta al gusto

La mayoría de las recetas de ensalada de col utilizan azúcar en el aliño, pero si prescindes de él obtendrás una maravillosa ensalada ácida que resulta saciante sin ser dulce. Además, así se nota el dulzor natural de las verduras.

1. Mezclar en un cuenco grande la mahonesa, la crema agria, el vinagre, las semillas de alcaravea, la sal de apio y la mostaza.

2. Añadir la col y las zanahorias al aliño y remover bien. Meter en la nevera al menos una hora. Probar y salpimentar antes de servir.

Fideos de calabacín con pesto de rúcula
4 raciones de acompañamiento

CALORÍAS: 492   GRASAS: 48 G
CARBOHIDRATOS: 10 G   PROTEÍNAS: 5 G

2 calabacines medianos cortados
   en forma de fideos
Sal kosher
2 tazas (75 g) de rúcula
¼ de taza (30 g) de nueces
   de macadamia
2 dientes de ajo troceados
½ aguacate pequeño

¼ de taza (60 ml) de queso
   pecorino desmenuzado
¼ de cucharadita (1 ml) de sal
¼ de cucharadita (1 ml)
   de pimienta negra
½ taza (120 ml) de aceite de
   oliva virgen extra
2 cucharadas (30 g) de mantequilla

Cuando hayas eliminado la pasta de tu dieta, invierte en un cortador de verduras en espiral. Si no tienes cortador en espiral, puedes cortar las verduras en juliana con un pelador especial. Esta receta se hace con fideos de calabacín, pero puedes elaborar fideos de nabo, colinabo o incluso boniato si un día quieres tomar más carbohidratos. Para convertir este plato en una comida completa, solo tienes que dorar 450 g de carne picada de pollo o pavo y ponerla encima.

1. Poner los fideos de calabacín en un colador grande, echarles sal abundante y dejar que reposen veinte minutos para que escurran el líquido. Este paso sirve para evitar que los fideos queden demasiado blandos.

2. Enjuagar los fideos bajo el agua del grifo. Agitar el colador para quitar el exceso de agua. Poner los fideos sobre un paño de cocina grande y limpio, enrollarlo y aplicar una suave presión para eliminar la humedad. Devolver los fideos al colador y meterlos en la nevera sin tapar.

3. Para elaborar el pesto, poner la rúcula, las nueces de macadamia y los ajos en un robot de cocina. Batir hasta que la mezcla parezca arena gruesa y rascar las paredes del cuenco si es necesario. Añadir el aguacate y el queso, junto con la sal y la pimienta, y mezclar durante quince segundos. Rascar las paredes del cuenco otra vez. Con el robot de cocina en marcha, añadir despacio el aceite de oliva.

4. Sacar los fideos de la nevera. Si todavía están húmedos, enrollarlos una vez más en un paño de cocina limpio. Fundir la mantequilla en una sartén grande y echar los fideos. Saltearlos durante un minuto, remover y saltearlos un minuto más. Retirarlos del fuego. Añadir el pesto y mezclar con suavidad. Servir enseguida o meter en la nevera y servir frío.

Col salteada con beicon
4 raciones de acompañamiento

CALORÍAS: 149	GRASAS: 5 G
CARBOHIDRATOS: 20 G	PROTEÍNAS: 8 G

1 col verde mediana
6 lonchas de beicon
  (sin azúcar añadido)
1 puerro grande con la parte
  blanca cortada en rodajas
½ taza (120 ml) de cebolla picada

3 dientes de ajo fileteados
2 cucharaditas (10 ml) de sal kosher
1 cucharadita (5 ml) de pimienta
  negra
½ cucharadita (2 ml) de pimentón
  dulce

Te he conquistado con la palabra «beicon», ¿a que sí?

1. Con un cuchillo muy afilado, partir la col en cuartos; eliminar el corazón. Cortar la col en tiras estrechas.

2. Con unas tijeras de cocina, cortar el beicon en trozos pequeños.

3. Calentar una sartén grande a fuego medio-alto. Poner el beicon y cocinarlo hasta que empiece a estar crujiente. Añadir el puerro y la cebolla. Saltear unos tres minutos, removiendo con frecuencia, hasta que las verduras estén doradas. Agregar los ajos y saltear un minuto más.

4. Incorporar la col, la sal, la pimienta y el pimentón. Remover y saltear unos diez minutos. Servir ahora o bajar el fuego, tapar y cocinar otros treinta minutos, removiendo de vez en cuando. La última opción da una col mucho más suave con más sabor a beicon.

Sushi vegetariano con arroz de coliflor
4 raciones de acompañamiento

CALORÍAS: 342　　GRASAS: 27 G
CARBOHIDRATOS: 23 G　PROTEÍNAS: 11 G

1 coliflor pequeña o ½ coliflor grande
1 cucharada (15 ml) de vinagre
　(véase Nota)
2 gotas de estevia líquida (opcional)
1 cucharada (15 ml) de alga dulse
　troceada (véase Nota)
Sal
6 espárragos

3 hojas de nori
¾ de taza (170 g) de queso
　para untar ablandado
1 aguacate maduro cortado
　en rodajas finas
1 remolacha pequeña cruda,
　pelada y cortada en trozos
3 rabanitos cortados en trozos

SALSA PARA UNTAR
¼ de taza (60 ml) de tamari
　(salsa de soja sin gluten)
2 cucharadas (30 ml) de salsa de
　falso cacahuete (página 324)
　o mantequilla de almendras
　crudas más ½ cucharadita
　(2 ml) de zumo de lima

⅛ de cucharadita (0,5 ml)
　de pimiento rojo troceado

Estos rollitos son un plato perfecto para llevar a una fiesta donde no esperas que haya muchas opciones aptas para la dieta Keto. ¡Prepara muchos para compartir o no te dejarán probarlos! La receta requiere dulse, un tipo de alga seca con sabor parecido al del beicon y fácil de encontrar en internet.

Con estos rollitos podrás envolver casi todo tipo de verduras. Para esta receta he escogido algunas de mis variedades favoritas. Las remolachas le dan al arroz un bonito tono rosado.

1. Preparar el arroz de coliflor según la opción 2 de la página 374. Mezclar el vinagre y la estevia en un cuenco pequeño y añadirlos al arroz cuando aún esté tibio. Incorporar el alga dulse. Probar y añadir sal si se desea. Poner el arroz en un colador metálico grande, encima de un cuenco, y dejar que se enfríe, removiendo a menudo con un tenedor para evitar que se pegue. Puede que escurra líquido y puede que no.

2. Batir con un tenedor en un cuenco pequeño los ingredientes de la salsa para untar.

3. Quitar la parte dura de los espárragos y cocer al vapor durante cuatro minutos (puede utilizarse la misma agua y la olla que se hayan usado para la coliflor). Tienen que quedar un poco crujientes.

4. Colocar una hoja de nori sobre una esterilla de bambú con la parte brillante hacia abajo (si no se tiene esterilla, utilizar papel de horno o film plástico). Extender con mucha suavidad y en una capa delgada ¼ de taza (60 g) de queso para untar sobre la hoja de nori, dejando al menos 2,5 cm de espacio arriba y abajo. Cubrir toda la extensión de izquierda a derecha.

5. Añadir ¾ de taza (175 ml) de arroz de coliflor y cubrir la hoja de nori con una capa uniforme, dejando el espacio de 2,5 cm arriba y abajo. Si la capa de arroz es demasiado gruesa, retirar un par de cucharadas y volver a alisarla.

6. Añadir la tercera parte de los espárragos, el aguacate, la remolacha y los rabanitos, de izquierda a derecha. Si es necesario, cortar los espárragos para que queden bien.

7. Humedecer la parte superior de la hoja de nori. Empezar por la parte inferior y enrollar formando un rollo muy apretado sin romper la hoja de nori. Al llegar a la parte superior, apretar suavemente la unión con los dedos húmedos para sellar. Colocar el rollo con la unión hacia abajo en una tabla de cortar de madera. Montar los otros dos rollos de la misma forma.

8. Cortar los rollos en trozos con un cuchillo afilado. Servir con la salsa para untar.

NOTA: Si tienes vinagre de coco en la despensa, utilízalo aquí. También puedes usar vinagre de arroz, pero asegúrate de que no lleve azúcar añadido, o utiliza vinagre de sidra.

Si no tienes alga dulse a mano, puedes sustituirla por otro tipo de alga seca o por un condimento para ensaladas a base de algas, o bien añadir media cucharadita de sal.

Arroz de coliflor
4 raciones de acompañamiento

CALORÍAS: 53   GRASAS: 0 G
CARBOHIDRATOS: 10 G   PROTEÍNAS: 4 G

1 coliflor pequeña

Si adoptas la dieta paleolítica o Keto, has de aprender a hacer arroz de coliflor. Es ideal para sustituir el arroz blanco o integral (hasta puedes elaborar sushi con él; véase la página 372). Existen muchas formas de prepararlo. Descubre cuál te gusta más.

Opción 1: Empezar preparando el arroz de coliflor en un robot de cocina antes de cocinarlo. Para ello, puede utilizarse la hoja de desmenuzar o, si se trabaja poca cantidad, una hoja de cortar. Para conseguir trozos más consistentes y parecidos al arroz, utilizar ambas hojas.

1. Cortar la coliflor cruda en floretes. Colocar la hoja de desmenuzar en el robot de cocina y desmenuzar la coliflor. Trasladarla a un cuenco.

2. Reemplazar la hoja de desmenuzar por la hoja de cortar. Trabajando en pequeñas cantidades, pulsar el interruptor varias veces para reducir el tamaño de los trozos de coliflor desmenuzada.

3. Cocinar según las indicaciones si se sigue una receta concreta. Para preparar arroz blanco, saltear la coliflor en una sartén grande o extenderla en la placa del horno y cocinarla durante unos minutos bajo el grill hasta que quede tostada. Condimentar al gusto.

Opción 2: Primero cocer la coliflor al vapor y luego preparar el arroz. Esta opción es más limpia que la otra, pero el arroz no adquiere tanto sabor al cocinarlo. Puede cortarse la coliflor en floretes primero o, si se prefiere ensuciar menos, cocer la coliflor al vapor entera.

1. Poner una cesta para cocinar al vapor en una olla grande con 3-5 cm de agua en el fondo. Llevar a ebullición. Poner la coliflor en la cesta, tapar la olla y cocer de tres a cinco minutos, hasta que se note tierna al pincharla con un tenedor. No tiene que quedar demasiado blanda.

2. Retirar la coliflor de la cesta. Dejar que se enfríe unos minutos. Cortarla en floretes y triturarlos en un robot de cocina con la hoja de cortar hasta que la coliflor adquiera una consistencia similar a la del arroz. Si no se tiene robot de cocina, picar la coliflor con un cuchillo. Condimentar al gusto.

Opción 3: Si no se tiene robot de cocina, puede utilizarse un rallador de caja para rallar la coliflor cruda. Hay que tener en cuenta que esta opción ensucia mucho, pero el producto acabado tendrá la textura correcta. Cocinar como se describe en la Opción 1.

Falsos macarrones con gorgonzola
6 raciones de acompañamiento

CALORÍAS: 407	GRASAS: 34 G
CARBOHIDRATOS: 9 G	PROTEÍNAS: 17 G

110 g de queso para untar,
  a temperatura ambiente
4 huevos grandes ligeramente batidos
½ taza (120 ml) de nata espesa
1 taza (90 g) de queso gorgonzola
  desmenuzado

1 taza (90 g) de queso cheddar
  desmenuzado
1 cucharadita (5 ml) de sal
1 cucharadita (5 ml) de pimienta negra
4 tazas (1 kg) de calabaza espagueti
  cocida

La calabaza espagueti puede utilizarse de infinitas formas en la cocina italiana o tailandesa para sustituir los espaguetis o fideos. La manera más sencilla de cocinarla es en una olla a presión eléctrica Instant Pot o similar, aunque también puede hornearse o cocerse al vapor. De cualquier modo, resulta deliciosa. Cuando esté hecha, utiliza un tenedor para formar tiras, que podrás emplear como si fueran pasta.

1. Precalentar el horno a 180 °C.

2. Poner el queso para untar en un cuenco de vidrio y ablandarlo en el microondas a potencia máxima en ciclos de diez segundos. Añadir los huevos y la nata. Batirlo todo junto. Añadir el gorgonzola y media taza de queso cheddar, más la sal y la pimienta. Mezclar bien.

3. Si la calabaza está muy húmeda, ponerla en un colador metálico y presionarla suavemente con una cuchara de madera para escurrir la humedad que quede o colocarla sobre un paño de cocina limpio, enrollar el paño y presionar con cuidado.

4. Añadir la calabaza a la mezcla de quesos y remover muy bien.

5. Trasladarlo todo a una olla de hierro, alisar la parte superior y espolvorear con el resto del queso.

6. Hornear cuarenta minutos o hasta que la calabaza forme burbujas. Dejar que la olla se enfríe unos diez minutos antes de servir.

Ensalada de kale masajeado con queso de cabra
6 raciones de acompañamiento

CALORÍAS: 402	GRASAS: 35 G
CARBOHIDRATOS: 9 G	PROTEÍNAS: 15 G

1 manojo de kale rizado
  (verde o morado)
1 limón mediano
1 cucharadita (5 ml) de sal kosher
3 cucharadas (45 ml) de aceite
  de oliva virgen extra
1 cucharada (15 ml) de aceite
  de nueces

1 cucharada (15 ml) de vinagre
  balsámico
Pimienta negra recién molida
320 g de queso de cabra
  desmenuzado
½ taza (60 g) de piñones crudos
1 aguacate grande cortado
  en cubos

¿Ya masajeas tu kale? Si no es así, estás tardando. Masajear el kale crudo ayuda a romper las hojas, reduciendo su dureza y sabor amargo. Ponte guantes si tienes algún corte en las manos. De lo contrario, ¡el zumo de limón y la sal te harán ver las estrellas!

1. Con un cuchillo afilado, retirar el tallo grueso de cada hoja de kale. Cortar o romper las hojas en trozos pequeños del tamaño de un bocado y ponerlas en un cuenco grande. Exprimir el zumo de limón encima del kale y añadir la sal. Masajear el kale con ambas manos estrujándolo, amasándolo y haciéndolo rodar. Hacerlo durante un minuto más o menos. ¡Hay que ser agresivo! El kale no va a quejarse.

2. En un frasco pequeño con tapa, mezclar los dos aceites, el vinagre y un poco de pimienta recién molida. Tapar y agitar bien.

3. Verter el aliño sobre el kale y remover. Añadir el queso de cabra y remover de nuevo.

4. Calentar a fuego medio-bajo una sartén pequeña. Añadir los piñones a la sartén sin aceite y tostarlos, removiendo con frecuencia, hasta que estén ligeramente dorados.

5. Añadir los piñones templados a la ensalada y mezclar bien. Los piñones fundirán un poco el queso de cabra. Poner el aguacate por encima y servir.

Deliciosa ensalada de hierbas con aliño de tahini

4 raciones de acompañamiento

CALORÍAS: 333   GRASAS: 29 G

CARBOHIDRATOS: 12 G   PROTEÍNAS: 6 G

ALIÑO DE TAHINI

¼ de taza (60 ml) de tahini

¼ de taza (60 ml) de aceite de oliva virgen extra

2 cucharadas (30 ml) de tamari (salsa de soja sin gluten)

2 cucharadas (30 ml) de zumo de limón

1 diente de ajo prensado o fileteado

¼ de cucharadita (1 ml) de jengibre molido

ENSALADA

½ taza (75 g) de cilantro fresco

½ taza (75 g) de perejil fresco

1 bolsa pequeña (340 g) de ensalada de brócoli

2 tazas (40 g) de rúcula

1 aguacate cortado en cubos

El tahini es una pasta elaborada con semillas de sésamo. Es un producto básico de la cocina de Oriente Próximo y también es popular en otras muchas cocinas regionales. Puedes montar esta sabrosa ensalada en un abrir y cerrar de ojos si compras las verduras cortadas en el supermercado, pero también puedes cortarlas en casa si tienes un robot de cocina. Es una forma fantástica de aprovechar los tallos de brócoli. Añade una zanahoria pequeña y unos rabanitos, y listo.

1. En primer lugar, preparar el aliño mezclando todos los ingredientes en una batidora de vaso o un robot de cocina. Ir añadiendo agua templada hasta que el aliño adquiera la consistencia deseada, espesa pero fluida.

2. Picar juntos el cilantro y el perejil. En un cuenco grande, mezclar las hierbas con la ensalada de brócoli.

3. Verter el aliño y remover bien. Mezclar suavemente con la rúcula, cubrir con el aguacate y servir enseguida.

Gratén de brócoli y coliflor con queso
4 raciones de acompañamiento

CALORÍAS: 461   GRASAS: 37 G
CARBOHIDRATOS: 12 G   PROTEÍNAS: 20 G

4 tazas (600 g) de brócoli cortado
en floretes
4 tazas (600 g) de coliflor cortada
en floretes
2 cucharadas (30 g) de mantequilla
1 taza (250 ml) de crema agria
1 taza (250 ml) de queso gruyer
rallado
1 cucharada (15 ml) de mostaza
de Dijon

1 cucharada (15 ml) de tomillo seco
1 cucharadita (5 ml) de sal kosher
1 cucharadita (5 ml) de pimienta
negra
½ taza (45 g) de queso parmesano
rallado
2 tazas (180 g) de cortezas de cerdo
machacadas

Muchas recetas al gratén llevan una capa crujiente de pan rallado que, por supuesto, no es apta para la dieta Keto. Este plato contiene un ingrediente sorpresa para conseguir la textura crujiente sin los carbohidratos.

1. Precalentar el horno a 190 °C.

2. Cortar los floretes de brócoli y coliflor en trozos más pequeños. Fundir la mantequilla a fuego medio-alto en una sartén. Añadir el brócoli y la coliflor. Saltearlos sin remover unos dos minutos. Mezclar y saltearlos sin remover otro par de minutos. Cuando empiecen a dorarse, retirar del fuego.

3. En un cuenco mediano, mezclar la crema agria, el gruyer, la mostaza, el tomillo, la sal y la pimienta. Incorporar las verduras. Trasladar la mezcla a una fuente para horno y espolvorear con el parmesano.

4. Hornear durante veinte minutos. Sacar la fuente del horno y echar por encima las cortezas de cerdo formando una capa homogénea. Volver a meter el gratén en el horno y cocinar de diez a quince minutos más, hasta que la parte superior esté crujiente y se formen burbujas en los bordes.

Gratén de judías verdes
8 raciones de acompañamiento

CALORÍAS: 334   GRASAS: 23 G
CARBOHIDRATOS: 8 G   PROTEÍNAS: 24 G

1 cebolla mediana
4 cucharadas (60 ml) de aceite de coco
700 g de carne picada de vacuno
1 diente de ajo
1 cucharadita (5 ml) de sal
½ cucharadita (2 ml) de
  pimienta negra
450 g de judías verdes congeladas,
  descongeladas y escurridas
3 cucharadas (45 g) de mantequilla

2 tazas (300 g) de champiñones
  portobello fileteados
¾ de taza (180 ml) de caldo de pollo,
  a ser posible casero (véase
  página 321)
½ taza (120 ml) de leche de coco
½ taza (120 ml) de crema agria
1 cucharada (15 ml) de arrurruz en
  polvo o almidón de tapioca,
  si es necesario

Esta es una versión más saludable del tradicional plato de acompañamiento de Acción de Gracias elaborado con sopa en lata y cebollas fritas en conserva. Si quieres prepararla sin productos lácteos, prescinde de la crema agria y duplica la cantidad de leche de coco.

1. Precalentar el horno a 180 °C.

2. Partir la cebolla por la mitad y cortar esa mitad en dados (la otra mitad se utilizará más tarde). Calentar a fuego medio-alto dos cucharadas (30 ml) de aceite de coco en una sartén grande. Añadir la cebolla en dados a la sartén y saltearla unos tres minutos, hasta que esté tierna. Incorporar la carne picada de vacuno y dorarla unos cinco minutos.

3. Despejar un pequeño espacio en el centro de la sartén y saltear el ajo durante un minuto. Mezclar el ajo con la carne y añadir la mitad de la sal y la pimienta. Echar las judías verdes y trasladarlo todo a un cuenco grande.

4. Bajar un poco el fuego. En la misma sartén, fundir dos cucharadas (30 ml) de la mantequilla. Añadir los champiñones y saltearlos unos cinco minutos, hasta que estén tiernos. Condimentar con el resto de la sal y la pimienta.

5. Volver a subir un poco el fuego. Desglasar la sartén con media taza (120 ml) de caldo de pollo. Incorporar el resto del caldo removiendo y llevar a ebullición suave. Añadir la leche de coco y la crema agria batiendo con un tenedor. Bajar el fuego. Hervir despacio durante cinco minutos. Si la salsa sigue siendo muy clara, sacar media taza, ponerla en

un cuenco, incorporar el arrurruz en polvo y devolver la mezcla despacio a la sartén.

6. Verter la salsa de setas sobre la carne y las judías verdes. Remover para mezclar bien. Trasladarlo todo a una fuente para horno y hornear durante cuarenta y cinco minutos o hasta que burbujee.

7. Mientras el gratén está en el horno, cortar en rodajas finas la otra mitad de la cebolla. Calentar la cucharada restante de mantequilla en una sartén limpia. Echar la cebolla en la mantequilla y no remover durante un minuto. Remover despacio y saltear durante un minuto más. Seguir así hasta que esté dorada.

8. Cuando el gratén salga de horno, echar por encima las cebollas fritas.

Coles de Bruselas asadas
4 raciones de acompañamiento

CALORÍAS: 235	GRASAS: 20 G
CARBOHIDRATOS: 4 G	PROTEÍNAS: 8 G

450 g de coles de Bruselas lavadas y cortadas

2 cucharadas (30 ml) de grasa de beicon derretida (o aceite de aguacate si no se tiene)

1 cucharada (15 ml) de vinagre balsámico

1 cucharadita (5 ml) de sal kosher

3 cucharadas (45 g) de mantequilla

2 dientes de ajo fileteados

1 taza (90 g) de queso parmesano desmenuzado

Muchas personas creen que no les gustan las coles de Bruselas, pero seguramente es porque solo las han probado hervidas o al vapor. La mejor forma de comerlas es asadas. Al seleccionarlas, intenta comprarlas de un tamaño similar para que se asen por igual.

1. Precalentar el horno a 220 °C. Si las coles son muy grandes, cortarlas por la mitad.

2. Mezclar las coles de Bruselas con la grasa de beicon y el vinagre. Extenderlas en la placa del horno y sazonarlas.

3. Asarlas durante veinte minutos, remover y asarlas durante diez minutos más. Si no están bien doradas, dejarlas cinco minutos más y comprobar de nuevo.

4. Fundir la mantequilla en un cazo. Añadir el ajo y saltearlo un par de minutos hasta que esté tierno. Poner las coles asadas en un cuenco grande. Echar por encima la mantequilla con ajo y añadir el parmesano. Remover bien y servir calientes.

Espárragos envueltos en jamón serrano
4 raciones de acompañamiento

(CON PARMESANO)

CALORÍAS: 191	GRASAS: 10 G
CARBOHIDRATOS: 7 G	PROTEÍNAS: 20 G

1 cucharadita (5 ml) de aceite
  de aguacate
1 manojo de espárragos
  (unos 450 g)
110 g de jamón serrano

Pimienta negra recién molida
Sal al gusto
1 taza (90 g) de queso parmesano
  desmenuzado (opcional)

Este plato gusta a todo el mundo y es muy fácil de preparar. Acompaña de maravilla unos huevos escalfados con salmón o un filete.

1. Engrasar ligeramente una fuente de horno con el aceite de aguacate. Retirar los extremos duros de los espárragos y cortar las puntas más o menos de la misma longitud. Cortar las lonchas de jamón por la mitad a lo largo formando unas tiras alargadas.

2. Sujetar juntos dos o tres espárragos, según el grosor. Dejar que sobresalgan solo las puntas y envolverlos en diagonal con una tira de jamón muy apretada. Procurar no desgarrar el jamón; si eso ocurre, superponer los extremos y seguir envolviendo. Poner los rollitos de espárragos en la fuente de horno.

3. Precalentar el grill y colocar la rejilla del horno a unos 10 cm del calor. Salpimentar los espárragos y ponerlos bajo el grill. El jamón estará crujiente al cabo de unos dos minutos. Darles la vuelta a los rollitos y dorarlos por el otro lado durante un minuto más.

4. Sacarlos del horno y espolvorearlos con queso parmesano, si se desea. Dejar que se enfríen durante un par de minutos. Pueden servirse templados o a temperatura ambiente.

Ensalada César con anchoas y panceta
2 raciones de acompañamiento

CALORÍAS: 602	GRASAS: 53 G
CARBOHIDRATOS: 5 G	PROTEÍNAS: 28 G

1 yema de huevo a temperatura ambiente

2 dientes de ajo picados

2 cucharaditas (10 ml) de mostaza de Dijon

El zumo de 1 limón grande a temperatura ambiente

1 cucharadita (5 ml) de sal kosher

½ cucharadita (2 ml) de pimienta negra recién molida, o más si es necesario

1 lata (60 g) de anchoas en aceite de oliva

1 taza (250 ml) de aceite de oliva virgen extra

1 taza (90 g) de queso parmesano rallado (véase Nota)

1 cucharadita (5 g) de mantequilla

165 g de panceta cortada en dados

4 tazas (unos 400 g) de lechuga romana picada

El aliño César comercial suele estar hecho con aceites inaceptables, pero, por suerte, es fácil prepararlo en casa. Esta ensalada también resulta deliciosa como plato principal si le añadimos pollo asado, carne a la plancha o gambas.

1. En una batidora de vaso, echar la yema de huevo, los ajos, la mostaza, el zumo de limón, la sal, la pimienta, la mitad de las anchoas y ¼ de taza de aceite. Batir durante diez segundos. Con la batidora a potencia baja, verter el resto del aceite poco a poco para emulsionar el aliño. Añadir media taza de queso parmesano y pulsar el interruptor varias veces.

2. Fundir la mantequilla en una sartén pequeña y saltear la panceta hasta que esté crujiente.

3. Mezclar la lechuga con media taza del aliño. Cortar en trozos el resto de las anchoas y colocarlos encima. Incorporar la panceta crujiente. Cubrir con chips de parmesano (véase Nota) o con el resto del parmesano rallado y un poco más de pimienta recién molida. Si se desea, se puede rociar con más aliño.

NOTA: Si quieres, prepara en un momento unos cuantos chips de parmesano (página 392) para utilizarlos como «picatostes» sobre la ensalada.

Romanesco asado
6 raciones de acompañamiento

CALORÍAS: 148	GRASAS: 15 G
CARBOHIDRATOS: 4 G	PROTEÍNAS: 1 G

1 romanesco grande o 2 medianos   Sal
6 cucharadas (90 g) de mantequilla   Pimienta negra recién molida
   fundida

Este plato sencillo y elegante resulta perfecto para resaltar el delicado sabor del romanesco. Por si no lo conoces, es una variedad verde de coliflor con puntas. Si lo miras de cerca, verás que los piquitos son estructuras naturales de tipo fractal. Está en los mercados durante el otoño y el invierno.

1. Cortar el tallo inferior del romanesco sin separar los floretes. Poner una cesta para cocinar al vapor en una olla grande con 5 cm de agua. Llevar a ebullición, poner el romanesco en la cesta, tapar y cocer al vapor durante ocho minutos.

2. Precalentar el horno a 200 °C.

3. Poner el romanesco en una olla o sartén de hierro con la parte del tallo hacia abajo. Verter la mantequilla fundida por encima y usar un pincel de silicona para cubrir bien toda la superficie. Salpimentar.

4. Asar el romanesco durante veinte minutos. Comprobar el grado de cocción pinchándolo con un cuchillo. Estará hecho si la punta penetra en el centro con facilidad. Si no es así, pintar con la mantequilla del fondo del recipiente y volver a meterlo en el horno. Comprobar de nuevo el grado de cocción al cabo de otros cinco minutos.

5. Trasladar el romanesco a una fuente, ponerle por encima la mantequilla fundida que quede en el recipiente y servir.

Calabaza espagueti «Pad Thai»
2 raciones de acompañamiento

CALORÍAS: **685**	GRASAS: **53** G
CARBOHIDRATOS: **30** G	PROTEÍNAS: **22** G

1 cucharada (15 g) de mantequilla
2 huevos grandes
1 cucharada (15 g) de aceite de coco
1 taza (150 g) de tirabeques
½ cucharada (75 ml) de tamari (salsa de soja sin gluten)

2 tazas (500 g) de calabaza espagueti cocida
½ taza (120 ml) de salsa de falso cacahuete (página 324)
½ taza (120 ml) de brotes de soja
¼ de taza (30 g) de almendras crudas picadas

Suelo tener en la nevera calabaza espagueti cocida y salsa de falso cacahuete porque las utilizo de muchas formas distintas. Esta receta es más alta en carbohidratos, así que me gusta disfrutarla los días de mucha actividad.

1. En un wok o sartén grande, fundir la mantequilla. Cascar los huevos en el wok caliente y revolverlos rápidamente. Pasarlos a un cuenco pequeño.

2. Poner en el wok el aceite de coco y los tirabeques. Saltear un minuto. Añadir el tamari, remover y poner en otro cuenco.

3. Agregar la calabaza espagueti y saltearla hasta templarla. Añadir la salsa de falso cacahuete y cocinar hasta que esté caliente. Devolver los tirabeques al wok y remover.

4. Repartir la mezcla en dos cuencos de servir. Poner encima los huevos revueltos, los brotes de soja y las almendras crudas. Servir caliente.

Aguacates al horno, dos modalidades
4 raciones de acompañamiento

RECETA BÁSICA DE AGUACATES AL HORNO

CALORÍAS: 194	GRASAS: 16 G
CARBOHIDRATOS: 6 G	PROTEÍNAS: 8 G

2 aguacates grandes maduros
4 huevos medianos
½ cucharadita (2 ml) de sal kosher
   o tahini (véase Nota, página 299)

¼ de cucharadita (1 ml) de pimienta
   negra

El aguacate no se usa solo en el guacamole y las ensaladas. Si lo preparas al horno, descubrirás una faceta totalmente nueva de este fruto.

1. Precalentar el horno a 220 °C. Cortar los aguacates por la mitad a lo largo y quitar los huesos. Con una cuchara, retirar un poco de aguacate de cada mitad para formar un cuenco.

2. Poner los aguacates en una fuente de horno. Si ruedan hacia un lado, crear unos soportes enrollando trozos de papel de aluminio.

3. Cascar un huevo en cada mitad, tratando de no romper la yema. Salpimentar. Hornear de quince a veinte minutos, o hasta que los huevos estén hechos al gusto. Servir caliente.

Receta avanzada de aguacates al horno
4 raciones de acompañamiento

CALORÍAS: **269**   GRASAS: **23** G
CARBOHIDRATOS: **7** G   PROTEÍNAS: **12** G

2 aguacates grandes maduros
2 huevos medianos
1 cucharada (15 ml) de nata espesa
2 lonchas de beicon, cocinado hasta
    quedar crujiente
½ cucharadita (2 ml) de sal kosher
¼ de cucharadita (1 ml) de pimienta
    negra
¾ de taza (65 g) de queso parmesano
    desmenuzado

1. Precalentar el horno a 220 °C. Cortar los aguacates por la mitad a lo largo y quitar los huesos. Con una cuchara, retirar un poco de aguacate de cada mitad para formar un cuenco.

2. Poner los aguacates en una fuente de horno. Si ruedan hacia un lado, crear unos soportes enrollando trozos de papel de aluminio.

3. Batir los huevos con la nata. Añadir el beicon desmenuzado, sal y pimienta. Poner la mezcla de huevo dentro de los aguacates con una cuchara.

4. Hornear unos doce minutos o hasta que cuaje el huevo. Sacar los aguacates del horno y espolvorearlos con el queso. Hornear cinco minutos más para dorar ligeramente la parte superior.

Alcachofas al limón con alioli en olla a presión
2 raciones de acompañamiento

CALORÍAS: 257   GRASAS: 17 G
CARBOHIDRATOS: 21 G   PROTEÍNAS: 5 G

2 limones
4 dientes de ajo prensados o
  fileteados
½ taza (120 ml) de mahonesa Primal
  Kitchen (véase Nota, página 299)
  u otra mahonesa apta para la
  dieta paleolítica

Sal y pimienta
3 alcachofas pequeñas o 2 medianas
  (unos 225 g)
2 cucharadas (30 g) de mantequilla
  fundida

Las alcachofas al horno resultan deliciosas, pero en verano prefiero utilizar la olla a presión eléctrica para no generar demasiado calor en la cocina. Sirve estas alcachofas con el alioli o solo con mantequilla fundida para untar.

1. Rallar la piel de uno de los limones y exprimirlo (reservando el limón). En un cuenco pequeño, mezclar la ralladura y el zumo con media cucharadita de ajo y la mahonesa. Probar y salpimentar. Meter la mezcla en la nevera hasta el momento de usarla.

2. Cortar los tallos de las alcachofas y eliminar las hojas exteriores. Cortar las puntas de las hojas visibles con unas tijeras de cocina. Lavar las alcachofas bajo el agua del grifo, separando con cuidado las hojas. Sacudirlas para eliminar el exceso de agua y exprimir el otro limón sobre los cortes.

3. Poner una cesta para cocinar al vapor en la olla a presión con una taza de agua y los limones exprimidos en el fondo. Colocar las alcachofas verticalmente en la cesta. Meter el resto del ajo fileteado entre las hojas. Echar la mantequilla fundida por encima y salpimentar.

4. Tapar y cocer a presión alta durante treinta minutos con la función «Manual» si se utiliza una olla a presión eléctrica (si las alcachofas son muy pequeñas, cocer durante veinte minutos). Dejar que salga el vapor durante diez minutos y abrir. Probar; si la alcachofa está dura, volver a tapar, esperar a que vuelva a hervir y cocer durante diez minutos más. Liberar la presión y servir con el alioli.

Ensalada de brócoli con crema de anacardos
6 raciones de acompañamiento

CALORÍAS: **290** GRASAS: **21** G
CARBOHIDRATOS: **14** G PROTEÍNAS: **14** G

6 tazas (900 g) de brócoli cortado en floretes
1 porción de crema de anacardos básica (véase receta a continuación)
1 cucharada (15 ml) de vinagre de sidra
¼ de cucharadita (1 ml) de pimienta negra
Edulcorante apto para la dieta Keto, al gusto (opcional; véase Nota en la página 390)

Sal al gusto
6 lonchas de beicon cortado grueso, cocinado hasta quedar crujiente
½ cebolla roja cortada en dados pequeños
110 g de queso cheddar cortado en cubos pequeños (1 taza)
¾ de taza (85 g) de almendras fileteadas (u otro fruto seco o semilla, al gusto)

Esta receta ofrece una alternativa a la ensalada de brócoli tradicional. Como no tiene huevo y puede prepararse sin productos lácteos si se prescinde del queso, es una opción fantástica para las personas con sensibilidades alimentarias especiales.

1. Si los floretes del brócoli son muy grandes, cortarlos por la mitad. Llevar a ebullición una olla grande de agua. Hervir el brócoli durante un minuto y trasladarlo a un recipiente lleno de agua con hielo. Escurrir el brócoli en un colador y sacudirlo para eliminar el exceso de agua.

2. Preparar el aliño mezclando en un cuenco grande la crema de anacardos, el vinagre y la pimienta. Probar y añadir edulcorante si se desea. Probar de nuevo y añadir sal si es necesario.

3. Poner en un cuenco el brócoli, el beicon, la cebolla y el queso. Añadir el aliño; remover para cubrirlo todo muy bien. Meter en la nevera durante al menos una hora. Esparcir las almendras por encima justo antes de servir.

Crema de anacardos básica
¼ de taza

CALORÍAS: 143	GRASAS: 11 G
CARBOHIDRATOS: 7 G	PROTEÍNAS: 5 G

1 taza (150 g) de anacardos crudos
½ taza (120 ml) de agua filtrada,
    más una cantidad adicional para
    el remojo
¼ de cucharadita (1 ml) de sal

1. Poner los anacardos en remojo en agua caliente durante al menos cuatro horas o toda la noche.

2. Escurrir y aclarar los anacardos. Ponerlos en una batidora de vaso con el agua filtrada y la sal. Batir hasta que la mezcla adquiera una textura muy homogénea, rascando las paredes de vez en cuando. Esta operación puede durar varios minutos. Si la mezcla queda demasiado espesa, añadir hasta ¼ de taza (60 ml) de agua, de cucharada en cucharada.

3. Si no va a utilizarse enseguida, puede conservarse hasta una semana en la nevera, en un recipiente hermético.

NOTA: La crema de anacardos posee su propio dulzor delicado, pero puede que quienes deseen preparar una ensalada de brócoli de sabor más tradicional quieran realzarlo un poco. Sugiero empezar con una cucharada (15 ml) de eritritol o una cantidad equivalente del edulcorante de tu elección y añadir más si se desea.

Espinacas a la crema
4 raciones de acompañamiento

CALORÍAS: 292   GRASAS: 21 G
CARBOHIDRATOS: 11 G   PROTEÍNAS: 15 G

900 g de espinacas frescas
2 cucharadas (30 g) de mantequilla
   o *ghee* (mantequilla clarificada)
1 chalota pequeña cortada en
   rodajas finas
el zumo de ½ limón

½ taza (120 ml) de nata espesa
1 cucharadita (5 ml) de sal
½ cucharadita (2 ml) de pimienta negra
¼ de cucharadita (1 ml) de nuez
   moscada molida
1 taza (90 g) de queso gruyer rallado

Este plato acompaña muy bien un jugoso filete. También puedes duplicar las cantidades y servirlo como plato de acompañamiento festivo. Para preparar una versión más ligera y sin productos lácteos, sustituye la nata espesa por leche de coco entera y prescinde del queso.

1. Llevar a ebullición una olla grande de agua. Echar las espinacas en el agua hirviendo y hervir durante unos dos minutos, hasta que se ablanden. Poner las espinacas en un colador grande y apretarlas con una cuchara de madera para eliminar el exceso de agua.

2. Trasladar las espinacas a una tabla de cortar y picarlas. Ponerlas sobre un paño de cocina limpio o un plato cubierto con varias capas de papel de cocina y dejar que se escurran.

3. Fundir la mantequilla a fuego medio en una sartén y freír la chalota durante tres minutos. Añadir el zumo de limón y saltear otro minuto. Incorporar la nata batiendo con un tenedor y condimentar con sal, pimienta y nuez moscada. Cocinar sin dejar de remover hasta que espese la salsa.

4. Estrujar las espinacas y añadirlas a la sartén junto con el queso. Mezclar. Cocinar hasta que se funda el queso. Probar y rectificar de sal y pimienta.

Tentempiés y postres

Chips de parmesano
25 chips aproximadamente; ración por persona: 5 chips

CALORÍAS: 169	GRASAS: 11 G
CARBOHIDRATOS: 6 G	PROTEÍNAS: 11 G

2 tazas (200 g) de queso parmesano
  rallado

Estas galletas son estupendas para preparar un aperitivo rápido. Además, puedes personalizarlas a tu gusto espolvoreándolas con distintas hierbas y especias antes de meterlas en el horno. El parmesano va muy bien porque no resulta graso cuando se funde, aunque puedes experimentar con otros quesos.

Calentar el horno a 200 °C. Cubrir una fuente con una hoja de silicona o con papel de horno. Poner una cucharada abundante de queso y aplanarla ligeramente. Repetir la operación con el resto del queso, dejando un espacio de unos 2,5 cm entre los chips. Hornear de tres a cinco minutos, hasta que queden crujientes.

Caprichos de chocolate negro y nueces
2 tazas aproximadamente; ración por persona: ⅓ de taza

CALORÍAS: 305	GRASAS: 27 G
CARBOHIDRATOS: 9 G	PROTEÍNAS: 7 G

1 tableta de 100 g de chocolate negro
1 ½ tazas (180 g) de nueces peladas
6 cucharadas (30 g) de copos de
  coco (véase Nota) (opcional)

Esta combinación resulta deliciosa. Si tienes a mano una bolsa de este tentempié, puedes saltarte una comida sin ningún problema. También es fantástico para los viajes, pero solo con temperaturas bajas; no es una buena opción si tienes que dejarlo en el coche en pleno verano. Puedes utilizar cualquier tableta de chocolate con un 85 por ciento de cacao o más y una buena proporción de grasas y carbohidratos. Lee las etiquetas, porque hay tabletas de chocolate negro con alto contenido en cacao que contienen niveles inaceptables de carbohidratos.

1. Partir la tableta sin sacarla del envoltorio y meter los trozos en una bolsa de plástico con cremallera. Añadir las nueces y agitar.

2. Si se desea, añadir también los copos de coco.

NOTA: Procura comprar copos de coco de buena calidad. Ten en cuenta que, si pones el coco, añadirás una cantidad aproximada de 37 calorías, 3 gramos de grasas, 1 gramo de carbohidratos y menos de 1 gramo de proteínas por cada ración.

Pinchos de antipasto
8 pinchos; ración por persona: 1 pincho

CALORÍAS: 200   GRASAS: 15 G
CARBOHIDRATOS: 4 G   PROTEÍNAS: 11 G

230 g de mozzarella entera fresca
16 hojas de albahaca fresca
16 lonchas de salami (110 g)
16 lonchas de coppa u otra carne
    curada como el jamón serrano
    (110 g)
8 corazones de alcachofa envasados
    en agua (225 g)

¼ de taza (60 ml) de vinagreta
    elaborada con aceite de oliva
    o aceite de aguacate y vinagre
    de sidra
Sal en copos
Pimienta negra recién molida

Compra unos cuantos palillos de cóctel extralargos para preparar esta receta. Si quieres hacer más brochetas, solo tienes que multiplicar los ingredientes. Puedes acompañarlos con la vinagreta perfecta (página 326).

1. Cortar la mozzarella en dieciséis trozos.

2. Pinchar dos pedazos de mozzarella, dos hojas de albahaca, dos lonchas de salami y de coppa y un corazón de alcachofa en cada palillo. Doblar las hojas de albahaca por la mitad y el salami y la coppa en cuatro trozos (o más, según el tamaño) antes de pincharlos.

3. Poner los pinchos en un platito llano y rociarlos con el aliño. Darles la vuelta para que queden bien cubiertos. A ser posible, dejarlos marinar durante al menos treinta minutos. Antes de servir, espolvorear ligeramente con sal en copos y con la pimienta.

Bocaditos de pizza
12 bocaditos de pizza; ración por persona: 3 bocaditos de pizza

CALORÍAS: 193   GRASAS: 15 G
CARBOHIDRATOS: 2 G   PROTEÍNAS: 11 G

12 rodajas grandes de salami
  (véase Nota; 84 g)
2 cucharadas (30 ml) de pasta
  de tomate

12 minibolas de mozzarella
  (unos 230 g)
12 hojas de albahaca fresca
  (opcional)

Puedes satisfacer tus antojos de pizza con estos bocaditos, que conservan todos los sabores de este plato italiano prescindiendo de la masa. Antes de meterlos en el horno, puedes añadirles tus ingredientes favoritos.

1. Precalentar el horno a 200 °C.

2. Poner una rodaja de salami en cada una de las doce cavidades de una placa para magdalenas. Para que quede mejor, hacer tres o cuatro cortes pequeños hacia el centro de la rodaja con unas tijeras de cocina, dejando el centro intacto.

3. Hornear el salami durante cinco minutos, sacarlo del horno y dejar que se enfríe de cinco a diez minutos, hasta que quede crujiente. Dejar el horno encendido.

4. Poner media cucharadita de pasta de tomate en cada molde y extenderla suavemente para que cubra el salami. Colocar una bola de mozzarella y una hoja de albahaca, si se usa, en cada cavidad. Devolver la placa de magdalenas al horno y cocinar de tres a cinco minutos más, hasta que el queso empiece a fundirse.

5. Sacar los bocaditos del horno y dejar que se enfríen de cinco a diez minutos antes de servir.

NOTA: Busca rodajas grandes de salami en la sección de embutidos o la charcutería. Si no las consigues, forra cada cavidad con dos o tres rodajas pequeñas.

Bocaditos de nachos con pimientos rojos

12 bocaditos; ración por persona: 6 bocaditos

CALORÍAS: 137   GRASAS: 12 G
CARBOHIDRATOS: 5 G   PROTEÍNAS: 4 G

12 pimientos rojos pequeños   ½ taza (120 ml) de guacamole
  (unos 230 g)   El zumo de 1 lima
½ taza (45 g) de queso parmesano
  desmenuzado

Una buena solución para cuando necesitas un tentempié rápido. Si quieres tenerlo listo en menos de cinco minutos, puedes saltarte el horneado.

1. Precalentar el horno a 200 °C.

2. Cortar con cuidado cada pimiento por la mitad a lo largo y quitar las semillas. Poner los pimientos en una placa de horno con el lado del corte hacia arriba de forma que no se toquen entre sí. Poner una cucharadita de queso desmenuzado dentro de cada uno. Hornear de tres a cinco minutos, hasta que el queso empiece a fundirse.

3. Sacar los pimientos del horno y poner encima de cada uno una cucharadita de guacamole. Rociarlos con el zumo de limón. Servir enseguida.

Falsos sándwiches de pepino

12 piezas; ración por persona: 6 piezas

CALORÍAS: 96   GRASAS: 8 G
CARBOHIDRATOS: 3 G   PROTEÍNAS: 3 G

1 pepino grande pelado (unos 285 g)
110 g de queso para untar ablandado
2 cucharadas (1 g) de eneldo
    fresco picado
Pimienta negra recién molida

Los sándwiches de pepino son un producto que acostumbra a acompañar el té inglés. Se suelen servir con pan blanco, pero el relleno en sí representa una sabrosa merienda (con o sin té).

1. Cortar los pepinos en veinticuatro rodajas de unos 6 mm de grosor. Ponerlas en una sola capa entre dos paños de cocina. Colocar encima una tabla de cortar. Dejar que reposen unos cinco minutos.

2. Mezclar el queso para untar y el eneldo.

3. Extender dos cucharaditas (10 g) de queso para untar sobre la mitad de las rodajas de pepino. Espolvorear pimienta negra recién molida sobre el queso. Colocar otra rodaja de pepino encima de cada una de las otras y asegurarlo todo con un palillo, si se desea.

Huevos marinados
6 huevos; ración por persona: 1 huevo

(VÉASE NOTA)

CALORÍAS: 94	GRASAS: 6 G
CARBOHIDRATOS: 3 G	PROTEÍNAS: 10 G

1 cucharada (15 ml) de azúcar
  o 1 ½ cucharadas (22 ml)
  de eritritol (véase Nota)
¾ de taza (180 ml) de tamari
  (salsa de soja sin gluten)

2 cucharadas (30 ml) de vinagre
  de Jerez (véase Nota)
6 huevos grandes duros
⅓ de taza (75 ml) de agua
  caliente

Los huevos con salsa de soja, o *shoyu tamago*, son una deliciosa varian-te del clásico huevo duro. Esta receta puede prepararse de muchas formas, pero los ingredientes básicos son salsa de soja, azúcar y vina-gre, mirin o sake. Yo prefiero las yemas poco hechas, pero puedes co-cer los huevos a tu gusto.

1. Disolver el edulcorante en el agua. Añadir el tamari y el vinagre.

2. Cascar los huevos y ponerlos en un cuenco. Echarles por encima la salsa preparada. Tienen que quedar sumergidos del todo, por lo que habrá que cubrirlos con un cuenco más pequeño o un platito.

3. Dejar que maceren durante al menos dos horas, aunque se pue-den dejar más tiempo, incluso toda la noche si se desea (la primera vez que se prepare este plato, conviene probar un huevo al cabo de dos horas).

4. Escurrir los huevos y guardarlos en un recipiente hermético hasta el momento de servirlos.

NOTA: Como la cantidad de líquido de maceración que absorben los huevos es muy escasa, no me parece mal utilizar azúcar en este caso (de coco o moreno de caña integral), aunque, si quieres ser estricto, puedes usar eritritol. El vinagre de Jerez es mi preferido, pero puede sustituirse por vinagre de arroz. Si no tienes ni uno ni otro, usa una cucharada de vinagre de vino blanco y otra de vinagre de vino tinto.

Es difícil calcular los macronutrientes para este plato porque se descarta la mayor parte del líquido de maceración. Desde el punto de vista nutricional, dudo que difieran mucho de los que contiene un huevo duro normal.

Pan de pulpa de frutos secos

1 pan pequeño; ración por persona: ⅛ de pan (2 rebanadas de 1 cm)

CALORÍAS: 92	GRASAS: 59 G
CARBOHIDRATOS: 3 G	PROTEÍNAS: 5 G

3 huevos grandes
¾ de taza (180 ml) aproximadamente de pulpa de frutos secos, sin el líquido (véase Nota)
¾ de cucharadita (4 ml) de bicarbonato

¼ de cucharadita (1 ml) de sal kosher
1 cucharadita (5 ml) de miel
1 cucharada (15 ml) de vinagre de sidra

Cuando preparo leche de frutos secos (véase receta en la página 323), reservo la pulpa para preparar crepes o gofres (página 313), o bien para hacer este pan. Puedes elaborar este pan sin endulzar o con un edulcorante apto para la dieta Keto, aunque yo prefiero el sabor que le da una cucharadita de miel. Solo añade 6 gramos de carbohidratos para todo el pan.

1. Precalentar el horno a 190 °C. Cubrir un molde de pan pequeño (de unos 20 × 10 cm) con papel de horno.

2. Batir ligeramente los huevos. Añadirles la pulpa de frutos secos, el bicarbonato y la sal. Mezclar. Incorporar la miel y el vinagre.

3. Echar la masa en el molde. Hornear de cuarenta y cinco a cincuenta y cinco minutos, o hasta que salga limpio un palillo introducido en el centro. El tiempo de cocción puede variar según lo húmeda que esté la pulpa.

4. Sacar el molde del horno y dejar que se enfríe brevemente encima de una rejilla. Sacar el pan del molde y dejar que se enfríe del todo. Cortar en rebanadas y servir.

NOTA: La preparación de cuatro tazas de leche casera de frutos secos genera aproximadamente 90 g de pulpa. Si no tienes pulpa, utiliza 90 g de harina de almendra con una cucharada de leche de almendras, o la cantidad que necesites para preparar una masa húmeda.

Bombas, bolitas y bocaditos

Aquí tienes una serie de recetas fantásticas para preparar un tentempié
rápido o alimentarte para el ejercicio

Bombas de grasa
10 bombas de grasa; ración por persona: 1 bomba de grasa

CALORÍAS: 123	GRASAS: 14 G
CARBOHIDRATOS: 2 G	PROTEÍNAS: 1 G

⅓ de taza (75 ml) de mantequilla de
  coco, industrial o casera
  (página 331)

⅓ de taza (75 ml) de aceite de coco
Aroma al gusto (véase página
  siguiente)

Las bombas de grasa son una forma deliciosa de introducir un poco
más de grasa saludable en la dieta. La receta básica puede personalizarse con infinitas opciones de sabor; da rienda suelta a tu imaginación.
Si quieres unas bombas de grasa más dulces, puedes añadir un edulcorante apto, como la estevia o el eritritol, pero pruébalas antes sin edulcorante. Cuando lleves algún tiempo keto-adaptado, seguramente el
dulzor natural del coco te parecerá suficiente.

Fundir la mantequilla y el aceite de coco al baño maría. Añadir los
ingredientes preferidos (y el edulcorante, si se usa). Echarlo todo en un
molde de silicona para minimagdalenas. Meter en la nevera o el congelador durante al menos diez minutos para que se endurezca. Sacar las
bombas de grasa del molde y meterlas en un recipiente hermético para
guardarlas en la nevera hasta el momento de saborearlas.

Posibles aromas

CHOCOLATE Y MACADAMIA

CALORÍAS: 149   GRASAS: 16 G
CARBOHIDRATOS: 3 G   PROTEÍNAS: 1 G

2 cucharaditas (4 g) de cacao negro en polvo

3 cucharadas (22 g) de nueces de macadamia machacadas

ESPIRAL DE CANELA

CALORÍAS: 143   GRASAS: 14 G
CARBOHIDRATOS: 3 G   PROTEÍNAS: 1 G

1 ½ cucharaditas (7,5 ml) de canela molida
2 cucharadas (30 ml) de mantequilla de almendras

½ cucharadita (2 ml) de extracto de vainilla

LIMONADA ESPECIADA

CALORÍAS: 123   GRASAS: 14 G
CARBOHIDRATOS: 2 G   PROTEÍNAS: 1 G

Una pizca de cayena
¼ de cucharadita (1 ml) de jengibre molido

2 cucharaditas (10 ml) de ralladura de limón
2 cucharadas (30 ml) de zumo de limón recién exprimido

NOTA: Si lo prefieres puedes prescindir de la cayena y el jengibre.

MANTEQUILLA Y PACANAS

CALORÍAS: 147   GRASAS: 16 G
CARBOHIDRATOS: 2 G   PROTEÍNAS: 1 G

¼ de taza (30 g) de pacanas tostadas y troceadas

1 cucharada (15 ml) de mantequilla sin sal

FRESAS CON NATA

CALORÍAS: 128   GRASAS: 14 G
CARBOHIDRATOS: 2 G   PROTEÍNAS: 1 G

2 fresas medianas muy picadas (3 o 4 cucharadas; de 50 a 60 ml)

1 cucharada (15 ml) de nata espesa

Dulce de tahini

10 piezas; ración por persona: 1 pieza

CALORÍAS: **156**   GRASAS: **16** G
CARBOHIDRATOS: **3** G   PROTEÍNAS: **2** G

½ taza (120 ml) de tahini
½ taza (125 g) de mantequilla
½ cucharadita (2 ml) de extracto
  de vainilla
1 cucharadita (5 ml) de canela molida
1 cucharadita (5 ml) de cúrcuma seca

¼ de cucharadita (1 ml) de pimienta
  negra
1 cucharada (15 ml) de eritritol,
  o al gusto (véase Nota)
1 cucharadita (5 ml) de maca molida
  (opcional, véase Nota)

Me encanta experimentar con la elaboración de distintos dulces a base de tahini. Comparto aquí dos de mis versiones favoritas, que resaltan el delicioso sabor del propio tahini. Si te gusta el halva a base de sésamo, te encantarán estas pastas.

1. Batir todos los ingredientes en un robot de cocina hasta que adquieran una textura homogénea. Colocar la mezcla en un molde para minimagdalenas o en una cubeta para hielo de silicona (también se puede forrar un molde de pan rectangular pequeño con papel de horno y echar toda la mezcla).

2. Meter el molde o la cubeta en el congelador hasta que se endurezca el contenido. Sacar el dulce o cortar toda la pieza en cuadrados del tamaño de un bocado. Conservarlo en el congelador dentro de un recipiente hermético para obtener la mejor textura.

NOTA: El eritritol en polvo dará al dulce una textura un poco granulada; si lo prefieres, utiliza edulcorante líquido. La raíz de maca se considera un superalimento por sus efectos antioxidantes y sus supuestos beneficios para el equilibrio hormonal, la fertilidad y la libido. Su sabor a frutos secos añade un interesante componente aromático, aunque se puede prescindir de ella.

Bocaditos de tahini al té verde

10 bocaditos; ración por persona: 1 bocadito

CALORÍAS: 155   GRASAS: 16 G
CARBOHIDRATOS: 3 G   PROTEÍNAS: 3 G

½ taza (120 ml) de tahini
½ taza (120 g) de mantequilla
½ cucharadita (2 ml) de extracto
    de vainilla

5 gotas de estevia con sabor a vainilla,
    o al gusto
1 cucharadita (5 ml) de té verde
    matcha en polvo

Esta versión del dulce de tahini me recuerda el *matcha latte* de esas cafeterías que están tan de moda. Ya sabéis cuáles...

1. Batir todos los ingredientes en un robot de cocina hasta que adquieran una textura homogénea. Poner la mezcla en un molde para minimagdalenas o en una cubeta para hielo de silicona (también se puede forrar un molde de pan rectangular pequeño con papel de horno y echar toda la mezcla).

2. Meter el molde o la cubeta en el congelador hasta que se endurezca el contenido. Sacar el dulce o cortar toda la pieza en cuadrados del tamaño de un bocado. Conservarlo en el congelador dentro de un recipiente hermético para obtener la mejor textura.

Bolitas de cúrcuma
8 bolitas; ración por persona: 1 bolita

CALORÍAS: **113**   GRASAS: **11 G**
CARBOHIDRATOS: **5 G**   PROTEÍNAS: **1 G**

½ taza (120 ml) de mantequilla de coco, industrial o casera (véase receta en la página 331)
½ cucharada (7 ml) de aceite de coco
⅓ de taza (75 ml) de coco desmenuzado (véase Nota)

½ cucharadita (2 ml) de cúrcuma molida
¼ de cucharadita (1 ml) de canela molida
⅛ de cucharadita (0,5 ml) de pimienta negra
1 o 2 gotas de estevia líquida (opcional)

La cúrcuma es muy popular gracias a sus supuestos beneficios antiinflamatorios. Es deliciosa, aunque tiene un sabor intenso; si no estás seguro de que vaya a gustarte, empieza con poca cantidad. No se te ocurra prescindir de la pimienta negra. La piperina que contiene contribuye a aprovechar los beneficios de la cúrcuma.

1. Poner la mantequilla y el aceite de coco en un cuenco apto para el microondas y calentar a potencia máxima durante quince segundos. Remover. Si aún están demasiado duros para mezclarlos, seguir calentando en ciclos de cinco segundos hasta que se puedan remover. La mezcla tiene que quedar blanda, pero no líquida.

2. Mezclar el coco, la cúrcuma, la canela, la pimienta negra y la estevia, si se usa, y añadirlo todo a la mezcla de mantequilla de coco.

3. Poner un trozo pequeño de papel de horno en un plato. Depositar encima media cucharada de la masa y formar con las manos una bolita que se pondrá en el plato. Si la masa resulta demasiado blanda, meterla en la nevera durante dos minutos para que se endurezca un poco y volver a intentarlo. Formar bolitas hasta utilizar toda la masa.

4. Meter las bolitas en la nevera durante quince minutos para que se endurezcan y luego trasladarlas a un recipiente hermético hasta el momento de comerlas. Las bolitas pueden conservarse a temperatura ambiente a no ser que haga mucho calor; en tal caso, se guardarán en la nevera.

NOTA: A fin de conseguir el tamaño ideal para esta receta, puedes picar el coco desmenuzado con un cuchillo o picadora de frutos secos.

Dulce proteico de vainilla

36 porciones; ración por persona: 1 porción

CALORÍAS: 72	GRASAS: 7 G
CARBOHIDRATOS: 1 G	PROTEÍNAS: 2 G

225 g de queso para untar a temperatura ambiente
½ taza (120 g) de mantequilla a temperatura ambiente
½ taza (120 g) de mantequilla de almendras crudas (sin trozos)

2 ½ cucharadas (40 ml) de eritritol
1 cucharadita (5 ml) de extracto de vainilla
2 cacitos (42 g) de Primal Kitchen Vanilla Coconut Primal Fuel u otra proteína en polvo (véase Nota)

Este postre adictivo proporciona un montón de proteínas y grasas saludables. Una porción basta para satisfacer los paladares más golosos.

1. En un cazo, fundir a fuego lento el queso para untar, la mantequilla y la mantequilla de almendras, removiendo con frecuencia (para hacerlo en el microondas, mezclarlo todo en un cuenco y calentar veinte segundos; remover y, si es necesario, calentar diez segundos más).

2. Pasar la mezcla a un cuenco y añadir el eritritol, la vainilla y la proteína. Con una batidora de mano o de vaso, batir durante medio minuto hasta obtener una textura homogénea. Seguir mezclando hasta que quede espesa y algo pegajosa.

3. Cubrir una fuente de horno cuadrada de 15 cm de lado con papel parafinado (la mejor opción) o engrasarla con aceite de coco. Pasar la mezcla a la fuente y alisarla con una espátula. Meterla en la nevera al menos dos horas para que se endurezca.

4. Con un cuchillo afilado, cortar en cuadraditos. Conservar el dulce en la nevera hasta el momento de servirlo.

NOTA: Si no tienes Primal Fuel, puedes sustituirlo por media taza (120 ml) de otra proteína de suero y ajustar el dulzor a tu gusto. También puedes reemplazar el eritritol por estevia u otro edulcorante en polvo en las cantidades adecuadas.

Caprichos

Costras de nuez de macadamia
24 porciones; ración por persona: 1 porción

CALORÍAS: **236**   GRASAS: **22** G
CARBOHIDRATOS: **9** G   PROTEÍNAS: **3** G

5 tabletas de chocolate negro de buena calidad (500 g más o menos), con un contenido mínimo de cacao del 80 por ciento
3 cucharadas (45 ml) de aceite de coco
2 tazas (240 g) de nueces de macadamia, o una mezcla de frutos secos variados, picados en trozos pequeños
3 cucharadas (45 ml) de mantequilla de almendras crudas
¼ - ½ taza (25-50 g) de copos de coco desmenuzados (opcional, véase Nota, página 331)
2 cucharadas (30 ml) de mantequilla de coco (opcional)
Sal marina o sal rosa del Himalaya

Esta es la mundialmente famosa receta de Brad para preparar costras de nuez de macadamia. Un equipo de producción en serie preparó la cantidad suficiente para dar de comer a ciento cincuenta comensales en retiros de PrimalCon organizados por toda Norteamérica, y la gente se abalanzaba sobre las bandejas a medida que salían de la cocina.

1. Trocear el chocolate con las manos. Fundir la mitad al baño maría o en un cuenco pequeño de vidrio puesto sobre un cazo de agua hirviendo. Añadir el aceite de coco mientras se funde el chocolate y remover de vez en cuando.

2. En un cuenco grande, mezclar los frutos secos y los demás trozos de chocolate. Repartir por encima el chocolate fundido y remover muy bien.

3. En una fuente de vidrio grande (38 × 26 cm), extender la mitad de la mezcla cubriendo el fondo con una capa delgada. Rociar el chocolate con una fina capa de mantequilla de almendras y extenderla bien para que no queden zonas demasiado gruesas (si la mantequilla de almendras es demasiado espesa, puede calentarse en el microondas veinte segundos).

4. Extender el resto del chocolate de forma homogénea sobre la mantequilla de almendras. Rociar con el coco o la mantequilla de coco, si se usan. Añadir por encima un poco de sal.

5. Meter en el congelador una o dos horas, o en la nevera durante más tiempo. La mezcla tiene que quedar muy dura. Sacar y dejar reposar cinco minutos antes de cortarla en cuadraditos. Habrá que utilizar una cuchilla de panadero o un cuchillo de cocina muy grande para cortarla bien. Hay que tener cuidado, porque puede costar bastante.

6. Conservar las costras en un recipiente hermético, dentro de la nevera o del congelador, y servirlas frías (pero no congeladas). Consumirlas enseguida, porque se fundirán muy deprisa a temperatura ambiente.

Arándanos con nata
1 ración

(CON NATA MONTADA)

CALORÍAS: 122	GRASAS: 11 G
CARBOHIDRATOS: 6 G	PROTEÍNAS: 0 G

(CON LECHE DE COCO)

CALORÍAS: 131	GRASAS: 12 G
CARBOHIDRATOS: 6 G	PROTEÍNAS: 1 G

¼ de taza (35 g) de arándanos
   de cultivo ecológico congelados
¼ de taza (60 g) de nata espesa
   o leche de coco entera

A veces, menos es más.

Poner los arándanos congelados en un cuenco pequeño. Echar por encima la nata o la leche de coco y remover rápidamente. Dejar que repose durante un minuto. La nata se congelará alrededor de los arándanos.

Barritas de frutos secos de Brad

24 piezas; ración por persona: 1 pieza

CALORÍAS: **251**   GRASAS: **23** G
CARBOHIDRATOS: **8** G   PROTEÍNAS: **6** G

2 tazas (240 g) de nueces de macadamia o una mezcla de frutos secos variados, picados en trozos pequeños
1 o 2 tabletas (de 100 g cada una) de chocolate negro, con un contenido de cacao de entre el 85 y el 90 por ciento, troceadas

1 frasco (450 g) de mantequilla de almendras
¼ - ½ taza (de 60 a 120 ml) de copos de coco desmenuzados (opcional, véase Nota, página 331)
2 cucharadas (30 ml) de mantequilla de coco (opcional)

Estas barritas se parecen a las costras de nuez de macadamia, pero aquí las estrellas son los frutos secos y no el chocolate. Si quieres que queden más crujientes, puedes añadir más frutos secos. Es una receta fantástica por si se acaban las barritas de chocolate negro en el supermercado. ¡Fue así como descubrí esta receta!

1. Hacer un puré con los frutos secos y el chocolate negro en una batidora de vaso o un robot de cocina. Volcarlo en un cuenco grande, añadir la mantequilla de almendras y remover bien.

2. Extender la mezcla en una fuente de vidrio amplia (de 38 × 26 cm). Espolvorear por encima los copos y la mantequilla de coco, si se usan.

3. Meter en el congelador durante una o dos horas, o en la nevera durante más tiempo. La mezcla tiene que quedar dura. Sacarla, dejar que repose durante cinco minutos y cortarla en cuadraditos. Habrá que utilizar una cuchilla de panadero o un cuchillo de cocina muy grande para cortarla bien.

4. Conservar las costras en un recipiente hermético, dentro de la nevera o del congelador, y servirlas frías (pero no congeladas). Consumirlas enseguida, porque se fundirán muy deprisa a temperatura ambiente.

Mousse de chocolate y aguacate

4 raciones

CALORÍAS: 211	GRASAS: 20 G
CARBOHIDRATOS: 7 G	PROTEÍNAS: 2 G

60 g de chocolate negro con un contenido de cacao mínimo del 85 por ciento

30 g de queso para untar

1 cucharadita (5 ml) de extracto de vainilla

¼ de taza (60 ml) de nata espesa

1 aguacate (125 g)

Edulcorante apto para la dieta Keto, al gusto (opcional; el líquido va mejor)

Existen por ahí muchas versiones de esta receta de mousse de aguacate, pero esta es la mejor de todas. Como lleva chocolate negro en vez de cacao en polvo y solo una pizca de queso para untar, tiene una textura muy homogénea y cremosa. Resulta deliciosa con nata montada y virutas de chocolate negro. Si quieres una versión sin productos lácteos, sustitúyelos por leche de coco.

1. Fundir el chocolate al baño maría o en un cuenco de vidrio colocado sobre un cazo de agua hirviendo. Añadir el queso para untar y remover bien. Incorporar la vainilla y retirar del fuego.

2. En un cuenco mediano, batir la crema hasta que forme piquitos. Una batidora de mano o de vaso resulta ideal.

3. En un cuenco aparte, aplastar el aguacate con un tenedor; tienen que salir aproximadamente ¾ de taza. Añadir la mezcla de chocolate y remover bien (utilizar una batidora de vaso o de mano si se tiene). Añadir la nata y mezclar bien.

4. Probar la mousse. Si se desea más dulce, ir añadiendo pequeñas cantidades de edulcorante hasta alcanzar el dulzor deseado. Repartir la mezcla en cuatro cuencos pequeños. Este postre es muy rico en grasas, por lo que es mejor que las porciones sean pequeñas. Meter la mousse en el frigorífico hasta el momento de servirla.

Nata de leche de coco
8 raciones

CALORÍAS: 106	GRASAS: 10 G
CARBOHIDRATOS: 3 G	PROTEÍNAS: 0 G

1 lata (400 ml) de leche de coco
  entera
½ - 1 cucharadita (de 2 a 5 ml)
  de extracto de vainilla (opcional)

Estevia líquida u otro edulcorante
apto para la dieta Keto, al gusto

Si quieres descansar de los productos lácteos o te encanta el sutil dulzor de la leche de coco, prueba a añadir esta nata de leche de coco a cualquier capricho cetogénico. Puede usarse incluso como sustituto del glaseado. Yo prefiero no endulzar la mía, pero puedes añadir un edulcorante apto para la dieta Keto (el líquido queda mejor que el polvo). Asegúrate de comprar leche de coco entera, ¡nada de versiones ligeras!

1. Meter en la nevera la lata de leche de coco durante toda la noche o al menos ocho horas.

2. Cuando se vaya a preparar la nata, enfriar en el congelador un cuenco de vidrio o metal y las varillas de la batidora durante diez minutos (véase Nota). Abrir con cuidado la leche de coco y sacar la nata espesada con una cuchara, dejando el líquido en el recipiente (este líquido puede usarse en el siguiente smoothie o café helado).

3. Poner la nata en el cuenco frío y batir de treinta segundos a un minuto a velocidad media. Añadir la vainilla y el edulcorante, si se usan, y luego batir otra vez a velocidad alta de uno a tres minutos más, hasta obtener la consistencia deseada.

NOTA: Puedes montar la leche de coco con una batidora amasadora. Lo harás en un momento con una batidora de vaso, pero el producto acabado no será tan esponjoso.

Bocaditos de yogur helado
8 bocaditos; ración por persona: 1 bocadito

CALORÍAS: 84   GRASAS: 8 G
CARBOHIDRATOS: 1 G   PROTEÍNAS: 1 G

110 g de queso para untar
1 cucharadita (5 ml) de extracto
  de vainilla

⅓ de taza (75 ml) de nata espesa
1 ½ cucharaditas (7,5 ml) de estevia en
  polvo

Técnicamente, estos bocaditos no están hechos de yogur helado, por supuesto, pero la textura y el dulzor te encantarán si eso es lo que te apetece. Me gusta prepararlos en bocaditos individuales para formar porciones con facilidad, pero también puedes duplicar las cantidades y congelarlos en un solo recipiente. Cuando vayas a comerte uno, deja el recipiente sobre la encimera durante unos minutos y sírvelo con cuchara como si fuese helado.

1. Mezclar todos los ingredientes en un robot de cocina hasta que adquieran una textura homogénea. Volcar la mezcla en un molde para minimagdalenas o en una cubeta para hielo de silicona (también se puede forrar un molde de pan rectangular pequeño con papel de horno y echar toda la mezcla).

2. Meter en el congelador hasta que los bocaditos se endurezcan. Desmoldarlos de uno en uno y guardarlos en un recipiente hermético en el congelador. Sacarlos del congelador unos minutos antes de comerlos.

Bocaditos de yogur helado con crema de limón

8 bocaditos; ración por persona: 1 bocadito

CALORÍAS: 84   GRASAS: 8 G
CARBOHIDRATOS: 1 G   PROTEÍNAS: 1 G

110 g de queso para untar
1 cucharadita (5 ml) de extracto
   de vainilla
⅓ de taza (75 ml) de nata espesa
1 ½ cucharaditas (7,5 ml) de estevia en
   polvo

1 cucharadita (5 ml) de ralladura
   de limón
2 cucharaditas (10 ml) de zumo
   de limón recién exprimido

Es la misma idea de la receta de la página 411, aunque con un toque de limón.

1. Mezclar todos los ingredientes en un robot de cocina hasta que adquieran una textura homogénea. Volcar la mezcla en un molde para minimagdalenas o en una cubeta para hielo de silicona (también se puede forrar un molde de pan rectangular pequeño con papel de horno y echar toda la mezcla).

2. Meter en el congelador hasta que los bocaditos se endurezcan. Desmoldarlos de uno en uno y guardarlos en un recipiente hermético en el congelador. Sacarlos del congelador unos minutos antes de comerlos.

Flan de mantequilla de almendras
8 raciones

CALORÍAS: **379**   GRASAS: **34** G
CARBOHIDRATOS: **10** G   PROTEÍNAS: **11** G

2 latas de leche de coco entera
(400 ml cada una)
8 huevos grandes
5 cucharadas (75 ml) de mantequilla
de almendras
2 cucharadas (30 ml) de extracto
de vainilla

1 cucharada (15 ml) de canela
molida
1 cucharada (15 ml) de jarabe de arce
puro o edulcorante apto para
la dieta Keto
Nata montada (véase receta en
página 414)

Este capricho delicioso puede tomarse también en el desayuno. Resulta fácil de preparar y es rico en nutrientes gracias al efecto triple de las yemas de huevo, la leche de coco entera y la mantequilla de almendras.

1. Precalentar el horno a 160 °C.

2. Mezclar todos los ingredientes en una cazuela, removiendo hasta que adquieran una textura homogénea. Calentar a fuego medio durante unos minutos sin dejar de remover para asegurarse de que la mantequilla de almendras se mezcle con lo demás.

3. Poner ocho cuencos pequeños en una fuente de horno grande. Llenar la fuente de agua caliente hasta alcanzar los dos tercios de su altura y echar la mezcla en los cuencos.

4. Hornear durante treinta minutos o hasta que la mezcla cuaje un poco; aún quedará algo líquida. Se puede consumir el flan tibio o meterlo en la nevera para disfrutarlo frío.

5. Si se desea, cubrir con una capa generosa de nata casera antes de servir.

Nata montada
8 raciones

CALORÍAS: 104	GRASAS: 11 G
CARBOHIDRATOS: 1 G	PROTEÍNAS: 0 G

475 ml de nata espesa
1 cucharadita (5 ml) de extracto
  de vainilla
2 o 3 gotas de estevia líquida

Batir juntos todos los ingredientes con una batidora de mano o de vaso hasta que se formen picos firmes (es más fácil si antes se mete el cuenco de mezclar en el congelador durante unos minutos). Utilizar enseguida.

Tarta de queso paleolítica
10 raciones

CALORÍAS: 455	GRASAS: 42 G
CARBOHIDRATOS: 11 G	PROTEÍNAS: 10 G

BASE
1 taza (120 g) de harina de almendra
1 taza (112 g) de trozos de nuez de
  macadamia

4 cucharadas de mantequilla
¾ de cucharadita (4 ml) de estevia
  en polvo

RELLENO
2 ½ tazas (560 g) de queso para
  untar ablandado
¾ de taza (175 ml) de yogur griego
  blanco
¼ de taza (60 ml) de azúcar de
  coco

½ cucharada (7,5 ml) de estevia
  en polvo
1 cucharadita (5 ml) de extracto
  de vainilla
3 huevos grandes
3 yemas de huevo

SALSA DE CHOCOLATE
25 g de chocolate negro con
  un contenido de cacao del
  80 por ciento o más
Nata montada (opcional)

½ cucharadita (5 ml) de aceite
  de coco

¿Hay algún postre mejor que la tarta de queso? Para esta versión utilizo azúcar de coco y añado un poquito de estevia para aumentar el dulzor. Es una pequeña licencia, pero puedes sustituir el azúcar de coco por más estevia u otro edulcorante apto para la dieta Keto. Si quieres mimarte de verdad, añade fresas o frambuesas frescas en verano.

1. Precalentar el horno a 180 °C.

2. Poner los ingredientes de la base en un robot de cocina y batirlos hasta que la mezcla adquiera la textura de la arena gruesa. Colocarla en el fondo de un molde desmontable de 23 cm y presionarla bien.

3. Poner el molde sobre una placa de horno y hornear de trece a quince minutos. Sacarlo del horno cuando los bordes empiecen a dorarse aunque el centro aún esté un poco crudo. Dejar que se enfríe del todo.

4. Mantener el horno a 180 °C. Colocar una rejilla a la altura más baja y poner encima una fuente de horno con 3 cm de agua. Poner la otra rejilla en la posición central.

5. Con una batidora amasadora, batir el queso para untar y el yogur. Añadir el azúcar, la estevia y la vainilla. Batir hasta obtener una textura homogénea. Probar la mezcla y ajustar el dulzor si es necesario.

6. Añadir los huevos y las yemas de huevo y batir a velocidad media durante medio minuto, hasta que los ingredientes queden bien incorporados.

7. Colocar el relleno dentro de la base preparada. Meter la tarta en el horno, sobre la rejilla central, y hornear de treinta y cinco a cuarenta minutos, hasta que el centro esté hecho pero aún blando. Apagar el horno y dejar que la tarta de queso repose en el horno caliente durante treinta minutos.

8. Sacar la tarta de queso del horno. Pasar un cuchillo por el borde y dejar que se enfríe en el molde sobre la encimera. A continuación, trasladarla a la nevera para que se enfríe durante cuatro horas más.

9. Justo antes de servir, fundir el chocolate y el aceite de coco al baño maría o en un cuenco pequeño apto para el microondas. Con una cuchara, rociar el chocolate fundido sobre la tarta. Dejar que repose durante un minuto para que se endurezca. Cubrir con nata montada, si se desea.

Macarons Keto
10 macarons; ración por persona: 1 macaron

CALORÍAS: 59   GRASAS: 5 G
CARBOHIDRATOS: 2 G   PROTEÍNAS: 2 G

3 claras de huevo grandes
¼ de cucharadita (1 ml) de sal
4 cucharadas (60 ml) de harina
  de almendra
½ cucharadita (2 ml) de estevia
  en polvo
1 cucharadita (5 ml) de extracto
  de vainilla

2 tazas (50 g) de copos de coco
  sin endulzar, troceados si son
  muy grandes
25 g de chocolate negro con
  un contenido en cacao del
  80 por ciento o más (opcional)
¼ de cucharadita (1 ml) de aceite
  de coco (opcional)

Estos dulces rápidos y sencillos son más densos que los macarons tradicionales porque llevan harina de almendra en lugar de harina blanca, pero el sabor es el mismo. Dáselos a tus hijos para merendar como saludable sorpresa. También puedes llevártelos en un largo paseo en bicicleta o en una caminata; sin la salsa de chocolate, aguantarán bien en la mochila.

1. Precalentar el horno a 180 °C.

2. Batir las claras de huevo hasta que estén firmes. En un cuenco aparte, mezclar la sal, la harina de almendra, la estevia, la vainilla y los copos de coco. Incorporar despacio a la mezcla las claras de huevo.

3. Introducir la mezcla en una manga pastelera. Cubrir una fuente con papel de horno y hacer pequeños montones con la crema de la manga pastelera, teniendo en cuenta que deben quedar uniformes en cuanto a tamaño y forma. Si no se dispone de manga pastelera, también va bien una cuchara de helado.

4. Hornear los montones durante veinte minutos o hasta que se doren ligeramente en los bordes. Sacarlos del horno y dejar que se enfríen del todo.

5. Si se usan, fundir el chocolate y el aceite de coco en un cuenco pequeño apto para el microondas. Con una cuchara, echar un poco de chocolate sobre cada macaron dibujando rayas. Dejar que el chocolate se enfríe antes de servir.

Masa quebrada Keto

Masa suficiente para un pastel de 23 cm; ración por persona: ⅛ de masa

CALORÍAS: **197**   GRASAS: **19** G
CARBOHIDRATOS: **3** G   PROTEÍNAS: **4** G

1 ½ tazas (180 g) de nueces
  o pacanas
3 cucharadas (45 ml) de mantequilla
  con sal cortada en cubos
2 cucharadas (30 ml) de eritritol

La masa quebrada normal está ahora fuera del menú, pero puedes preparar un sustituto delicioso con solo frutos secos, mantequilla y un poquito de edulcorante. No es lo mismo, ¡es mejor!

1. Precalentar el horno a 190 °C. Cubrir un molde para pasteles con papel de horno cortando un círculo del tamaño del fondo.

2. Mezclar los ingredientes en un robot de cocina y batirlos hasta que la mezcla adquiera la textura de la arena gruesa.

3. Poner la mezcla en el fondo y los laterales del molde, presionando bien para darle un grosor uniforme. Hornear de trece a quince minutos, hasta que se doren los bordes. No hornear demasiado; los frutos secos se queman enseguida. Cuando huela a frutos secos tostados, hay que sacarlo del horno aunque el centro de la base parezca poco hecho.

4. Dejar que se enfríe del todo, añadir el relleno deseado y hornear de nuevo si es necesario. Si se hornea de nuevo, utilizar papel de aluminio para proteger los bordes de la base y evitar que se quemen.

NOTA: Puedes adaptar fácilmente esta receta a un molde de cualquier otro tamaño. Solo tienes que mantener la proporción de media taza de frutos secos por cada cucharada de mantequilla.

Barritas de lima
16 cuadraditos; ración por persona: 1 cuadradito

CALORÍAS: 128	GRASAS: 12 G
CARBOHIDRATOS: 5 G	PROTEÍNAS: 2 G

BASE

¾ de taza (85 g) de pacanas crudas troceadas

¾ de taza (90 g) de harina de almendra

3 cucharadas (45 ml) de mantequilla con sal

2 cucharadas (30 ml) de eritritol

RELLENO

La ralladura de 3 limas (2 ½ cucharadas; 40 ml)

¼ de taza más 1 cucharada (90 ml) de zumo de lima

1 cucharadita (5 ml) de extracto de vainilla

La pulpa de 3 aguacates (de 350 gramos cada uno), aplastada con un tenedor

2 cucharadas (30 ml) de azúcar de coco

4 gotas de estevia líquida

¼ de taza (60 ml) de nata espesa

Este postre ácido es ideal cuando te cansas del chocolate negro. Contiene grasas saludables gracias al aguacate. Mejor disfrutar del postre nada más prepararlo para evitar la oxidación del aguacate.

1. Precalentar el horno a 180 °C. Cubrir con papel de horno una fuente cuadrada de 20 cm de lado. Utilizar un trozo rectangular (de 20 × 30 cm) para que sobresalga por dos de los lados.

2. Poner los ingredientes de la base en un robot de cocina y batirlos hasta que la mezcla adquiera la textura de la arena gruesa. Colocar la mezcla en el fondo de la fuente sin olvidar las esquinas, presionando con firmeza. Meterla en el horno de trece a quince minutos. Sacarla cuando los bordes empiecen a dorarse aunque el centro aún esté un poco crudo. Dejar que se enfríe del todo.

3. Poner en un cuenco grande todos los ingredientes del relleno a excepción de una cucharada (15 ml) de zumo de lima y batir con una batidora amasadora hasta que la textura resulte muy homogénea (también puede usarse un robot de cocina o batidora de vaso).

4. Con una cuchara, poner la mezcla en la base y alisar con una espátula. Rociar con el zumo de lima reservado. Girar e inclinar la fuente para repartirlo bien; impedirá que se oxide la parte superior.

5. Introducir en la nevera durante al menos una hora para que se enfríe; mejor si son varias horas. Cuando se vaya a servir, utilizar el papel de horno que sobresale por los lados para sacar el pastel con cuidado y colocarlo sobre una tabla. Cortarlo en cuadrados y servir.

Apéndice

Detalles fundamentales: ciencia, suplementos, pruebas, solución de problemas

Las hipótesis básicas presentadas al final del capítulo 11 son lo más importante que hay que saber para obtener buenos resultados con la dieta Keto. La finalidad de este apéndice es profundizar en diversos temas que pueden ayudar a mejorar el conocimiento de esta dieta y a tomar las mejores decisiones a lo largo del proceso de cada persona. Hablaremos de las consideraciones especiales para los deportistas que entran en cetosis, examinaremos las ventajas y la mejor forma de usar los suplementos de cetonas (con una lista muy amplia de productos), ampliaremos la información sobre macronutrientes y datos científicos, revisaremos las ventajas que proporciona a distintas poblaciones, averiguaremos cómo se determina el nivel de cetonas y glucosa en muestras de sangre y presentaremos un apartado detallado sobre solución de problemas para evitar los inconvenientes más habituales de este tipo de dieta.

DEPORTISTAS: PARTICULARIDADES

El doctor Dom D'Agostino especula con la posibilidad de que los deportistas de élite requieran un período de adaptación de entre seis semanas y seis meses durante el cual el rendimiento se sitúe un poco por debajo del habitual. Ello puede atribuirse a que las mitocondrias reaccionan ante su nueva y sorprendente fuente de energía produciendo más oxígeno reactivo, sobre todo a corto plazo. Una persona menos activa podría no darse cuenta, porque sus necesidades metabólicas no son tan rigurosas. En el deportista, este estresor hormético acaba estimulando a las mitocondrias a adaptarse y a hacerse más eficaces que nunca en la producción de energía a partir de las fuentes limpias que representan las grasas y las cetonas.

Cuando nos adaptemos por completo a la transición, experimentaremos aumentos significativos del rendimiento gracias a las espectaculares ventajas deportivas de la dieta Keto que se detallan en el capítulo 3.

Otra peculiaridad interesante de los deportistas y la dieta cetogénica es un patrón bastante común de bajos niveles de cetonas en sangre en personas que parecen bien adaptadas. Lo que sucede es que, con toda probabilidad, la capacidad de producir y quemar cetonas (debido, entre otros factores, a una actividad enzimática elevada en comparación con la de una persona inactiva) hace que no sea necesario producir altos niveles. Como ya hemos señalado, estar adaptado a la dieta Keto hace que los músculos quemen sobre todo grasa, dando prioridad a las cetonas para su uso por parte del cerebro.

Los estudios de Phinney y Volek revelan que los niveles de cetonas en sangre son más elevados en las primeras fases de la adaptación, cuando tanto los músculos como el cerebro utilizan cetonas, y más bajos en las fases avanzadas del proceso, cuando los músculos prefieren ácidos grasos y el cerebro quema la mayor parte de las cetonas.

Este fenómeno es lo que la doctora Cate Shanahan denomina «flujo de cetonas»: se producen y queman cetonas con rapidez en lugar de acumularlas en la sangre. Cate explica:

> Si eres un ser humano sano con un metabolismo eficiente, adquieres una gran habilidad para producir solo lo que necesitas y nada más, sea cual sea la hormona o agente metabólico del que estemos hablando. Por ello, es importante para una persona deportista sana y preocupada por unos niveles bajos tener en cuenta la experiencia cotidiana para evaluar la eficiencia metabólica. ¿Puedes saltarte una comida o dos y mantener la energía y la concentración durante horas? ¿Puedes obtener buenos resultados deportivos en ayunas, tanto si se trata de una sesión breve de alta intensidad como de una sesión prolongada de resistencia? Eso significa que estás adaptado a la dieta cetogénica, digan lo que digan tus cifras. Además, existen variaciones significativas entre las personas en cuanto a los niveles de cetonas en sangre, probablemente por razones genéticas.

Todavía resulta más peculiar la observación de que algunos deportistas presentan altos niveles de glucosa incluso después de un ayuno prolongado, siguiendo las pautas cetogénicas de macronutrientes y entrenando con intensidad. Tanto Brad como yo hemos experimentado este fenómeno al hacernos análisis de glucosa para preparar este libro. Es probable que los deportistas produzcan glucosa al flexionar sus músculos metabólicos, después de entrenar o como reacción al ayuno o a las comidas keto-adaptadas. En cambio, una persona inactiva y metabólicamente inflexible agota sus reservas de energía y cede al antojo de azúcares o se desmaya debido al agotamiento inducido por la hipoglucemia.

Por último, parece ser que algunas personas sanas y deportistas que apenas presentan problemas de grasa corporal o factores de riesgo de enfermedad podrían no responder bien a los parámetros de macronutrientes de la dieta Keto. Algunos de estos casos pueden deberse a un enfoque incorrecto, algo que abordaremos en el apartado «Solución de problemas».

SUPLEMENTOS DE CETONAS

El creciente interés por las ventajas de la quema de cetonas ha dado lugar a una explosión de estudios científicos y descubrimientos analíticos. Por consiguiente, hoy en día se pueden consumir fuentes exógenas de cetonas (la misma sustancia que tanto le cuesta producir al organismo) mediante un suplemento líquido o en polvo.

Consumir un suplemento de cetonas nos precipita a la cetosis al cabo de media hora. Aunque la cantidad moderada de calorías que proporciona un suplemento de cetonas se quema en poco tiempo (una dosis de un suplemento típico tiene entre 50 y 150 calorías de beta hidroxibutirato), se cree que los suplementos pueden ayudar a impulsar la producción interna de cetonas si se usan en combinación con el ayuno, una dieta keto-alineada o al menos una dieta baja en carbohidratos. También se cree que consumir triglicéridos de cadena media (TCM), aunque no sean cetonas, ayuda a acelerar el índice de oxidación de grasas en el hígado y a aumentar la producción interna de cetonas. El aceite de coco constituye una buena fuente natural de TCM, y existen numerosos suplementos de TCM en polvo y en forma de aceite.

El doctor Dom D'Agostino, que se sitúa al frente de las investigaciones sobre los suplementos de cetonas, afirma que «los suplementos de cetonas generan un efecto molecular antioxidante y antiinflamatorio similar al que producen los fármacos que es independiente de los efectos metabólicos (quemar una fuente limpia de calorías). Las compañías farmacéuticas están muy ilusionadas con la potencia antiinflamatoria de las cetonas y su posible aplicación generalizada para tratar numerosas patologías».

Los efectos moleculares de las cetonas pueden proteger del ictus o combatir el crecimiento del cáncer, además de reducir la inflamación igual o mejor que los fármacos antiinflamatorios con receta. Además, los suplementos de cetonas pueden tener ventajas específicas para el rendimiento deportivo y ayudarnos a superar los obstáculos que conlleva la adaptación a la dieta Keto.

El principio activo de los suplementos de cetona es el beta hidroxibutirato, una de las dos formas de cetonas que produce el organismo de manera interna, junto con el acetoacetato. El beta hidroxibutirato se utiliza en los suplementos porque es más estable. La mayoría de los productos comerciales son compuestos conocidos como «sales de cetona» o «sales de beta hidroxibutirato». Consisten en sodio, potasio y beta hidroxibutirato. Algunos productos llevan solo sales de cetonas, mientras que otros incluyen otros ingredientes, como electrolitos y aminoácidos.

Si tenemos en cuenta que los suplementos de cetonas pueden reducir de forma espectacular las duras restricciones dietéticas necesarias para alcanzar la cetosis, resulta tentador imaginarlos como un atajo para ahorrarse la molestia de contar carbohidratos, o incluso como una poción mágica para enderezar el barco después de atracarse de carbohidratos. Un estudio de la Universidad de Oxford llega a sugerir que la toma de cetonas exógenas podría moderar la respuesta glucémica tras una comida; a principios de 2017, el doctor D'Agostino estaba llevando a cabo un estudio en su propio laboratorio para validar esta hipótesis.

Aunque parece ser que los suplementos de cetonas pueden aportar grandes beneficios, es preferible considerarlos una herramienta para potenciar los esfuerzos dietéticos hacia la cetogénesis, para mejorar el rendimiento o para protegerse de las enfermedades. Además, se cree que la cetosis nutricional a largo plazo estimula la biogénesis mitocondrial, a diferencia de las ventajas de los suplementos, menos duraderas.

Creo que las aplicaciones deportivas de los suplementos de cetonas son mucho más interesantes que las de cualquier suplemento nutricional existente hasta ahora. Al utilizar suplementos de cetonas antes de mis sesiones de entrenamiento más difíciles (partidos de *ultimate frisbee* de dos horas, que requieren tanto resistencia como reiterados esprints), observo más explosividad en mis esprints y saltos, mucha menos tensión muscular y mejores niveles de concentración a medida que avanzan los partidos. Estos efectos se deben con toda probabilidad a los efectos metabólicos en los músculos y a que mi gobernador central recibe más oxígeno.

En las horas siguientes, observo menos fatiga e inflamación, mientras que al día siguiente tengo menos agujetas. Creo que estos beneficios son reales, no imaginarios, porque cuento con muchas referencias comparativas de partidos con y sin suplementos de cetonas. Creo que estos beneficios se derivan de contar con una fuente de energía capaz de proporcionar más oxígeno y generar menos inflamación y destrucción muscular que la glucosa.

Bajón de la tarde: Las mayores dificultades surgen durante las primeras fases de cetosis nutricional, cuando los músculos y el cerebro echan en falta el suministro de glucosa habitual y compiten por el valioso recurso de las cetonas. En esos momentos en que notas dificultad para concentrarte o un bajón de energía, un suplemento de cetonas puede proporcionarte el empujón que necesitas y tal vez evitar que te des un atracón de carbohidratos.

Rendimiento deportivo: Tomar un suplemento de cetonas treinta minutos antes de una sesión intensa proporciona una energía limpia, reduciendo el impacto estresante del entrenamiento en el cerebro y el organismo. Creo que además existe un tremendo potencial para los deportistas de resistencia que consuman una dosis estable de cetonas durante los entrenamientos prolongados, tal vez combinada con combustibles a base de grasa y esos tecnológicos suplementos de carbohidratos con mucho almidón.

Protección frente a las enfermedades: Los suplementos de cetonas parecen tener un excelente potencial como tratamiento complementario contra el cáncer, así como para combatir las convulsiones resistentes a los fármacos. Esa fue la aplicación original que dio el doctor Russell Wilder a la dieta cetogénica en 1924, en la Clínica Mayo.

Bebida matinal: Tomar nada más levantarse una bebida caliente a base de aceite MCT o de un suplemento de cetonas puede ayudar a saltarse el desayuno y proporcionar un estallido de claridad mental para una mañana productiva.

Se pueden consumir cetonas directamente con la variedad de productos que contienen beta hidroxibutirato o a través de un producto con triglicéridos de cadena media (líqui-

do o en polvo) que ayude a estimular la producción de cetonas
en el hígado, sobre todo si sigues las pautas de la cetosis nutricional. Las fórmulas con beta hidroxibutirato lo aportan
por sí solo o con agentes beneficiosos, como aminoácidos
(que protegen de la destrucción del tejido magro a través de
la gluconeogénesis), minerales (calcio, magnesio, potasio y
sodio), fibra (para prevenir los problemas digestivos que genera el consumo de beta hidroxibutirato), cafeína (algunos
creen que ayuda a movilizar los ácidos grasos libres y, por
supuesto, ejerce un efecto estimulante para el rendimiento
deportivo) o aceite MCT.

Los suplementos de aceite MCT son muy populares para
añadirlos al café y producen un efecto similar al de la crema
de leche. Este producto puede ser un fantástico catalizador si
te cuesta seguir las pautas nutricionales. El aceite MCT tiene
un efecto tan evidente en la producción de cetonas que en
1971 el doctor Peter Huttenlocher, neurólogo pediátrico,
diseñó una dieta en la que el 60 por ciento de las calorías pro-
cedían del aceite MCT. Eso permitió a sus pacientes limitar
en menor medida la ingesta de carbohidratos y seguir disfrutando de los beneficios terapéuticos de la cetosis.

Se ha dicho en numerosas ocasiones que el aceite de
MCT líquido puede causar molestias digestivas extremas
(como tener que salir corriendo hacia el baño), por lo que los
polvos o cápsulas parecen ser la forma preferida de este suplemento. Sin embargo, los polvos pueden resultar más digeribles en parte porque muchos de ellos se cortan con agentes que reducen el estrés digestivo, aunque esos agentes
pueden resultar inaceptables para algunos puristas. Por
ejemplo, el aceite MCT de Quest Nutrition (la marca que
utilizamos D'Agostino, Brad y yo) contiene agentes probióticos destinados a favorecer la digestión, pero también inclu-

ye fibra soluble de maíz, caseinato sódico, lecitina de girasol y dióxido de silicona.

Personalmente, como he sido víctima del entrenamiento de esprint inducido por el aceite MCT (los baños del campo de *ultimate frisbee* estaban cerrados, así que se trató más bien de un rally automovilístico más que de un esprint para ocuparme del asunto en casa), sugiero probar Quest u otro polvo para tener cierta experiencia con el uso del MCT antes de usar un producto líquido. Además, recomiendo empezar con dosis pequeñas e ir aumentándolas para desarrollar la tolerancia.

Los productos de MCT difieren en cuanto a la longitud de las cadenas de carbono de los ácidos grasos. Los suplementos de aceite MCT contienen una mezcla de ácidos grasos con distintas longitudes de cadena de carbono, mezclando C8 (ácidos grasos caprílicos), C10 (ácidos grasos cápricos) y C12 (ácido láurico). El C12 presenta mayor similitud biológica con un ácido graso de cadena larga que con un ácido graso de cadena media y no contribuye a la producción de cetonas de forma tan significativa como el C8 y el C10 (aunque el C12 presenta otros beneficios para la salud).

Algunos productos populares en aceite son Brain Octane Oil, CapTri, Keto8, KetoMCT Oil, MiCkey T Eight y XCT Oil. Fabrican aceite MCT en polvo al cien por cien, sin añadir otros componentes, marcas como AMRAP, NutraBio y Perfect Keto. Para acabar, algunas de las casas que comercializan aceite MCT en polvo mezclado con otros ingredientes son KetoSports, Phat Fibre, True Nutrition, Quest Nutrition y Pruvit.

Casi todos estos productos están disponibles a través de internet, ya que no son siempre fáciles de encontrar en tiendas de deporte o de nutrición especializada.

DETALLES CIENTÍFICOS Y SOBRE MACRONUTRIENTES

Producción de cetonas en el hígado: La producción de cetonas tiene lugar en el hígado en circunstancias especiales, cuando la ingesta dietética de carbohidratos es baja, los niveles de insulina son bajos y las reservas de glucógeno del hígado son bajas. En estas condiciones, las cetonas se producen a partir de los ácidos grasos, así como de la conversión de los llamados «aminoácidos cetogénicos». Curiosamente, la glucosa se produce siempre en combinación con las cetonas y ambas sustancias se vierten juntas en el torrente sanguíneo. La glucosa procede de la conversión de los aminoácidos gluconeogénicos y del metabolismo de los ácidos grasos, durante el cual las moléculas de glicerol se separan del triglicérido y se convierten en glucosa.

La tasa de conversión de las grasas en cetonas por parte del hígado depende de cuánta glucosa haya en el torrente sanguíneo. Una sola hormona hepática conocida como FGF21 es responsable de la oxidación de los ácidos grasos y su transformación en cetonas en el hígado. Cuando los niveles de glucosa son altos, se suprime la producción de cetonas; el organismo considera innecesario producir cetonas debido a la abundancia de glucosa. Aunque casi todo el mundo produce unas pocas cetonas antes de despertar (como consecuencia de no haber comido en toda la noche), la ingestión de un solo tentempié o comida alta en carbohidratos detendrá bruscamente la frágil cadena de montaje de las cetonas mientras la glucosa ocupa el centro del escenario.

En un estado de inanición absoluta o máxima adaptación a la dieta Keto, los músculos quemarán sobre todo ácidos grasos, por lo que casi todas las cetonas que se produzcan se enviarán en un tren exprés al cerebro para satisfacer sus ele-

vadas exigencias. A diferencia de los ácidos grasos, las cetonas son solubles en agua, por lo que pueden cruzar con facilidad la barrera entre la sangre y el cerebro, que las utilizará
como fuente de energía limpia. Después de seguir la dieta
cetogénica durante unos días, el cerebro aprende a obtener
un 25 por ciento de su energía de las cetonas, porcentaje que
puede aumentar en poco tiempo hasta alcanzar el máximo
estimado, que puede ir del 66 al 80 por ciento para las personas bien keto-adaptadas.

Dado que el cerebro quema más o menos el 25 por ciento
de las calorías diarias, si realizamos un cálculo rápido a partir de
mis estimaciones personales de 2.700 calorías quemadas al día,
obtenemos que las necesidades mínimas de glucosa de mi cerebro bien keto-adaptado son solo de unos 42 gramos al día
(675 calorías cerebrales al día × 25% de glucosa = 169 calorías procedentes de la glucosa o 42 gramos). Hay que tener en
cuenta que un quemador de azúcar tiene casi un cien por cien
de glucosa en el cerebro, es decir, ¡unos enormes 169 gramos
según mi ejemplo!

Desglose de macronutrientes para la dieta cetogénica: El
doctor Dom D'Agostino sugiere que la moderna dieta Keto
para uso general consistiría en un 65-75 por ciento de grasa,
un 15-25 por ciento de proteínas y un 5-10 por ciento de carbohidratos. Todos los principales expertos citan proporciones de macronutrientes similares. En lo que respecta a la ingesta de proteínas, Phinney y Volek recomiendan obtener de
0,6 a 1 gramo de proteínas por kilo de masa magra al día. Villasenor cita estudios que afirman que tomar 1,6 gramos por
kilo de masa magra al día proporciona los máximos beneficios para el rendimiento y que es innecesario tomar más.
Además, aboga por obtener al menos esa cantidad, sobre

todo en los deportistas y las personas mayores. Aunque se calculen 2 gramos por kilo de masa magra, sigue siendo una aportación moderada al total de calorías diarias.

POBLACIONES ESPECIALES

A continuación, repasamos algunas características y objetivos de rendimiento o estilo de vida y cómo personalizar la dieta Keto para cada uno:

Enfermedades y trastornos: En caso de cáncer, problemas cognitivos como el Alzheimer, la demencia, el TDAH, el autismo y, sobre todo, las convulsiones, la dieta Keto ha demostrado proporcionar enormes beneficios, similares a los de los fármacos. Cualquier mensaje que pueda interpretarse como un consejo médico excede por completo el propósito de este libro. Sin embargo, hoy en día la dieta cetogénica o dieta Keto está muy de moda en los círculos médicos y farmacéuticos, y puede ser beneficioso investigar las actuales prácticas recomendadas para problemas de salud diagnosticados, así como hablar con el médico acerca de la posible integración de la dieta Keto en el enfoque global del tratamiento o gestión de esas enfermedades.

Deportistas de resistencia: Los efectos de la dieta cetogénica en la mejora de la resistencia son una verdadera locura. Imagínate lo que sería no quedarse sin fuerzas ni siquiera tras una carrera de larga distancia, minimizar o eliminar la necesidad de ir tomando calorías durante el esfuerzo y, por lo tanto, evitar las dificultades digestivas, a veces graves, que sufre casi todo el mundo, entrenar sin tanto esfuerzo del sistema nervioso central y sentirse menos inflamado después de sesiones duras y prolongadas porque el combustible de alto octanaje genera menos inflamación y una cantidad inferior de radicales libres. Todo deportista de resistencia se beneficiaría de la dieta Keto, no solo para obtener una posible ventaja competitiva, sino también para mitigar el estrés oxidativo que causa en el organismo la quema de muchas calorías y la dependencia de los carbohidratos.

Deportistas de fuerza/potencia: Cuando empezó la moda cetogénica, se decía que esta dieta era fantástica para los deportistas de resistencia, pero que los atletas de fuerza y potencia que realizaban sesiones de entrenamiento glucolítico (con abundante quema de glucosa) necesitaban tomar glucosa. Además, se sugería que se perdía potencia al pasar de la quema de grandes cantidades de glucosa a la quema de cetonas. Ahora se ha demostrado que no es así y que hasta los programas de entrenamiento explosivos de alta intensidad pueden acompañarse de una dieta cetogénica con grandes resultados. El doctor Dom D'Agostino se esforzó por demostrar este aspecto a los escépticos levantando diez repeticiones de 225 kilos tras ayunar siete días. Busca en Google unas fotos de Luis Villasenor y verás que la dieta Keto no está perjudicando el mantenimiento de su potente físico.

Pérdida de peso: Entrar en cetosis resolverá de una vez por todas cualquier frustración que hayas podido experimentar al intentar reducir tu grasa corporal. El secreto para solucionar este frustrante rompecabezas no depende de la proporción entre calorías ingeridas y calorías gastadas. Aunque eso es literalmente cierto desde una perspectiva termodinámica, perder grasa y mantener una composición corporal ideal a largo plazo es cuestión de escapar de la dependencia de los carbohidratos y adaptarse a la dieta cetogénica. De esta forma, se calibran las hormonas metabólicas, del apetito y del almacenamiento de grasas de modo que te sientes satisfecho después de todas tus comidas y tentempiés porque son alimentos nutritivos y no comida basura. Nunca te sentirás inclinado a comer en exceso ni tendrás antojos de azúcar; no tendrás que ponerte a contar calorías, a hacer ejercicio de forma obsesiva ni a controlar las raciones, y te convertirás en un experto en quemar grasa almacenada, cetonas y el glucógeno necesario. La flexibilidad metabólica permite utilizar herramientas como el ayuno intermitente, la cetosis nutricional y los suplementos de cetonas para abordar y resolver en poco tiempo cualquier problema de grasa corporal en exceso, y así empezar a disfrutar de la vida sin obsesionarse por la dieta y la grasa corporal.

Si estás negando con la cabeza, replicando con desánimo que, por desgracia, has heredado de tus padres el «gen de la grasa» y preguntándote si de verdad es posible perder esos cinco o diez kilos que llevan ahí diez o veinte años, date cuenta de que cualquier grasa corporal en exceso que tengas hoy es el resultado de la dependencia de los carbohidratos o de una producción de insulina excesiva, combinadas con cualquier nivel de predisposición genética familiar hacia el almacenamiento de grasa que poseas.

Para determinar tus predisposiciones, puedes hacerte unas pruebas genéticas que detecten cuántas copias del gen AMY1 posees (una enzima de la saliva que descompone las féculas; cuantas más copias poseas, menos probabilidades tendrás de acumular grasa). También puedes limitarte a mirarte en el espejo. En cualquier caso, si te adaptas a la dieta Keto, tu predisposición genética a almacenar grasa se volverá irrelevante porque tu organismo estará calibrado las veinticuatro horas, todos los días de la semana, para quemar grasa y cetonas.

Cuando tienes que perder peso y has construido la maquinaria metabólica ideal para afrontar el reto, puedes usar herramientas como el ayuno intermitente, la cetosis nutricional y los suplementos de cetonas para acelerar el proceso; no te costará perder peso. Entonces podrás relajarte y disfrutar de comidas deliciosas y de un apetito, un nivel de energía, un estado de ánimo y una concentración estables cada día, durante el resto de tu vida.

Jóvenes y población en fase de crecimiento: Quienes se encuentren en esa fase relativamente breve de la vida, desde la infancia hasta el momento en que se alcanza la estatura definitiva, en que todavía están creciendo, no es necesario ni aconsejable que restrinjan su ingesta de carbohidratos nutritivos para alcanzar la cetosis. Además, los jóvenes son mucho más sensibles a la insulina que los adultos, así que pueden soportar la ingesta de más carbohidratos sin los efectos adversos de los que hablamos. La dieta Keto podría no ser recomendable para quienes estén en otras categorías de «crecimiento», como las embarazadas o madres lactantes y los culturistas o deportistas que pretenden adquirir y mantener una masa muscular adicional para unos objetivos de rendimiento específicos que intentan la dieta cetogénica cíclica en lugar de comprometerse del todo. Cuando se quiere conseguir un crecimiento celular o muscular, la insulina es nuestra amiga, porque alimenta a las células con los carbohidratos, proteínas y grasas que necesitan para crecer.

Por supuesto, el semáforo en verde para la ingesta de carbohidratos en las poblaciones en fase de crecimiento solo está destinado a los de alto valor nutritivo. Consumir cereales refinados y azúcares nunca está justificado para nadie. Solo hay que pensar en el creciente porcentaje de jóvenes clasificados como con sobrepeso u obesos; es una clara indicación de que están tomando demasiados carbohidratos y estimulando un exceso poco saludable de factores de crecimiento como el IGF-1 (factor de crecimiento insulínico tipo 1) y mTOR (objetivo mecanicista de rapamicina). La sobreactivación de los factores de crecimiento resulta destructiva para la salud en cualquier momento y aumenta el riesgo de padecer cáncer y otras enfermedades metabólicas a largo plazo. De forma similar, las madres insulinorresistentes u obesas pueden transmitir la resistencia a la insulina a sus hijos, aumentando su riesgo de sufrir obesidad y enfermedades a lo largo de la vida.

Está claro que una dieta Keto nutritiva es capaz de ayudar a mantener o crear masa magra, e incluso satisfacer las necesidades nutritivas de un niño (como, sin duda, solía ocurrir con nuestros antepasados). Sin embargo, puede que esos breves períodos de la vida en los que el organismo está centrado en el crecimiento (sin tener un exceso de grasa) no sean los momentos más ventajosos para tratar de entrar en cetosis.

COMPROBAR LOS NIVELES DE CETONAS

Tal como mencionábamos en el recuadro del capítulo 1 (página 27), comprobar los niveles de glucosa y cetonas con un medidor en sangre o en aliento puede resultar útil para valorar cuántas variables afectan a los resultados. Me interesa sobre todo lo que ocurre con mis cifras como consecuencia del ayuno, la realización de sesiones de entrenamiento intensas o la ingestión de suplementos de cetonas. Cuando se ha adoptado una buena rutina de cetosis nutricional, los niveles de

cetonas se vuelven muy predecibles; la mayoría de las personas se sitúan entre 0,5 y 1,5 mmol/l, lo que corresponde a una
cetosis nutricional leve. Las que presentan una genética poco
común o una devoción extrema por la dieta Keto pueden si-
tuarse en un intervalo de entre 1,5 mmol/l y 3,0 mmol/l. Si
consumimos una sola dosis recomendada de un suplemento
de cetonas y nos hacemos la prueba de quince a treinta minutos después, puede que dupliquemos el valor en que nos situá-
bamos, alcanzando fácilmente 0,5 o más, aunque presentára-
mos un nivel de cetonas estable antes de tomar el suplemento.
Por cierto, si estás muy bien adaptado a las grasas pero no a la
dieta cetogénica, no pasarás de 0,2 mmol/l.

Tras tomar una sola comida con un contenido de carbohidratos entre moderado y alto, el nivel de cetonas cae rápidamente por debajo de 0,5. En mi caso, un solo ayuno prolongado es suficiente para volver a situarme por encima de 1,0,
mientras que a otras personas parece costarles un poco más
regresar a 0,5 o más. Como ya hemos señalado, los deportistas pueden presentar resultados bastante bajos. Brad me ha
comentado que, a pesar de estar inmerso en un ambicioso programa de cetosis nutricional y mantener períodos de ayuno
prolongados, muchas veces da valores inferiores a 0,5, tal vez
debido al flujo de cetonas descrito por la doctora Cate Shanahan. Por este motivo, las pruebas subjetivas son tal vez más
importantes que toda la base de datos de valores en sangre.
¿Puedes saltarte una comida sin ponerte de mal humor?
¿Puedes realizar una buena sesión de entrenamiento en ayunas y luego esperar un poco antes de comer sin desmayarte?
Si puedes, estás keto-adaptado. Y punto.

En teoría, la representación ideal de estar keto-adaptado es
un resultado de glucosa moderado en ayunas acompañado de
una lectura de cetonas más alta. Esto resulta representativo

de la ingesta limitada de carbohidratos dietéticos y unas menores necesidades metabólicas de glucosa. A pesar de lo que la lógica parezca indicar, la primera hora de la mañana podría no ser un buen momento para alcanzar un nivel bajo de glucosa y alto de cetonas. Por la mañana, los resultados de cetonas en sangre pueden ser bajos porque los índices de oxidación de las grasas son bajos en ese momento (no ha sido necesario quemar muchas calorías durante muchas horas). Del mismo modo, los resultados de glucosa pueden ser altos (incluso después de ayunar durante toda la noche) debido a la rutinaria y deseable respuesta del sistema nervioso simpático/cortisol que ayuda a despertarse alerta y con energía. Parte de este proceso hormonal de las mañanas consiste en que la subida del cortisol activa la gluconeogénesis y los consiguientes resultados elevados de glucosa. Además, a primera hora de la mañana podríamos estar un poco deshidratados, lo que puede aumentar los valores de glucosa porque la sangre está más concentrada.

Al comprobar el nivel de cetonas, es importante hacerlo en circunstancias similares cada día. El doctor D'Agostino recomienda comprobarlo por la tarde, en ayunas o un par de horas después de una comida acorde a la dieta Keto. La tarde es el momento en que suelen detectarse los niveles más altos en la mayoría de las personas. Esta circunstancia resulta aún más pronunciada cuando se realiza una sesión de entrenamiento intensa o prolongada por la mañana y, a continuación, se lleva una vida sedentaria durante varias horas. En estas condiciones, el organismo ha respondido al estímulo del entrenamiento regulando al alza la producción de cetonas y preparándonos para continuar moviéndonos el mayor tiempo posible. Sin embargo, el final del entrenamiento y la posterior inactividad da lugar a una quema mínima de cetonas y, por consiguiente, a unos valores altos en sangre.

Con la glucosa, el asunto se vuelve un poco más complejo y confuso. Los niveles de glucosa fluctúan mucho en respuesta a los tentempiés y comidas ricas en carbohidratos. El ejercicio también puede causar grandes oscilaciones en las cifras de glucosa. Si eres un quemador de azúcar y realizas una sesión de entrenamiento agotadora, no necesitarás un medidor en sangre para saber que tus niveles de glucosa han caído en picado. Por otra parte, tanto Brad como yo vivimos la alarmante experiencia de dar resultados altos de glucosa (más de 100, un nivel que los análisis de sangre tradicionales consideran prediabético) a pesar de los ayunos prolongados o la dieta keto-alineada. Ello puede deberse en parte a una resistencia fisiológica a la insulina derivada de la keto-adaptación avanzada. A los músculos se les da tan bien quemar grasas que se resisten al intento de la insulina de generar glucosa, dejando más cantidad en el torrente sanguíneo.

Considerando el ideal que defiende el doctor Peter Attia, es decir, unos niveles de glucosa moderados en ayunas (muy por debajo de 100) y una estrecha desviación estándar incluso después de las comidas, es buena idea que midamos con frecuencia nuestros niveles de glucosa para determinar si en general nos situamos en la franja correcta aunque de vez en cuando demos algún resultado atípico o si podríamos tener algún problema con la regulación de la glucosa. Por fortuna, las tiras reactivas para la determinación de la glucosa en sangre son muy baratas, a diferencia de las carísimas tiras para medir el nivel de cetonas.

También hay que tener en cuenta la opinión de la doctora Cate Shanahan, que especula con la posibilidad de que las tiras (o las circunstancias de la medición) presenten imprecisiones significativas. El doctor D'Agostino sugiere que las tiras reactivas de la marca Precision Xtra ofrecen unos resultados un 5 por ciento superiores a los que se obtendrían en un análisis de laboratorio. Si te preocupan tus niveles de glucosa, plantéate realizar la prueba de sensibilidad que recomienda Robb Wolf: consumir 50 gramos de una sentada y comprobar tus niveles de glucosa dos horas después para ver si el resultado es inferior a 150 mg/dl.

Puede que hayas oído hablar de unas tiras para la determinación del nivel de cetonas en orina llamadas Ketostix. Cuando la tira entra en contacto con la orina, adquiere un color determinado durante un período de tiempo específico. A continuación, puede utilizarse un espectro cromático relacionado con el nivel de acetona (uno de los cuerpos cetónicos) en orina para calcular de forma aproximada cómo quema el organismo las cetonas. Este método resulta mucho menos preciso que la comprobación directa de los niveles de cetonas en sangre. Por ejemplo, Ketostix puede revelar resultados bajos porque una persona está keto-adaptada hasta el punto de estar quemando las cetonas en lugar de excretarlas por la orina, en cuyo caso la tira daría un falso negativo. Los resultados obtenidos con Ketostix también pueden resultar inexactos debido a una hidratación excesiva. Por último, estas tiras solo miden uno de los cuerpos cetónicos, el acetoacetato. El otro cuerpo cetónico, el beta hidroxibutirato, es en realidad el que más se quema en el torrente sanguíneo para obtener energía cuando la persona está keto-adaptada.

SOLUCIÓN DE PROBLEMAS

El doctor Dom D'Agostino cita una estadística que indica que del 20 al 30 por ciento de los seguidores de la dieta cetogénica no responden bien a ella. Se trata de una cifra muy alta si tenemos en cuenta que los seres humanos han permanecido en un estado de quema de grasas y cetonas durante la inmensa mayoría de los últimos dos millones y medio de años. Es probable que esta elevada cifra de personas sin respuesta se deba en gran medida a la adopción de un método incorrecto. D'Agostino especula con la posibilidad de que muchos de los seguidores de esta dieta, sobre todo mujeres, puedan estar inmersos en una desastrosa combinación de exceso de ejercicio y otros comportamientos cotidianos estresantes con una fobia a las grasas cuando intentan reducir el consumo de carbohidratos o adoptar la dieta Keto. La fobia a las grasas es un residuo subconsciente que albergamos muchos de nosotros, un resultado de décadas de programación cultural según la cual comer grasa engorda.

No es buena idea reducir la ingesta de carbohidratos, proteínas y grasas hasta el punto de obtener una cantidad insuficiente de calorías y nutrientes en general. Nuestra genética se opone en gran medida al exceso de ejercicio; el agotamiento frecuente se percibe como una cuestión de vida o muerte, tal como ocurría en los tiempos primitivos. Por consiguiente, nuestras hormonas reproductivas y del apetito se enfurecen en respuesta, hasta el punto de que no solo comemos más de la cuenta, sino que además almacenamos esas calorías en forma de grasa en lugar de quemarlas. Si a ello añadimos la habitual falta de sueño y una vida demasiado estresante con poco descanso, estamos en una situación de alto estrés que nos expone a sufrir un fallo total del sistema operativo: nos revienta el tiroides, se nos fríen las glándulas suprarrenales, contraemos una misteriosa enfermedad autoinmune o acabamos con otros lastimosos trastornos que a menudo escapan al diagnóstico de la medicina occidental.

Otras dificultades menos extremas pueden proceder de

diversos factores o estrategias incorrectas que deberían ser objeto de reflexión incluso para el mejor informado en cuestiones de salud:

- Antecedentes de daño metabólico significativo e intentar progresar con la restricción de carbohidratos demasiado deprisa.
- No seguir en realidad las pautas de macronutrientes, debido a la falta de seguimiento y anotación de la ingesta de alimentos en el diario o a unos cálculos imprecisos o engañosos.
- Elegir alimentos de valor nutricional inferior, aunque los macronutrientes resulten acordes con la dieta cetogénica. ¡No solo de café alto en grasas y cortezas de cerdo vive el hombre!
- Deficiencia en el metabolismo de ciertos ácidos grasos que requiere dar prioridad a distintas fuentes de grasas (por ejemplo, menos beicon y queso, más aguacate y coco).
- Consecuencias negativas para el microbioma de entrar en cetosis que requieren aumentar y diversificar la ingesta de verduras ricas en fibra.
- Desequilibrios de minerales y electrolitos. Es muy positivo reducir la inflamación celular y la retención de líquidos, pero podría justificar un mayor consumo de agua, sodio, potasio y magnesio, sobre todo durante la transición a la dieta Keto.

Un porcentaje mucho menor de seguidores de esta dieta podría responder mal a la pauta de macronutrientes que consiste entre un 65 y un 75 por ciento de grasas, del 15 al 25 por ciento de proteínas y de un 5 a un 10 por ciento de carbohidratos. Si es tu caso, trata de corregir estas proporciones, dando siempre preferencia a las fuentes más sanas de productos de origen animal. Por ahora, confía en que te funcione alguna clase de dieta basada en la evolución y la quema de cetonas y revisa con atención los apartados de esta sección para ver si se justifica alguna corrección que pueda mejorar tus progresos.

Déficit calórico: La fobia persistente a las grasas da lugar a una ingesta calórica total insuficiente, lo que dificulta el cumplimiento, aumenta el riesgo de desnutrición y provoca atracones de carbohidratos. La solución rápida consiste en tomar más grasas naturales y nutritivas. Si preparas huevos con beicon para desayunar, duplica las porciones. Añade aún más mantequilla a las verduras al vapor o más aceite de aguacate a las ensaladas. Cómete un puñado extra de nueces de macadamia a la hora del aperitivo. Asegúrate de obtener una satisfacción dietética total en cada comida siguiendo las pautas para la ingesta de carbohidratos y proteínas. Respeta las pautas restrictivas para estos nutrientes, pero haz un esfuerzo consciente por consumir una amplia variedad de nutritivas verduras ricas en fibra y fuentes de proteínas de calidad lo más cercanas posible a su estado natural (por ejemplo, huevos en lugar de hamburguesas de soja). Una vez que estés keto-adaptado, descubrirás que necesitas menos calorías procedentes de las grasas para sentirte bien y disfrutar de un rendimiento y una recuperación óptimos. A partir de ese momento, podrás usar la dieta Keto como arma secreta para estar más esbelto, fuerte y sano que nunca.

Estreñimiento: Aunque la mayoría de las personas experimentan una mejoría espectacular de sus problemas digestivos habituales como los gases y la hinchazón al reducir el nivel de carbohidratos o adoptar la dieta Keto, algunas sufren estreñimiento u otras irregularidades digestivas. En este caso, resulta fundamental controlar los niveles de hidratación, electrolitos y minerales, así como hacer un esfuerzo consciente por consumir una amplia variedad de verduras ricas en fibra, porque la ingesta de fibra disminuirá al reducir la cantidad de cereales. Algunos expertos recomiendan utilizar suplementos de fibra para combatir el estreñimiento ocasionado por la restricción de los carbohidratos, pero otros sugieren que un aumento del sodio podría ser aún más efectivo.

Problemas con los ácidos grasos: Dado que estás realizando una transición a una dieta con alto contenido en grasas, es aún más importante dar prioridad a las grasas naturales sanas, eliminar por completo los aceites vegetales refinados y asegurarse de obtener un equilibrio ideal entre las diversas clases de grasas naturales. Así, habrá que dar preferencia a los alimentos con grasas saturadas, monoinsaturadas u omega-3. Un error típico en la dieta Keto consiste en aumentar de forma indiscriminada la ingesta de grasas, hasta el punto de incrementar de forma significativa el nivel de ácidos grasos poliinsaturados refinados, tal vez por cocinar buenos productos con ellos, consumir frutos secos tostados con aceites vegetales, cenar fuera de casa con mucha frecuencia o cocinar demasiado las carnes, sobre todo las de origen convencional. Además, se cree que algunas personas presentan un genotipo que da lugar a una deficiencia en el metabolismo de las grasas saturadas, en cuyo caso les conviene sustituir el beicon y el queso por más aguacate, coco y productos de la aceituna.

Si experimentas incómodas reacciones digestivas o autoinmunes cuando aumentas la ingesta de grasas o sospechas que las grasas saturadas pueden sentarte mal, plantéate hacerte un análisis para conocer algunos valores lipídicos fundamentales y comprobar si se producen cambios adversos en tu transición a la dieta cetogénica. La doctora Cate Shanahan afirma que la relación entre triglicéridos y HDL es tal vez el principal marcador para enfermedades cardíacas. Lo ideal es alcanzar una relación de 1:1. Para moderar el riesgo de enfermedad cardíaca, resulta esencial tener una proporción inferior a 3,5:1, al igual que situar los triglicéridos totales por debajo de 150 mg/dl. En la inmensa mayoría de las personas que entran en cetosis, los triglicéridos disminuyen debido a la reducción de la insulina, que agiliza un metabolismo de lípidos sobrecargado. Ahora quemas grasas en forma de ácidos grasos en lugar de almacenarlas en forma de triglicéridos. Es más, resulta probable que aumenten los niveles de HDL como consecuencia del aumento del consumo de grasas saturadas.

También es posible que aumente tu nivel de LDL cuando adoptas la dieta Keto como consecuencia previsible de una mayor ingesta de grasas. Ello no debe preocuparte demasiado, ya que los recientes descubrimientos científicos avalan el concepto de que el nivel de LDL no predice con exactitud el riesgo de enfermedad cardíaca. Curiosamente, un metaestudio (estudio de muchos estudios menores sobre un tema concreto) de la Universidad de California en Los Ángeles reveló que el 75 por ciento de los pacientes hospitalizados por infarto presentaban un LDL inferior a 130 mg/dl (aceptado en general como «seguro») y que la mitad de ellos presentaban un LDL inferior a 100, considerado «ideal».

Conocer el tamaño de las partículas del LDL es mucho más relevante para el riesgo de enfermedad cardíaca que el LDL total. Unas partículas pequeñas y densas de LDL pueden alojarse en las paredes de las arterias, oxidarse y causar arteriosclerosis. En general, las partículas grandes y esponjosas de LDL son moléculas inofensivas que pueden aumentar en número cuando se aumenta la ingesta de grasas. Aunque tus análisis de sangre no presenten un desglose especializado del tamaño de las partículas, puedes estar seguro de que los riesgos son mínimos cuando los triglicéridos son bajos, porque eso implica que las partículas de LDL pequeñas y densas son bajas y que la cifra de LDL que tengas se compone sobre todo de partículas grandes y esponjosas (este es un resumen básico de la dinámica y métrica del proceso de las enfermedades cardíacas y no debe interpretarse como asesoramiento médico; si tus triglicéridos se elevan de forma significativa al adoptar la dieta cetogénica, consulta a tu médico y tal vez a un profesional de la medicina alternativa).

Problemas femeninos: En los círculos de la dieta paleolítica se ha hablado mucho de las dificultades adicionales que pueden experimentar las mujeres con la restricción extrema de carbohidratos en comparación con los hombres. Al fin y al cabo, la genética femenina está calibrada para el objetivo de la reproducción. La eliminación de la grasa corporal en exceso contradice esta programación, así que, si eres mujer, es posible que no veas resultados tan deprisa como un hombre que siga la misma dieta. Además, si tienes antecedentes de daño metabólico causado por dietas yoyó, irregularidades hormonales (en concreto, disfunción del tiroides o las glándulas suprarrenales), trastornos emocionales relacionados con la dieta o una dificultad general para perder la grasa corporal en exceso o resistir los antojos de azúcar, puede que te interese adoptar un método más gradual para restringir los carbohidratos y progresar hacia la dieta Keto.

Algunos expertos en salud afirman incluso que las mujeres vulnerables que adoptan un método agresivo de restricción de carbohidratos pueden arriesgarse a comprometer, entre otras, las funciones suprarrenal y tiroidea. Según Elle Russ, autora de *The Paleo Thyroid Solution*, «entrar en cetosis puede suprimir el apetito hasta el punto de que el metabolismo de la hormona tiroidea sufra en respuesta a lo que se percibe como inanición. Mantener una ingesta saludable de verduras ricas en nutrientes, tomar las cantidades mínimas de proteínas y disfrutar de una ración abundante de grasas naturales nutritivas constituirá la base de un sano equilibrio de las hormonas sexuales y tiroideas». Russ afirma también que, si se toma un sustitutivo de la hormona tiroidea al entrar en cetosis, deben realizarse pruebas frecuentes al principio para estar seguros de que los niveles resulten óptimos. Se ha observado que algunos pacientes con problemas de tiroides que entran en cetosis se vuelven más eficientes desde el punto de vista metabólico, por lo que mejora su función tiroidea y necesitan menos medicación. «Los efectos beneficiosos de la dieta Keto podrían requerir una reducción de la toma de tiroxina para evitar el hipertiroidismo o causar un problema de la T3 reversa», concluye Russ.

Aunque puede resultar preocupante imaginar que la dieta cetogénica o dieta Keto pueda interferir con un tiroides o unas glándulas suprarrenales sensibles, sobre todo en quienes estén siguiendo un tratamiento médico, creo que se ha hablado demasiado acerca de las dificultades de las mujeres con la baja ingesta de carbohidratos y la dieta Keto. Es posible que un buen porcentaje de aquellas que no consiguen sus objetivos utilice un enfoque incorrecto que incluya muchas de las señales de alarma cubiertas en esta sección. El libro de Russ ofrece detalles acerca del efecto destructivo que tienen las pautas de ejercicio extremo y las dietas yoyó en la función

446   APÉNDICE

tiroidea, una relación que la medicina tradicional suele pasar por alto.

Si adoptas un enfoque correcto con mucha disciplina y acabas tardando tres meses en lugar de tres semanas en abandonar por completo los cereales, los azúcares y los aceites vegetales poliinsaturados refinados, no pasa nada. Estamos hablando de reprogramar tus genes para contrarrestar décadas de disfunción y daño metabólico, perder para siempre el exceso de grasa corporal y reducir el riesgo de enfermedad durante el resto de tu vida, así que se requiere paciencia para lograr unos progresos continuos y obtener resultados que perduren. Respeta los hitos recomendados que hay que alcanzar después de cada paso para no tener que afrontar ningún desafío para el que no estés preparada.

Salud intestinal: Como se menciona en el capítulo 6, pasar de una dieta alta en carbohidratos a una variedad más reducida de alimentos podría afectar de forma negativa a la salud del microbioma intestinal, ya que muchos alimentos altos en carbohidratos lo son también en fibra, de la que depende la salud intestinal. Además, en algunos casos raros, dejar sin alimento a las células intestinales carbodependientes puede causarles la muerte, y los residuos de esas células muertas pueden liberar sustancias químicas que estimulen una reacción inflamatoria en el intestino. Esta reacción podría manifestarse a su vez en forma de náuseas o incluso diarrea durante un breve período de tiempo. Estas condiciones se corregirán a medida que nos afiancemos en la dieta cetogénica. La mejor forma de proteger tu salud intestinal al entrar en cetosis es haciendo un esfuerzo consciente por consumir una amplia variedad de verduras con alto contenido de fibra y baja glucemia cultivadas sobre la tierra, como las verduras de hoja, las crucíferas, la familia de las cebollas e incluso las hierbas y especias.

También es aconsejable suplementar la dieta con fuentes de fibra probiótica, es decir, almidón resistente. Se trata de agentes no digeribles que pasan por el tracto intestinal y se asientan en el colon como bacterias saludables. Las mejores fuentes de probióticos son el almidón de patata cruda (de venta en buenas tiendas de comestibles o a través de internet), que no debe confundirse con la harina de patata, alta en carbohidratos, los plátanos verdes, y el arroz blanco y las patatas blancas cocidos y fríos. Curiosamente, el contenido no maduro de un plátano verde es almidón resistente, pero un plátano amarillo se convierte en una excelente fuente de carbohidratos digeribles. Así, un plátano verde contiene unos 5 gramos de carbohidratos (una cantidad insignificante aunque estés entrando en cetosis), mientras que un plátano amarillo contiene 27 gramos, lo suficiente para sacarte de golpe de la cetosis.

Al consumir arroz blanco o patatas calientes estamos tomando una gran dosis de carbohidratos de alto índice glucémico (37 gramos en una patata al horno mediana, 45 gramos en una taza de arroz blanco). Lo mismo ocurre si añadimos almidón de patata cruda o plátanos verdes a una receta y los calentamos: se convierten en carbohidratos digeribles. Cuando consumimos arroz blanco o patatas fríos (una vez cocidos, claro está), su estructura molecular se vuelve indigerible; se convierten en una forma de almidón «resistente». Como ocurre con el plátano verde, solo tomarás una cantidad mínima de carbohidratos y, sobre todo, almidón resistente. Aunque el almidón de patata cruda, los plátanos verdes y el arroz blanco y las patatas cocidos y fríos proporcionan enormes dosis de almidón resistente, otros muchos alimentos aptos para la dieta Keto contienen de forma natural pequeñas dosis de almidón resistente, entre ellos, las almendras, el caldo de huesos, el chocolate negro y los pistachos.

Esfuérzate por obtener de 20 a 30 gramos de almidón resistente al día, pero introduce tus fuentes de forma gradual para protegerte de las posibles molestias digestivas que podría causarte un aumento repentino. Empieza añadiendo una cucharadita de almidón de patata cruda a tus smoothies o a un cuenco de yogur griego entero. Ve aumentando la dosis hasta alcanzar una cucharada (8 gramos de almidón resistente) e intenta añadir de vez en cuando arroz frío, patatas frías y plátanos verdes. Puedes disimular el sabor gomoso de los plátanos verdes con mantequilla de almendras o meterlos en un smoothie. Son fantásticas fuentes dietéticas de probióticos los alimentos fermentados (el kéfir, el kimchi, el kombucha, los encurtidos, el chucrut, el yogur, etc.), los productos de la soja fermentada (miso, tempeh), las bayas frescas, el té verde y el chocolate negro con un alto porcentaje de cacao. Los suplementos probióticos de alta potencia son una buena sugerencia para mantener tu intestino feliz durante la dieta cetogénica.

Hambre: En una palabra, esta es la supuesta razón por la que han fracasado muchos esfuerzos rudimentarios para adoptar la dieta Keto. Hemos hablado largo y tendido de la estrategia y progresión ideal para evitar los arrebatos de hambre que dan lugar a atracones de carbohidratos. Aparte de eso, Luis Villasenor se muestra tajante al respecto: «El hambre es aburrimiento o la señal de la deficiencia de un nutriente, como magnesio, sodio o hierro».

Hidratación/electrolitos/minerales: Cuando abandonas los carbohidratos y aceites vegetales refinados, el sistema inmu nitario relaja su reacción inflamatoria constante frente a esos agentes tan perjudiciales para una función celular sana. Por consiguiente, notarás menos hinchazón y retención de líquidos en todo el cuerpo, a menudo muy deprisa y hasta el punto de perder 5 kilos en la primera semana del reajuste metabólico de 21 días. Aunque resulta fantástico reducir el fluido extracelular cargado de productos de desecho (atribuible a menudo al síndrome del intestino permeable, en el que partículas extrañas penetran en el torrente sanguíneo a través de unas paredes intestinales dañadas por el gluten), tu nuevo organismo, menos inflamado y más esbelto, puede presentar acumulaciones de agua, electrolitos y minerales inferiores a las normales.

Si pasas de forma rápida y radical de una dieta alta en carbohidratos a la dieta Keto o si eres un deportista que suda con frecuencia, puede ser especialmente importante hacer un esfuerzo consciente por aumentar la ingesta de agua y añadir alimentos o suplementos ricos en sodio, potasio y magnesio. Aunque, por supuesto, sería una irresponsabilidad ofrecer aquí sugerencias personales, algunas pautas generales útiles son las siguientes: el doctor D'Agostino recomienda añadir de 4 a 8 gramos (una o dos cucharaditas) de sodio a la dieta cada día al entrar en cetosis. Utilizaremos sal marina o sal rosa del Himalaya, más nutritivas que la sal iodada de mesa. La sal del Himalaya contiene 84 minerales, como calcio, magnesio, potasio, cobre y hierro. Podemos probar un suplemento de magnesio comercializado por una marca de confianza o un profesional de la medicina alternativa. La mayoría de los polvos o cápsulas proporcionan entre 150 y 400 miligramos de este agente del que, según los expertos en salud, la mayoría de las personas presentan deficiencias. Podemos impulsar la ingesta de potasio con alimentos ricos en potasio y aptos para la dieta Keto, como los aguacates (los reyes de este mineral, con 1.000 miligramos, es decir, la quinta parte de la ingesta diaria recomendada y el doble que los plátanos), salmón de captura y diversas verduras, como coles de Bruselas, acelgas, kale, setas y espinacas.

Es esencial que todos los seguidores de la dieta Keto y, en particular, los que realizan programas de ejercicio intenso, presten más atención a la hidratación. Aunque guiarse por la sensación de sed suele ser efectivo, también puede ser conveniente hidratarse de forma estratégica antes y después de hacer ejercicio. Puesto que el sodio cobra una importancia central en la absorción de fluidos, es aconsejable añadir una pizca de sal a cada vaso de agua que bebamos y tomar los líquidos poco a poco. Engullir el agua de forma indiscriminada en nombre de la hidratación puede provocar que se elimine gran parte de ella. Nunca te fuerces a beber, ya que podrías sufrir las graves consecuencias que entraña para la salud el estado de hiponatremia, en el que el organismo presenta un exceso de hidratación y unos niveles de sal demasiado bajos. Por último, si continúas con la dieta cetogénica pero no optimizas la ingesta de sodio, potasio y magnesio, puedes sufrir la misma distensión abdominal, inflamación y fatiga que un adicto a los carbohidratos.

Estilo de vida: Asimila esto: estrés = azúcar. La sobreestimulación de la respuesta al estrés agudo mediante ejercicios o hábitos cotidianos agotadores prevalece sobre los intentos de adaptación a las grasas y te devuelve a la dependencia de los carbohidratos. Lo mismo ocurre con la falta de sueño.

Daño metabólico: Las dietas yoyó resultan muy destructivas para el metabolismo, porque provocan un almacenamiento de grasa en reacción al estrés agudo que conllevan los episodios frecuentes de inanición durante la dependencia de los carbohidratos. Incluso años más tarde, el organismo no estará demasiado interesado en perder la grasa corporal en exceso, aunque restrinjamos los carbohidratos con esmero y hagamos ejercicio de forma sensata. Si intentas compensar años e incluso décadas de daño metabólico, transforma tu dieta de forma más gradual. Puede que un reajuste metabólico de 42 días no resulte tan atractivo como uno de 21 días, pero recuerda que estás creando la base para un futuro sano y te estás apartando de las destructivas pautas genéticas y hormonales que han comprometido tu salud.

Programación de las comidas: El doctor Satchin Panda, profesor del Salk Institute for Biological Studies de La Jolla, California, afirma que tenemos un ritmo circadiano para el consumo y el metabolismo calórico muy parecido al que rige el sueño y la vigilia. La investigación de laboratorio de Panda sugiere que la programación de las comidas puede optimizar el funcionamiento del hígado, el microbioma intestinal y otros procesos digestivos para promover la eficacia del metabolismo de las grasas, la sensibilidad a la insulina, la función mitocondrial, la función inmunitaria y la diversidad del microbioma intestinal, así como unos factores de crecimiento como el IGF-1 más bajos para reducir el riesgo de cáncer. Los estudios de Panda sugieren que es mejor limitar el consumo de calorías a un intervalo de entre ocho y doce horas cada día, y los experimentos realizados con ratones que comían en un intervalo de tiempo limitado han dado extraordinarios resultados en cuanto a su composición corporal.

Además, Panda afirma que cualquier sustancia xenobiótica (algo ajeno al organismo que este debe metabolizar) pondrá en marcha el reloj circadiano digestivo aunque no contenga calorías. Así, el consumo de café solo por la mañana (la cafeína tiene que ser metabolizada por las enzimas hepáticas y el tracto intestinal), de una infusión por la noche o incluso de unas vitaminas debería respetar ese intervalo de doce horas.

El intervalo de tiempo no tiene que corresponderse necesariamente con los ciclos de sueño/vigilia, pues ya hemos comentado los beneficios de aplazar el desayuno. Sin embargo, conviene renunciar al hábito de tomar un tentempié varias horas después de cenar, aunque se trate de alimentos sanos. Limita la actividad de tu sistema digestivo a un turno de entre ocho y doce horas, y no dejes que trabaje horas extras. Si estás keto-adaptado, no te costará nada, pero tal vez tengas que hacer un esfuerzo para acabar de cenar a una hora razonable, sobre todo esos días en los que desayunas.

***Refeed*/cese de dieta:** El *refeed* o recarga de hidratos es una estrategia popular en la comunidad Keto o con bajo consumo en carbohidratos para ayudar a preservar la sensibilidad a la insulina ante la supresión prolongada de esta sustancia a través de la dieta cetogénica. Las estrategias de *refeed* se consideran también una forma de reducir el estrés psicológico que conlleva seguir unas rígidas normas en cuanto a macronutrientes introduciendo lo que suele llamarse «días trampa». No me gusta nada esta expresión, porque implica que tus pautas dietéticas normales son desagradables. Es mejor que enfoques la dieta Keto motivado por una profunda apreciación de los alimentos más satisfactorios y nutritivos del planeta y que, en lugar de anhelar los cereales y el azúcar que podrás tomar en ocasionales días trampa, te acostumbres a evitar los alimentos modernos vacíos de nutrientes y a sustituirlos por otros mucho más nutritivos.

La justificación del *refeed* es que, si mantienes niveles bajos de insulina durante mucho tiempo, tus células pueden volverse un tanto resistentes a las señales de esta sustancia porque no tienen que enfrentarse a cantidades significativas de ella, como un músculo que se atrofia por falta de uso. Por lo tanto, se lleva a cabo un *refeed* para equilibrar los períodos prolongados de restricción de carbohidratos con días o fines de semana de alta ingesta de carbohidratos. Ello daría lugar a una intensa respuesta insulínica, despertaría los receptores y de paso mejoraría la sensibilidad a la insulina. Además, un *refeed* permite algunas indulgencias dietéticas que no existen cuando tratas de seguir las pautas cetogénicas. Como ya hemos señalado, es posible que la recarga de hidratos resulte problemática para ciertas personas y que la mejor estrategia consista en aumentar gradualmente la ingesta de carbohidratos.

Dicho esto, desde el punto de vista de la salud no existe ninguna objeción a la dieta Keto a largo plazo (recuerda que es nuestra pauta dietética ancestral predominante). En realidad, una dieta cetogénica indefinida puede ser la estrategia más sana para muchas personas, en especial las que sufren daño metabólico.

Es más, Luis Villasenor, que lleva dieciséis años siguiendo una dieta cetogénica, sugiere que el supuesto desarrollo de resistencia a la insulina a causa de una dieta Keto a largo plazo se debe a la confusión de la resistencia patológica a la insulina con la resistencia fisiológica a la insulina. Con la primera (la definición tradicional de la enfermedad), una sobreproducción constante desensibiliza los receptores celulares, creando las condiciones para la diabetes de tipo II. Con la resistencia fisiológica a la insulina que se produce en las personas muy keto-adaptadas, los ácidos grasos se acumulan en los músculos como principal fuente de energía, llevando a los receptores a rechazar la glucosa. Ello puede aumentar de forma ocasional los niveles de glucosa en el torrente sanguíneo, creando una apariencia de resistencia patológica a la insulina, pero sin ninguna enfermedad ni consecuencia negativa para la salud. La resistencia fisiológica a la insulina podría ser la explicación de los bajos niveles de cetonas y los altos niveles ocasionales de glucosa en algunos deportistas.

Agradecimientos

Los autores agradecen profundamente el tremendo interés y apoyo de Celeste Fine, de Sterling Lord Literistic, y Diana Baroni, de Harmony Books, la mejor agente literaria y directora editorial respectivamente. ¡Gracias a Farley Chase, de Chase Literary Agency, por la introducción! Los excelentes equipos de Sterling Lord y Harmony han hecho un trabajo excepcional para hacer de este libro el mejor posible. La doctora Cate Shanahan, el doctor Peter Attia, el doctor Dom D'Agostino, Luis Villasenor y el doctor Phil Maffetone han ayudado a los autores con gran amabilidad y paciencia a transmitir a lo largo del libro un mensaje claro, preciso y validado desde el punto de vista científico. Lindsay Shaw Taylor ha realizado una fantástica labor dirigiendo el proyecto de las recetas; podéis darle las gracias en Instagram (@theusefuldish), porque, sin duda, algunas de esas recetas os cambiarán la vida. Gracias a Andrew y a Carrie Purcell por las estupendas fotografías de los platos y a Big George y al doctor Steven «E» Kobrine por habernos permitido escribir en un ambiente sosegado.

Nuestro principal agradecimiento es para ti, el lector, por mantener una mente abierta en tu búsqueda de la salud. Al explorar los beneficios de la dieta Keto te apartas de la alimentación tradicional a base de cereales y alta en carbohidratos y te enfrentas a considerables presiones culturales. Te deseamos buena suerte y que mantengas tu inspiradora decisión de responsabilizarte de tu salud cada día.

MARK SISSON
BRAD KEARNS
Malibú, California
Julio de 2017

Índice alfabético

Nota: los números de página en *cursiva* indican recetas.

MARK SISSON, experto en salud y bienestar, es el autor del best seller *Los 10 mandamientos del cavernícola* y una de las voces más importantes del Movimiento de Salud Evolutiva.

Su blog, *Mark's Daily Apple*, ha permitido que los entusiastas del movimiento paleo desafíen la sabiduría convencional sobre la alimentación y el ejercicio y asuman un papel activo en torno a la salud y el bienestar. Mark Sisson es licenciado en Biología por el Williams College y es excampeón de Ironman. Vive en Malibú con su esposa Carrie y sus dos hijos.